光尘
LUXOPUS

U0231751

心理咨询与治疗

与

治疗

林孟平

著

生活·读书·新知 三联书店　生活书店出版有限公司

图书在版编目（CIP）数据

心理咨询与治疗 / 林孟平著. — 北京：生活书店
出版有限公司，2022.3（2022.3重印）
ISBN 978-7-80768-117-5

Ⅰ.①心… Ⅱ.①林… Ⅲ.①心理咨询②精神疗法
Ⅳ.①B849.1②R749.055

中国版本图书馆CIP数据核字(2021)第013834号

策　　划	李　娟	
执行策划	邓佩佩	
责任编辑	杨学会	
出版统筹	慕云五　马海宽	
审　　读	江光荣　伍新春	
装帧设计	高　瓦	
责任印制	孙　明	
出版发行	**生活書店**出版有限公司	
	（北京市东城区美术馆东街22号）	
图　　字	01-2020-4792	
邮　　编	100010	
经　　销	新华书店	
印　　刷	北京中科印刷有限公司	
版　　次	2022年3月北京第1版	
	2022年3月北京第2次印刷	
开　　本	880毫米×1230毫米　1/32　印张15	
字　　数	320千字	
印　　数	5,001—10,000册	
定　　价	98.00元	

（印装查询：010-64052612；邮购查询：010-84010542）

2021年新版序

· 我是谁？

· 我存在有何价值？

· 我为何要生活？

· 生命的意义是什么？

· 身为中国人，我努力、奋斗为的是什么？

· 人生有什么目的、终向？

· 我怎样去解释，面对生命的有限、宇宙的无尽与时间的永恒？

· 面对着千百年来哲人思想家不断提问的大课题，该如何去处理种种的困惑与无助？

倘若你重视的不单是生存，而是生活，在书中我会与你共同探索你的生活和宝贵的人生。你要关注的是生命素质与层次的提升，以及对"令人成为人"这一重要问题进行思考。

身为专业心理咨询师和大学老师，经常有受助者和学生问我：

"今天的我，这独特唯一的我，是怎样塑造出来的？"在刚踏进2021年的今天，在全世界人类备受新冠肺炎疫情杀害与摧残的今天，我切切期望人们在无助地嗟叹生命的迷惘与失落的当下，学习超越现实的无奈与苦痛，整理生活，重新拥有心灵的宁静与安稳，天天成长。

个人很喜爱雨果的名言——海洋是浩瀚的，比海洋更浩瀚的是天空，比天空更浩瀚的是人的心灵。不少学生与朋友曾问我："心灵的工作中经常要协助人们处理困难和苦痛，你是否会感到厌烦？"通常我告诉他们答案是否定的。因为我是由衷地感谢受助者对我的信任。事实上，一个人需要很大的勇气才能面对自己，才能向他人寻求帮助，才可以仔细去正视个人的困扰或错误，以至生命有所突破、改变和更新。换言之，他们都是珍惜自己、渴求改变和成长的人。更重要的是，当他们慨叹哭叫生命缺乏意义时，内心深处却往往肯定生命本该是有意义的！在多年的专业咨询与治疗工作中，我发觉人们在生活中往往会产生"我是谁""我存在有何价值""我为何要生存"等问题。我的专业中，进行心理咨询与治疗时，话题会很简单和普通，但事实上却是在促进受助者去面对众多令人成为人的挑战，珍惜自己和爱自己。

人之所以为人，人之所以有价值和有尊严，值得珍惜每一天，就是因为纵然我们不能常常自主，却往往可以选择面对生活的态度，有自由作出选择和决定。随着人类社会、文化与科技的急速发展，现代人的生活日益复杂。在物质享受超常的同时，无论是青少年还是成年人，生活中都出现了众多的困难与问题。以香港这座城市为例，在过去的三十多年，多元的心理咨询与治疗应人们的需要而出现。而香港的大专院校，亦因应社会的急剧转变带来的新需求，纷纷作出回应。我任教的香港中文大学，在三十多年前已尝试起步，创建不同层次的心理咨询与治疗课程：从早年的半专业咨询与治疗课程开始，至约二十五年前正式开设研究院硕士和博士课程。招生的人数亦逐渐增加。而基于对祖国的爱，我在1994年开始应邀到内地不同的院校讲课和合作。在1998年秋天正式与北京师范大学合作，开办咨询与心理治疗硕士班课程，1999年至2001年又开了博士方向课程。

在博士方向班开课后一年，即2000年12月末，为了充实学员的学习，拓阔他们的视野，香港中文大学教育研究所提供了奖学金，为博士方向班来自12个省市的25位学员在香港举办了一个为期十五天的学术研讨会，主题为"本土化心理咨询与治疗"。

为了促进学者与众学生的交流，超过40位在香港各大学任教或从业于心理咨询与治疗不同领域的资深同行亦参与了上述研讨会，并分别负责主题演讲。透过不同的参观、学术和专业研讨会，众学员都表示获益良多，对自己日后在心理咨询专业的研究和服务的实践上有助力。事实上，自1994年起，我开始到内地不同的省市作主题演讲或举办学术研讨会，每次用时一至五天。以下是曾主办学术研讨会的大学和单位：北京师范大学、中山大学、同济大学、华中师范大学、兰州大学、四川大学、杭州教育局、南京教育学院、南京大学、杭州市教科所、北京大学医学心理教研室、复旦大学、中国青年政治学院和人民大学等。

多年来，香港中文大学经常举办不同性质的学术会议和研讨会来回应内地大学不同的需求。例如：在1997年4月23日至5月8日，由香港中文大学教育研究所主办、华中师范大学协办，一个为期两周的高校心理咨询培训课程在武汉华中师大举行，目的是为内地81所高校的心理辅导员、医师、教授、研究人员和负责政治思想教育的教员进行培训。在奖学金支持下，参与的学员可安心地进行连续两周的学习，150位学员在肯定了学习效果的同时，亦承认该培训班为各高校及参与的学员带来震撼性挑战。

令我感动的是，两年后，即1999年，我应邀参与教育部高师培训部与北京师范大学主办的"心理辅导博士高级研修班"，进行统筹和任教。令我喜出望外和感动的是：在众多来自五湖四海投考的高校优秀老师当中，竟然有超过20位报名学员是来自1997年武汉培训班。

最后要与大家分享的是：

1. 很开心，我的两本著作简体字版本正式出版了。在此，我非常感谢毕淑敏、江光荣和伍新春三人能够主动帮忙审读并促成这两本书的出版。他们不仅在课堂上投入学习，也愿意把自己所受的人本主义心理学的滋养传递和分享给更多的人。此外，我还要感谢这本书的策划编辑李娟，2019年在北京初见，短暂相处却一见如故。她对这两本书的喜欢和投入令人感动。这两部作品的封面插图都是我亲自手绘，今日大家所看到的书衣亦传达了我的心意。

2. 对我从事的心理咨询与治疗，不少人都认为是十分辛苦的专业。可是，在此我要与各位读者分享的是：我从来不以为苦，因为难得世界上有一种工作，有机会进入他人的世界，去分享和分担。而在这陪伴他人同行的路上，人们往往能重新认识和找到自己、珍惜和肯定自己。看见人们能逐渐掌握人生的方向和意义，平安而喜乐地踏步前行，我，身为助人的心理咨询师和治疗师，在承认工作挺不轻省的同时，会乐在其中。

增订版序 [1]

执笔写这增订版序，除了思潮起伏，心中还很歉疚。原因是，本书初版于1986年，后于1988年年底增订，至今二十年。虽然早在1990年年中已在筹划增修，可惜总未能成事。实在有愧于爱护我的读者、学生，甚至是同辈的学者和（香港）商务印书馆的朋友。

在构思此文之时，总有一种在整理人生的味道。卡可夫（Carkhuff）的名句，又再涌现眼前。他说："心理辅导是生命的流露。"从事心理辅导服务和培训多年，至今依然醉心，我不但珍惜自己有众多机会进入人生命的深处，陪伴他们经历成长的挑战，经历苦痛，然后超越与成长；与此同时，我体会到心理辅导工作与自己生命、生活得以整合所带来的自由、丰盛与满足。不过，在生命中作出这种选择，也绝对不轻省。其引发的种种课题、问题和挑战，往往令我心力交瘁。可幸的是，危机与苦难，人生难免，我珍惜。因为我相

---

1 本书在香港出版时书名为《辅导与心理治疗》。——编者注

信人本学派的信念：它们带来发展与成长的机会。透过多年来生活的验证，那是千真万确的事实。

过去多年奔波于香港中文大学与内地众高校的校园，我全心全意迷醉的目的只有一个：在华人社会推动心理辅导专业的发展。过往几十年，在内地，以及台湾、香港地区和其他国家的华人社会中，无论在政治、经济、社会和文化方面，均变化急剧。这些变化为人们带来不少积极的效益，例如生活水平改进、就业机会增多和知识变得多元等。不过，与此同时，种种的改变亦导致人们产生更多适应方面的困难，社会问题亦相应增多和加剧，继而出现种种心理辅导的需求。唯从事此专业的人才却远远供不应求，培训甚为不足。由于心理辅导专业与社会和文化的关系十分密切，本土化的研究和培训，对中文授课、中文著作和研究文献等的需求甚大。欠缺中文著作使心理辅导的发展举步维艰，尤其在内地，不谙外语的学者较多，这也限制了心理辅导的发展。

出于对上述问题的关注，我决定以中文撰写《辅导与心理治疗》。撰写本书时我正在香港中文大学任教，而大学对教员的评核，重视以英文在国际期刊发表学术论文而轻中文著作。不过，既然我以辅导专业作为生命一部分，再加上个人信仰衍生的中国梦和愿景——到内地推广心理辅导，我甘冒"扣分"之险，选择了以中文出版。令人兴奋的是，其后北上讲学时，我所到之处，教授与同仁几乎是人手一册，以此书为最主要的入门学习基础的教材或参考资料。

每一次看到大家对此书的珍惜，心中的激动久久不能平息。时至今日，内地的中文心理辅导书籍逐渐增多，其中也有原创著作。唯令人忧心的是，有不少书籍的学术及专业水准成疑。例如有不少翻译自外国经典著作的书，闻说只是学生的个人习作，在欠缺严格督导与审阅的情况下结集成书，结果错漏百出。但由于具名者是重点大学的教授，销量也很不错。这种情况若不正视，将会给内地的心理辅导专业带来难以估计的恶劣影响。深盼专业中有心之士能费心多作监察，保证辅导专业书籍的素质。因为心理辅导的培训与服务在内地正值萌芽期，高素质的研究与学术专业书籍，是此专业健康发展的关键。

随着内地的改革开放，1995年我第一次被邀请到上海讲学，对象是高校的心理健康教育教师。对我这个基督徒来说，是神应允了我二十多年忠诚的祷告："在祖国大地上推广心理辅导专业，服务内地同胞。"

其后，北上讲学的机会越来越多。到了1997年4月，一个由香港中文大学教育研究所主办，华中师范大学协办，由我统筹和主讲的高校心理辅导培训班在武汉华中师范大学举办。培训班主要为内地81所重点高校的心理咨询师、医师、教授、研究人员、讲师和学生工作人员进行连续两周的专业培训。参与此培训班的学员，都是当时各高校中负责心理辅导的核心成员，且经学校代我甄选，由校长推荐。共150人获得奖学金，20人自费参加培训班。令我欣慰的是，学员来自北京、天津、黑龙江、江西、山西、河北、江苏、河南、上海、陕西、广东、海南、四川、浙江、甘肃、吉林、广西、福建、安徽、山东、辽宁、青海、内蒙古及湖北共24个省、自治区、直辖市的高校。

我之所以在此详细描述这次培训班，是有原因的。一方面，由于心理辅导在内地刚刚起步，当时从事此项工作的，即使是学校的负责人，能具有心理辅导与治疗系统培训资历的，也是凤毛麟角；不少人只是自学，或只参加过一些零散而水平十分参差的极短期培训。另一方面，随着国家的急速发展和社会转变，对辅导的需求日渐增大。有关工作人员很想进修，以得到专业方面的支援。故此，参与培训的学员，在肯定学习成效的同时，亦深感培训班确实为学员，甚至为国家的心理辅导工作带来活力与挑战，公认这次培训班是内地心理辅导专业发展的里程碑。

到内地推广心理辅导的过程中，我最担心的是，其核心理念"心理辅导专业重视每个人的价值"能被接纳吗？对人的尊重和强调个体的重要，会否是此专业在内地发展的一个障碍？而参与心理辅导工作人员的背景参差，使我更加担心。事实上，参加这次武汉培训课程的学员中，超过三分之一是从事思想政治教育的人员。而其他则分别为医学、哲学、物理、化学、中文、历史、生物等学系的教学人员。不出所料，大家不时对有关课题提出质疑，尤其是对心理辅导的基本哲学与理念，讨论也异常激烈。但令我告慰的是，到了培训班的中段，争辩消失，学员逐渐掌握心理辅导的精神，全情投入学习之中。根据事后评估，这次培训班除了学习效益极高外，令我放下心头大石的是，学员不但接纳心理辅导的哲学和理念，同时纷纷表达那是他们期待与渴慕已久的、及时的"晨曦""甘露""清泉""暮鼓晨钟"，是高校学生工作的新方向。

个人醉心于心理辅导专业，除了有见其治疗、补救性功能外，最令我欣赏和珍视的是人本学派（Humanistic approach）强调的"促进全人发展和高素质的生活与人生"。故此，在培训班结业礼上，华中师范大学心理学系主任刘华山教授的总结重点，很令我放心。他说："学员讨论的结果显示，我们要重视林教授一再强调的国家对人民幸福的关注，不要把心理辅导仅仅当作一项单纯的学术研究来发展，而是要把心理辅导造成一种有益于人的发展和社会精神文明程度提高的社会运动。"的确，刘教授的总结，反映出大家明白心理辅导的终极关怀是超越了处理问题和医治病患的，大致上亦认同以促进人的自我实现（self-actualization）、潜能充分发展和美好整全人生等为辅导的终极目标。

此次面世的增订版，距离理想还远。我能够做到的是删减了一些过时的篇章和内容，而在理论部分，增加了"阿德勒治疗法"（Adlerian Therapy），在学生辅导部分，则增加了"学校辅导的主要范畴与重点"和"全校参与辅导——以健康自我形象为核心"两节。不过，想到自己久病初愈，就视之为"接纳限制"的一个学习。希望下一次的增订，在质与量两方面，都能有所改进。

林孟平

2008年夏

初版序

　　1982年秋，我开始执教于香港中文大学教育学院，除了负责硕士班的几个辅导课程外，还要教授教育文凭课程中的"学生辅导"一科。由于"学生辅导"是文凭课程的必修科，每年修读的人数相当多，同学们的学习兴趣亦极为浓厚。该科基本阅读和参考的资料绝大多数是西方学者的论著，同学们在学习中受到文化和语文的限制，故此几年来，同学们往往要求我回应他们的需要，在兼顾本土化的大前提下，采用中文撰写有关课题资料。

　　的确，在辅导专业中，文化是一个关键性重点；同时，在多年的工作中，我和不少参与这一专业的同仁都深深体会到，辅导的本土化是整个辅导专业在我们中国的现代化发展过程中必须要努力的方向，否则，不但辅导的成效会受到限制，长远来说，还可能会产生流弊和不良的影响。此外，更重要的是，从积极的角度来看，辅导需要本土化，以使其能符合中国文化和中国人的特色，以使辅导能够在中国人当中充分发挥它的功能。事实上，在个人多年的观察和思考中，我肯定辅导专业在中国人当中发展的可能性。钱穆先生曾经清楚指出，中国人的性格，是重和合性的。当中国人谈到"人"的时候，不着重讲个别的个人，而较着重讲人伦。他认为人伦是人与人相处的一种共同关系；要能与人相处，才各成其为人。[1]钱先生这一论点，和在西方建立的辅导理论——强调人与人协调关系的重要性——实在是不谋而合。多年来，部分国人认为我国固有传统和现代新潮流有如水火之不相容，其实这是错误的看法。事实上今天我们一方面要对西方文化持开明的态度，同时，也要致力于对中国文化和中国人取得客观透彻的认识，以期出入于两种文化之际，能够产生兼采并用、相辅相成的成效。例如在人伦观念上播植，从积极角度入手，当会有助于辅导在中国社会的生根、萌芽和拓展，以期可以有效地协助国人成长，促进和改良中国人的生活质素。

其实，两三年前，基于各方面的需要，不少辅导界的同仁已建议我在这方面作点写作。但由于个人经验不足和学养有限，我实在不敢动笔。在许多考虑中，最主要的，除上述原因外，就是因为感到辅导本土化实在是一个极大的挑战。如今，由于同学们的一再要求，以及关心辅导发展的同仁和朋友的一再鼓励，我大胆地将多年的经验和心得，加上教学时所用的讲义，努力作出整理，付之成文。在此过程中，我深感撰写导论式的著作实在是一件艰难的工作，既然起了步，虽一度感到力有不逮，也没法不尽力完成。

---

1 钱穆：《从中国历史来看中国民族性及中国文化》，香港：中文大学出版社，一九八二年，二十三页至三十五页。

本书是辅导心理学的一本入门书，除可供大学有关通识课程作教科书之用外，有兴趣透过心理辅导帮助人的，也可用作个人的阅读和参考。本书尝试理论和实际并重：在第一章，首先讨论辅导和心理治疗的异同，以及辅导的本质特性两个重要的课题，以协助读者在观念上有正确的根基。在第二章，我分别处理了目标、价值观和人性观等几个在辅导专业中最关键的哲学课题，其后，再和大家讨论咨询师本身质素的重要。在第三章，我尝试介绍了八种具影响力的辅导理论。不过，在一本导论式的辅导专书中要从众多理论中作出选择，并非易事。我只能考虑到在香港从事辅导的专业同仁，在十多年的开荒工作后，已大体有了一些共通的选择。换言之，我所选择的八个理论，是大家较多采用，并认为是较具有实用价值的。在第四章，我以"辅导关系"为主线，探讨辅导过程中的一些实际问题。在紧随其后的第五章中，我探究了一些专业问题。在最后的第六章和第七章，我分别讨论了团体辅导和学生辅导。有关学生辅导的探讨，主要是就我在教学上所发现的需要，协助教师在这个重要的范畴上有较全面的认识和思考。

本书曾一再强调，辅导过程其实就是辅导员和受导者的一种真诚和谐人际关系的建立和发展，强调辅导员本身修养的重要性，以及探求辅导终极目标的必要。而这终极目标，我相信就是协助受导者达致自我实现。也就是说，本书强调了辅导中的基本的"人"的因素。这着重点显透于书中的每一章节，使全书的繁复内容有了一个贯串的中心思想。读者读毕全书后，不但可以认识我的辅导模式，同时，也会窥见我对人性和人生的看法；换言之，透过本书，读者对我会有一定程度的认识。事实上，预期这情况的出现，反映了我认为辅导就是生命的流露这一个重要的理念。

在此务必一提的是，对于英文"counseling"一词，在台湾编译馆出版的《心理学名词》中的翻译是"辅导"，而在台湾辅导界的学者中，柯永河不但将"counseling"译为"辅导"，同时更将辅导和心理治疗视为等同。不过宗亮东、张植珊、李东白和吴武典等则译之为"咨询"。至于台湾其他学者如郑心雄，就将"辅导"和"咨询"交替使用。香港中文大学1982年出版的《中译心理学词汇》将"counseling"译为"辅导"和"辅咨"。可见"辅导"一词与"辅咨"并"咨询"等词，是具有相同意义的。在本书中，我采用"辅导"作为"counseling"的正式翻译，原因是在过去十多年中，香港有关专业人士一直用"辅导"来翻译"counseling"；为了尊重香港各专业人士的意见，也为了避免引起不必要的混淆和误会，我最后就决定采用"辅导"这个名词。同时，我也强调了辅导就是心理治疗。

其实，对于"辅导"和"心理治疗"两个名词，虽然近年来西方著名学者多已交替使用，但对一部分人来说，他们仍视此为一个具争论性的课题。故此，我在导论中尝试作出探讨，说明无论是辅导或心理治疗，都是一个助人的过程，在这个过程中，由一位具专业资格的治疗员或辅导员，为一位或多位因心理困扰而寻求协助的人提供一种特别帮助。那就是透过一个具治疗功能的关系，致力于促进受导者克服成长的障碍，产生行为的改变，以使个人得以充分发展，迈向自我实现。至于这个在辅导或心理治疗过程中出现的关系，纵然不是完全一样，但在实质上，总可算是基本相同的。除此之外，辅导与心理治疗无论在理论、技巧，还是在过程中，都没有明显的区分。故此在本书中，"辅导"和"心理治疗"、"辅导员"和"治疗员"等用语，都是交互应用的。此外，为了强调这重要的观念，我亦着意地将书名定为《辅导与心理治疗》。在此，首先我要谢谢我尊敬的老师帕特森教授，虽然去年他来香港讲学时告诉我，我的辅导理论和模式已有异于昔日受业于他的时期，但无论如何，我可以感受到他的接纳和他内心的欣悦。而事实上，他对我的教导和启迪不管怎样都是影响深远的。其次，我要谢谢我的辅导入门老师波普女士（L. Popp）。虽然，在理论上她没有机会对我多作教导，但她却让我从她身上看到辅导员本身修养的重要性。同时，在纽约两年及以后多年的相处和交往中，她令我对人性和人生的观念产生更积极的改变，加深了我对辅导的兴趣和承担。我也要谢谢过去因信任我而肯接受我辅导的受导者，在相交的过程中，我不但珍惜自己有机会陪伴他们同走人生的道路，目睹他们改变和成长，同时，在这些过程中，我也可以更深入地体会人生，认识自己，并对有关辅导的众多课题作出多方面的思考和整理。

最后，我要衷心谢谢香港商务印书馆的江先声先生耐心地为全书作编辑上的整理，我的弟妇林王彩英女士和甥女孙爱森小姐不分昼夜地为我抄写稿件。他们三位的支持和协助，是最具实质意义，又费时伤神的，我在此致以衷心的谢意。

在写作过程中，由于教学及其他各类事务繁多，我实在不敢相信此书能得以完成，而完稿后，又发觉其中疏漏和不足之处实在不少。不过，今天仍然按计划付印，除前文所叙述的理由外，或者，也是我

努力处理自己的"完美主义"性格的一个具体行动吧。至于种种大小
瑕疵和谬误，则有待日后有机会再版时作出修改了。

林孟平

1986年于香港中文大学教育学院

目　录

第一章　导论

第
一
节

☗☗

咨询是什么？

　　基于近年来社会的急剧转变，整个香港的都市化令香港人的生活出现了巨大的变化。面对城市生活的迫促，社区生活的贫弱，同侪间的围墙，亲属关系的疏离和家庭功能的解体，许多人表现得无力适应，最终也就出现了情绪的困扰，而种种问题亦随之涌现，这令许多人极需要他人的援手。在这种情形下，咨询的需求便相应日益增加了。在政府、各志愿机构和宗教团体的努力之下，各类型的咨询服务纷纷出现，而在大家多年的努力后，到今天，表面上似乎已经略有成果了；但事实上，其中问题颇多，倘若不加以正视和处理，恐怕日后会影响咨询专业在香港的健康发展。而其中最大的问题，就是大家对咨询缺乏正确的认识，以至在百花齐放的情况下，各类服务与设施参差不齐，一般寻求帮助的当事人，实在无从辨别其间的优劣。

　　在1980年的一个"香港的咨询与咨询师"调查中，调查员在论及咨询的定义时指出，甚至许多自称为咨询师的人对咨询的基本概念也相当混淆，并有许多误解。这些咨询师所提供的"咨询服务"，包括资料提供、忠告、讨论和深入的心理治疗，范围相当广泛；而在许多情况下，只要是"咨询师"花点儿时间和别人谈话，就已经被视为进行"咨询"了，[1]当然，大家都知道，造成这情况的主要原因，是不少工作者的职前或是在职的咨询训练实在不足，很需要作出改善。可惜这问题并未得到有关方面的正视，时至今日，我们能提供的研习机会仍然十分少；再加上因形势所迫，各类"咨询"工作者——在小学、中学进行种种咨询工作——激增，这种根底薄弱的情况，实在令一群专业人士忧虑，叫他们不得不努力寻求解决之方。

其实，当我们从事某一项工作，却对该工作缺乏正确的认识时，流弊是会很大的。对自己来说是虚有其名，对大众来说是劳民伤财，就办事效率来说可能事倍功半，甚至会无效。在咨询专业的推广中，一方面我固然忧虑有以上的情况出现，而另一方面，我更加担心当事人的福利安危，并忧虑整个咨询专业的发展会因此出现许多不必要的障碍。因此，若要咨询专业得以正常发展，除了要全面地改善和加强工作者的咨询训练外，更需要从最基本的观念着手，例如要让广大市民认识咨询的含义，以及其工作对象、工作范围和工作方法等，以期能达到正本清源的效果。

❶ 咨询不是什么？

在清楚认识咨询是什么之前，我相信最好是先知道咨询不是什么，不过，这已经是一个很具争论性的问题。以下我尝试从咨询的一些普遍观念入手，而不是基于任何一个学派和方法，来和大家作一个

初步的讨论:

▪ 咨询不是简单的信息提供。咨询过程中,虽然往往会包括资料的提供,但单单资料的提供并不是咨询。例如有一位学生向老师询问到加拿大读大学所需的费用问题,倘若教师只告诉他一个数字,而忽略了他忧形于色、彷徨无告的情绪,这个过程就并非咨询。

▪ 咨询并不是一种社交谈话。在饮宴场合、鸡尾酒会甚至日常的社交中,我们与他人的谈话往往是相当表面和肤浅的,很客气,缺乏内容,同时流于非人化与形式化,但咨询却是一个人性化、个人化和有内涵的过程。

▪ 咨询不是普通的面谈。通常,普通面谈的主要的目的,是尽量在最短的时间内,搜集最多被接见者的有关资料,如个人兴趣、能力、特长等,以便作出评核与甄选。

▪ 咨询不是单纯的教导。咨询过程中往往会包括教导,但若只有教导或只是在说教,却又不是咨询了。例如十七岁的大明对咨询师说:"我根本没有朋友,的确很孤单。"而咨询师马上回答说:"没有朋友可以倾谈,当然就会孤单了。不过,一个人太过孤单是不对的,人是群体的动物,很需要朋友,你应当主动参加学校和社区的青少年活动,好让自己在德智体群美各方面都有均衡的发展。况且,你今年十七岁,正是最需要透过不同的学习和活动来认识自己、发展自己的阶段。"虽然咨询师说了很多话,但并非在进行咨询。

▪ 咨询不等于逻辑分析。倘若一位咨询师在面对当事人时,只是在作逻辑分析,他就不是在进行咨询。因为在咨询过程中,基本的条件是我们陪伴着当事人去面对人生;而事实上,人生是个心理过程,而非逻辑过程。况且当事人在接受咨询时，多是焦虑不安和混乱彷徨的，没有多大能力来对自己作有逻辑性的分析，故此千万不要强迫他们在这方面进行思考。另外，在面对当事人时，咨询师应该有清晰的头脑，纵然是投入于咨询关系中，仍应有能力利用自己的逻辑思维和分析能力来协助当事人面对和处理问题。

- 咨询不等于给予忠告。不少当事人寻求咨询，一心只想得到咨询师的忠告和建议；其实，不少当事人最渴望的是我们给他们一个肯定的答案并且为他们作决定。然而这些却不是咨询的根本目标，首先我们要留意，咨询的最终目的，是协助当事人认识自己，接纳自己，尽量发挥自己的潜能，从而得以迈向自我实现；而在这个过程中他一定要学习对自己的行为和人生负责任，否则就不能达致建立自己的目的。因此，我们不应该剥夺他们学习的机会。再者，在当事人的心目中，咨询师的专业训练和地位，都具有权威性，倘若我们随便给予忠告和建议，他们往往就如奉圣旨般照样去做，实在很没意思。

可能有人会说："就是因为咨询师的专业能力和成熟程度，给当事人提出忠告和建议正是应该的；甚至最好是为当事人作决定，免得他自行摸索而犯错。"表面听来，这话似乎很合理，但我要再提醒大家，在咨询终极目标的大前提下，在关注当事人成长的基本条件下，我们要尽量让他有机会在人生过程中学习对自己负责，学习作个人的抉择。当然，我同意倘若交由他们自己作决定，他们往往有可能犯错，然而却也有可能成功。倘若他们成功了，固然十分美好，可以获得一个成功的经验；就算失败了，也可以从中吸取教训，作为以后的鉴戒。反过来说，倘若咨询师为他作了决定，而他不经思索就照着咨询师的忠告和建议去做，那样即使结果是成功，对他来说，也不会有满足感和成就感，因为功在咨询师。倘若结果是遭遇失败，由于不是他的决定，不是他的主意，他也就不必负责，甚至可以怪罪咨询师。总的来说，由咨询师为当事人作出决定，整个过程对当事人是毫无助益的。故此，除非咨询师打算以后长久将当事人当作婴儿般照顾，背负他、怀抱他和保护他，否则就当信任和尊重他，放心让他逐步学习长大。

▪ 咨询师不是为人解决问题的。许多人以为咨询师的职责只是为人解决问题，这观念实在是错误的。事实上，单单解决问题并不是咨询。因为倘若每一次咨询都只是替当事人解决问题，这种"头痛医头，脚痛医脚"的情形就会继续下去，当事人日后在面对人生的种种复杂问题时，岂不是会永无休止地需要咨询师的帮助？故此，治本才是良方，而问题的得以解决，只应被视为整个治本过程中的副产品。就以前文中提到的那个例子来说，要解决大明的问题，方法有很多。如果我们的注意力只集中于他没有朋友、感到孤单的困难上，简单处理起来或者着意替他安排，让他在学校参加他较有兴趣的摄影学会，在社区青少年中心加入电脑班和美术设计小组，这些安排本来不错，但问题是大明能否按照安排而投入各群体当中。

其实，在咨询过程中，咨询师应该对问题有全面的评估，以期能够顾及一些较高层次的目标。例如在大明的个案中，当我们作出探讨后，会发觉没有朋友和孤单只是大明许许多多问题的其中之一，而问题的症结是他的自我形象很差，故此他对自己完全没有信心，这影响到他生活中的每一个环节。倘若咨询师能发觉这问题的关键，留意到这是大明长大过程中的一个发展性困难，就一定会着手帮助他矫正对自己的看法，好让他重建自信，当他在这方面有所改进后，没有朋友和孤单的问题自然就会得到解决。

▪ 咨询也不是安慰人的。许多人会用安慰和开解的方法来帮助人，在咨询过程中，有些咨询师也会用这些方法。但我们要留意，单单有安慰和开解，都不是咨询。人们在日常生活中用安慰的言语来协助人暂时处理个人的感受，固然有一定的意义与价值，但在咨询过程中，若要彻底地帮助当事人，其中的重点就是要对方能勇敢面对他们自己和自己的感受，然后进一步积极作出处理。至于安慰和开解，一方面会令当事人压抑自己的感受，甚至否定自己的感受；另一方面很可能会令当事人避免正面地面对问题，阻碍了重要的"清理"过程。故此，不合时宜和不必要的安慰和劝解，咨询师应尽量小心避免，因为虽然一些温情的话语可令当事人感到很受用，但当事人要面对的问题仍然存在，他内心的痛苦也始终没有根除，日子一旦拖长了，对当事人的伤害必然会增加。

此外，安慰的重点往往是出于我们个人主观的看法，对当事人很难收效。例如黄太太的儿子没考上大学因而沮丧消沉，最后竟然精神崩溃，黄太太在痛苦中寻求咨询，倘若咨询师安慰她说："你的儿子如今要进入精神病院，固然可惜，但我今早约见的丁太太情况更惨，她的儿子因为会考的成绩太差，昨天晚上跳楼自杀身亡。你看，你的遭遇不是比她好得多吗？"由于这些安慰是出于咨询师主观的看法和感受，忽略了咨询师应设法从当事人的参照系（frame of reference）来达到同感的了解，因此，这些话无法对黄太太有所帮助。事实上，丁太太的儿子出事与黄太太是毫无关系的，因黄太太当时所关切的只是自己亲爱的儿子的安危。由此可见，咨询师的安慰，对黄太太不仅没有帮助，还忽略和否定了她的感受。

▪ 同情不是咨询。同感是咨询过程中的主要条件之一，但同感有别于同情，而同情的态度和行为并不是咨询。许多人误以为一个人求助时，会渴望他人的同情，但这并非正确的看法。事实上，人在困苦或失败中要接受别人所提供的咨询时，虽然内心的挣扎会很强烈，在自卑与自尊的交错纠缠中会变得过分敏感，然而正因为如此，我们发现咨询的基本条件——尊重、真诚和同感才是真正能够协助他们达致积极改变的。故此，我们要小心，当事人需要的是同感，并不是同情。咨询师的同情，没有治疗性的功能，相反地，只能产生负面的结果。

▪ 对某些特别的人，有人认为只有采用恐吓和威迫利诱的方法，才会收效，否则就会徒劳无功。对这种主张，我不敢苟同。何况，基本上来说，这些行为和方法都不是咨询，因为这种表现，是基于我们不信任和不尊重当事人。

▪ 有人以为若要帮助人改过向上，最有效的方法就是作当头棒喝，加以批评和指责，这话本身已值得商榷。倘若我们在帮助别人的时候，只进行批评和指责，那就不是咨询了。正如我们一再提到的，咨询的主要条件之一是尊重，而所谓尊重是要我们能接纳当事人。批评和指责的出现，是由于我们不能设身处地从当事人的立场和身份去体察事物和感受事物，也就是说没有同感的存在，这也就充分表现出我们并没有接纳和尊重当事人。在咨询过程中，要是我们不同意当事人的看法，或是发现他有不当之处，就应该在具治疗功能的咨询关系中坦诚适当地表达、讨论和澄清。如果只有批评和指责，就只会破坏咨询之功能。

▪ 在日常生活中，我常常见到人们在谈话时，会使用一些冷嘲热讽的方式来沟通，这方法不宜应用于咨询。因为在咨询时，咨询师贵在能与当事人真诚相处，而人们在交谈中使用嘲讽却是基于不想或者不敢坦白说话，以致要转弯抹角地来达到目的。在咨询中，我们很重视直接的沟通，而且在一个良好的咨询关系中，当基本条件都具备时，是不必应用冷嘲热讽这种"激将法"的。

❷ 咨询是什么？

假设现在我们已清楚咨询不是什么，那么，咨询到底是什么呢？记得在多年的教学中，每当我和学生研讨完咨询不是什么之后，他们的反应相当有趣，一方面大家惊觉自己过去曾犯了许多的错误，多少有点不安，而另一方面，许多人会感到彷徨，既然这些都不是咨询，那么什么才是咨询呢？

多年以来，学者纷纷为咨询作出定义，其中最具影响力的是罗杰斯的说法；因为在20世纪40年代，心理分析仍是独霸心理治疗界的学派，他能作出下面的界定，实在是极具震撼力的。他指出：

> 咨询是一个过程，其间咨询师与当事人的关系能给予后者一种安全感，使其可以从容地开放自己，甚至可以正视自己过去曾否定的经验，然后把那些经验融合于已经转变了的自己，

作出统合。[2]

自罗氏之后，不少学者有不同的意见，以下是其中一部分人的看法，可以反映出在各种看法之中，虽存在着一定程度的差异，但同时又有不少相似和重叠的地方，很值得大家详细探讨。

咨询是一个出现在某种"一对一关系"中的过程，在这关系中，其中一个人被难题所困扰，自己无法应付，故此需要另一位受过专业训练的人来协助他，好让他在面对种种困难时，能够找到解决的办法。

哈恩与麦克莱恩（Hahn & MacLean）1955[3]

咨询是一个过程，咨询师在其中协助当事人对自己需要作的决定、计划和适应等种种有关的事实作出解释。

史密斯（Smith）1955[4]

咨询是一个关系，在这个关系中，一个人努力去协助另一个人了解和解决个人的适应问题，而所谓适应范围，是包括教育咨询、就学咨询和有关社会与个体关系的咨询。

英格利希（English）1958[5]

咨询是一个过程，透过这过程，咨询师可以协助当事人增强生活的适应能力；而且，咨询是发展性的，透过咨询，人的潜质能得以充分发展。

泰勒（Tyler）1969[6]

咨询是一个教导与学习的历程，目的是要帮助当事人学习认识自己。

斯特弗瑞（Steffre）1970[7]

咨询是一个帮助人的过程，在这个过程中，两人所要建立的某种关系不但是必要的条件，而且那关系是足够令人改变和成长的。同时，我们要知道咨询是为那些因缺乏良好的人际关系以至产生问题的人所进行的一种特别的治疗。

帕特森（Patterson）1974[8]

咨询是一个帮助人处理困难的过程……而行为咨询就是一个帮助人去学习如何解决有关人际、情绪和抉择问题的过程。

克朗伯兹（Krumboltz）1976[9]

咨询是一个过程，在帮助当事人的过程中，咨询师协助当事人探讨他对自己、对其他生命中的重要人物和对环境中重要范畴的感受和看法。

艾森伯格与德莱尼（Eisenberg & Delaney）1977[10]

咨询是一个学习的过程，也是一个系统性的程序，咨询师为了要帮助当事人去改变行为，也就得介入当事人的生活，负责协调的工作。

巴杜费沙、伦纳德和胡斯（Pietrofesa, Leonard & Hoose）1978[11]

至于我国的学者中，唐守谦认为咨询是咨询师和学生在个别关系中连续进行接触会谈，由咨询师提供各种助力，使学生能有效地顺应自己的智慧、性向、兴趣、能力等，在各方面有适当的发展。同时他们也能顺应自己的家庭、学校、社会等环境，从而得到健全的适应，获得自我了解与自我实现，并且能取得解决自身所遭遇到的问题的能力。[12]而李东白就认为咨询是一种"口头学者"的过程，咨询师要在尊重当事人的独特性和固有价值的情况下，协助他们明白自己，并正视自己所不满意的行为和态度，找出原因后作出修正。[13]王连生则将咨询解释为一种帮助个人自我指导的高度艺术，是一种有爱心有技术的专业，在咨询师和当事人合作的过程中，促进当事人身心的健全发展。[14]而郑心雄给咨询所下的定义为：

> 经过合格训练的一方，帮助另一方发动、整理，并综合自己的思考能力，进而求得深度的自我了解，并依此提升自我选择的能力，进而解决难题，同时面对未来。这全部的历程，不论使用何种理论、工具及方法，统称为咨询。[15]

至于詹维明，则尝试从狭义和广义两方面来作界定。她指出：

> 从狭义看，咨询最简单的定义是"帮助一个人自助"。而详尽一点的解释就是说两个人在一个特别情况下的沟通。这两个人其中一个是咨询师，受过专业训练，明白心理学原则，能用合适的技巧和方法帮助当事人明白自己，引导他适应环境，与人建立融洽和谐的关系，改正短处，发挥长处，成为一个内心平安、满足于现实、对社会有贡献的人。若从广义看，咨询是全人发展，当事人借着咨询过程学会面对难题和解决难题的原则，从而全面均衡地发展他的人生。[16]

在多年的工作中，我也曾尝试为咨询下一个定义，发觉那并非容易的事。在今天，我认为咨询是一个过程，在这个过程当中，一位受过专业训练的咨询师，致力于与当事人建立一个具治疗功能的关系，来协助对方认识自己、接纳自己，进而欣赏自己，以使当事人可以克服成长的障碍，充分发挥个人的潜能，使人生有统合和丰富的发展，迈向自我实现。

❸ 咨询不但是一门科学，也是一门艺术

这似乎是一个很有趣的说法，但事实上，咨询在本质上的确兼具不同的特质，因此我们不但可称之为一门科学，同时也可视之为一门艺术。我们就从咨询专业今天的发展来看，基于多年来学者们的努力，我们已积累了不少的知识作为我们工作的参考和根据。例如，我们已经可以分辨成功的和失败的咨询，已经找到客观的标准来判别好的和坏的咨询师的特性，而当我们要致力协助当事人成长时，亦有相当明确的指引和途径；故此，我们说咨询是一门科学。不过，从另一个角度来看，在咨询过程中，我们往往会发现有不少难以证明和难以测量的范畴，不容易甚至不可能用科学方法来进行研究，例如咨询师本身的特质，他的敏锐度和直觉，他对当事人那份关切与爱护，以及人性的回应，等等，都一一为咨询过程加上艺术的色彩。而一位成功的咨询师，必须要两者兼备，才能有效地帮助当事人。那就是说，我们从事咨询的人，一定不能忽略专业的研究和实证，但在这些研究的应用上，却还要顺乎自然而且有人本的取向。

论到咨询是一种艺术，这不单是西方人的看法，我们中国的学者也是一样认同的，例如吴鼎就曾指出儒家所谓"循循善诱"乃儒家教学的一种高度艺术。事实上，只是透过会谈，咨询师不但要协助当事人认识自己，认识自己与他人的关系，还要协助当事人在态度和行为

上有所改变，这实在不简单。而且在会谈过程中，咨询师要应付的不只是当事人的理性问题，还有更重要的是处理对方的态度和情绪，以免出现只有"坐言"而不能"起行"的情况。所以吴氏认为咨询要促进学生能知能行，决心改过迁善，增强其奋发向上的勇气，实在是一种艺术。[17]

注释

1 Fanny Cheung and the Counselling Survey Task Force, *Counselling and Counsellors in Hong Kong* (Hong Kong: Educators'Social Action Council, 1980), 13.

2 C. R. Rogers, *Counseling and Psychotherapy* (Boston: Houghton Mifflin, 1942), 70.

3 Milton E. Hahn and MalcoCm S. MacLean, *Counseling Psychology* (New York: McGraw-Hill Book Co., 1955), 6.

4 Glenn E. Smith, *Counseling in the Secondary School* (New York: Macmillan, 1955), 156.

5 H. B. English and A. C. English, *A Comprehensive Dictionary of Psychological and Psychoanalytical Terms* (New York: David Mckay Co., 1958), 127.

6 L. Tyler, *The Work of the Counselor* (New York: Appleton-Century-Crofts, Educational Division, Meredith Corporation, 1969), 13-16.

7 B. Steffre, "Counseling in the Total Society: A Primer, " in W. V. Hoose and J. J. Pietrofesa, (eds.), *Counseling and Guidance in the Twentieth Century* (Boston: Houghton Mifflin, 1970), 251-265.

8 C. H. Patterson, *Relationship Counseling and Psychotherapy* (New York: Harper & Row, 1974), 13.

9 John Krumboltz and Carl Thoresen, *Counseling Methods* (New York: Holt, Rinehart and Winston, 1976), 1.

10 S. Eisenberg and D. J. Delaney, *The Counseling Process*, 2nd ed. (Chicago: Rand McNally, 1977), 2-3.

11 J. J. Pietrofesa, G. E. Leonard and W. V. Hoose, *The Authentic Counselor* (Chicago: Rand McNally, 1978), 6-13.

12 见唐守谦：《教育指导》，第十章附注（一），台湾：东海大学，第二四〇页。

13 参考李东白：《辅导学原理》，第十五章第三节，台湾：台湾中国辅导学会。

14 见王连生：《教育辅导原则与技术》，第一章第一节，台湾：大一书局，第一至五页。

15 见郑心雄等：《辅导学研究在中国》，第一章，台湾：幼狮文化事业公司，第三页。

16 见詹维明：《辅导是什么》，载《辅导简讯》第一卷第一期，香港：突破辅导部，第二页。

17 吴鼎：《辅导原理》，台湾省编译馆主编，五南图书出版公司，一九八三年八月再版，第六十二页。

第二节

咨询与心理治疗的异同

一直以来，学者对于咨询（counseling）和心理治疗（psychotherapy）两个名词有很多不同的看法；其中不少学者尝试将二者加以分辨，但由于他们的论据缺乏说服力，故此并未成功。大家都同意二者实在是有差别的，但不能将二者完全清楚地区分。事实上，无论是咨询还是心理治疗，工作的重点基本上都集中在同样的一个过程中，倘若我们要在这个过程中界定一些差异，就往往会流于表面化。[1] 其实早在20世纪50年代，美国心理学人员协会就已经尝试将二者的差异分辨清楚，但结果仍是无法达致一个清楚的分界。[2] 不过，有一个观点却是被普遍认同的，有学者主张视咨询与心理治疗为一个连续体，其中心理治疗关注的是那些不正常和情绪受到严重困扰的人，而咨询则关注那些基本上正常的人。自此之后，不同的组织和个别学者都纷纷就此论点发表意见，可惜，至今仍未能有一定论。

🔟 两者是否相似?

学者至今无法将咨询与心理治疗作出区分，主要是因为二者有颇多相似之处。无论是咨询还是心理治疗，过程大致相同，而在二者的工作过程中，目标确立是一个最基本的课题。学者们曾提出许多似是而非的论说，但在深入地探讨后，最终发现二者的目标基本相同，不外是个人探讨、自我认识、行为改变、性格发展和个人成长等，而同时二者都着意除去当事人自我毁灭的行为。至于在工作进行中，当事人无论是受助于咨询师还是治疗师（therapist），施助者与受助者两人的关系，亦已被公认为过程中统合的部分，不可或缺。而事实上，由于咨询与心理治疗的确难以分别，因此从罗杰斯开始，就已经将这两个名称交替使用。[3]

布拉默（Brammer）与肖斯特罗姆（Shostrom）曾经就这个问题，将他们对心理治疗模式的看法详列如下:

- 清楚知道当事人有困难或有适应不良的症状，对生活的苦痛有所申诉，而需要他人的帮助。

- 与当事人建立关系。

- 引导当事人表达感受；同时对问题作出澄清和详尽说明。

- 对当事人所述的感受和个人资料作探讨。

- 探索改变的理想方面。

- 将当事人的感受作出适当的处理，同时透过强化和解释等方法来导引当事人作出改变。

- 促进当事人的自觉，协助他发展观察和分辨能力，并给他作出行动评判。

·对整体关系从始到终作出评核。[4]

若我们将布氏和肖氏的模式与其他学者所建议的作比较，一定会发现许多不同之处；但至于其中的两大重点，即当事人的成长和治疗的过程，却必然是大同小异的。

2 两者之间是否有差异？

在1956年，美国心理学人员协会的咨询心理部以当事人精神困扰的严重程度来对咨询和心理治疗作出区分，而学者接纳此区分法的亦大有其人。[5]例如莫勒（Mowrer）、布拉默和肖斯特罗姆就相信咨询过程中所牵涉的问题比不上心理治疗。他们认为前者处理问题较表面化，后者的处理则深入当事人性格之结构。他们又认为咨询所涉及的是"正常人"和"正常问题"，而心理治疗则运用深入的联结进行深层的心理分析来协助问题严重的和行为变态的人。[6]

对于这个说法，学者认为最大的问题出现在"正常"与"变态"这两个词上。虽然帕特森指出，无论是个别还是团体的情况，都可以就当事人情绪困扰的程度作出区分，[7]但他又强调若要区分正常和严重受困扰的人，实在有许多困难。而且，他提醒大家，那些作此建议的人，自己也无法清楚地将二者划清界限。此外，他提出一个不容忽视的质询：倘若心理治疗学家只处理变态的和有异常行为的人，那么，在治疗过程中，如果当事人已有进步，达到我们假设可以界定为正常人的境地，则到时他到底应该被转介到咨询师那儿继续未完的过程，还是仍然接受心理治疗学家的帮助呢？朱拉德（Jourard）是一位健康心理学者（Health Psychologist），他强调我们要小心，不要将正常行为和健康行为混为一谈，因为事实上，从他的专业角度来看，二者是有差异的。故此，他亦提出疑问："到底什么是正常行为？"[8]至于论及深层治疗，泰勒曾大力反对这个说法，她说："固然在心理治疗中我们要深切而全面地了解当事人复杂性格中的各种特质，但同样，这情况亦必须出现于任何咨询关系中，因为咨询工作绝对不容许流于表面，而事实上，世界上根本没有'例外'这回事。"[9]

亦有不少学者，在尝试界定咨询和心理治疗的分别时，最终采纳了连续的服务的说法。例如万斯（Vance）与沃尔斯基（Volsky），他们一方面持有莫勒等人的看法，另一方面却也指出咨询和心理治疗是衔接于一条连续的线上的，分别针对不同的当事人，提供不同的适当有效的服务。

不少学者又尝试从问题的性质出发来作出区分，例如有人就尝试从"意识"和"无意识"的不同层次来说明。莫勒曾经将咨询界定为一个过程，而在这个过程中，咨询师帮助那些在意识层面经历挣扎和矛盾的当事人，协助他们处理正常的焦虑；至于心理治疗，他认为除了处理当事人无意识的冲突外，就是处理神经质的焦虑。[10]泰勒曾经指出，在咨询过程中咨询师往往协助当事人在教育、就业各方面作抉择；而在心理治疗过程中，心理治疗学家所关注的主要是当事人的态度、感受和他的情绪状况。换言之，泰氏是想以智性（cognitive）和情感（affective）来将咨询和心理治疗作出分别。[11]

不过，帕特森反驳以上两人的论说，他指出虽然在许多人眼中，咨询是一种较重智性发展的活动，其所采用的方法也较为理性，通常包括了解决问题的技巧，但在任何行为中，都包含了智性和情感的成分，而任何的抉择，也不是单纯智性的决定。再者，帕氏指出在众多学派中，理性情绪治疗法被公认为是最偏向智性的模式，但其创始人艾利斯（Ellis）却不用咨询这字眼，而称自己的学派为理性情绪心理治疗（Rational emotive psychotherapy）。[12]同时，现实问题在本质上也并非只是智性的问题，任何一个患妄想狂的人都或多或少要面对情境问题和环境问题。至于人际关系问题，从某一角度看，其实亦不单只是一个现实问题，也是当事人的性格问题。因此，帕氏强调我们根本不可能将正常和神经质的焦虑清楚区分；同时，我们也无法分辨所谓意识与无意识的冲突矛盾，因为在一般情况下，两者经常是同时出现的。此外，他也指出，泰氏在著作中起先曾用适应咨询师（Adjustment counselor）这一名称，但后来又表示这种咨询师从事的工作亦可称为治疗。[13]由此观之，其实各学者虽各有论点，但混淆不清和前后矛盾之处，又的确不少。韩德逊（Hendrickson）和他的同事亦曾就以上的论点提出疑问，他们认为在任何心理治疗过程中，情绪矛盾是工作的核心，因为这问题往往植根于当事人性格的最深层面。同时不同程度的情绪矛盾亦会在当事人意识和无意识的状态中出现。最后，他们还指出，不同程度的情绪冲突亦会随着当事人理性和非理性的行为出现。故此，要对各课题详尽地区别，根本不可能做到。不过，韩氏等又尝试作界定，认为若将咨询和心理治疗作比较，前者较后者更关注当事人的理性和意识层面的问题，同时又要深深顾及人的非理性思想和行为，要牵涉到无意识的层面，才能有效地帮助人。[14]而有学者就所出现的争议作出结论，认为那基本上是个语义学上的问题而已。[15]

布洛克（Blocher）则尝试从发展的角度来讨论这个问题，他最后指出，若将"发展性咨询"与心理咨询作比较，在基本假设上，有五个不同点：

- 在咨询师眼中，当事人并非精神病人。

- 发展性咨询师的焦点是现在与将来。

- 当事人就是当事人，并非病人，所以对当事人来说，咨询师所予他的权威人物的形象，不及教师和同伴的形象来得鲜明和强烈。

- 咨询师在咨询过程中在道德上并非中性，也不是非道德的，他们有个人的价值、感受和标准。不过，他们不会将这一切强加于当事人，而与此同时，也不会尝试隐藏。

- 除了协助当事人获得新的见识之外，咨询师会致力促使当事人在过程中产生行为的改变。[16]

帕特森曾尝试从当事人情绪受困扰的程度、问题的性质、治疗的目标、过程中所采用的方法和技巧四个方面来找出二者的差别，但最后的结论是二者基本上是没有重要的分别的；相反地，两者相似之处实在极多。其中特别值得重视的是帕氏对"咨询"的界定，他认为越来越多的人把咨询视作一个很个人的关系，而这界定，同样适用于心理治疗。简言之，在良好的心理治疗关系中所具备的特质，在良好的咨询关系中同样可以找到，它们是完全相同的。不过，他指出当工作人员是在一个医疗性场所工作，而同时工作对象也曾被诊断为精神病患者时，他的工作就该被称为心理治疗。至于在其他非医疗性场所进行的，就是咨询。同时他又指出，虽然有人说不必用两个名词来代表同一功能的工作，但在实际情况中，却有必要保留咨询与心理治疗两个名称，主要是可以防备那些非医务人员和没有医疗人员进行督导的人滥用心理治疗之名；至于现今"咨询"名称被滥用的问题，他就建议专业的咨询师应该称为心理咨询师，以便与非专业的人有所区分。[17]

注释

1 John J. Pietrofesa, Howard H. Splete, Alan Hoffman and Diana Pinto, *Counseling: Theory, Research and Practice* (Boston: Houghton Mifflin, 1978), 33.

2 Institute for Human Adjustment, *Training of Psychological Counseling* (Ann Arbor: University of Michigan Press, 1950).

3 Carl R. Rogers, *Counseling and Psychotherapy* (Boston: Houghton Mifflin, 1942); Bordin, *Psychologcial Counseling*, 2nd ed. (New York: Appleton-Century-Crofts, 1968); L. M. Brammer and E. L. Shostrom, *Therapeutic Psychology: Fundamentals of Counseling and Psychotherapy* (New Jersey: Prentice-Hall, 1960); C. H. Patterson, *Relationship Counseling and Psychotherapy* (New York: Harper & Row, 1974).

4 Brammer and Shostrom, op. cit., 104.

5 M. E. Hahn and M. S. MacLean, *Counseling Psychology* (New York: McGraw-Hill, 1955); Bordin, op. cit., 60.

6 O. H. Mowrer, *Learning Theory and Personality Dynamics* (New York: Ronald Press, 1950); Brammer and Shostrom, op. cit.

7 Cecil H. Patterson, *The Therapeutic Relationship: Foundations for an Eclectic Psychotherapy* (Monterey, California: Brooks/Cole, 1985), 162.

8 Sidney M. Jourard, *Personnal Adjustment* (New York: Macmillan., 1963).

9 L. Tyler, *The Work of the Counselor* (New York: Appleton-Century-Crofts, 1969), 13.

10 O. H. Mowrer, "Anxiety Theory as a Basis for Distinguishing between Counseling and Psychotherapy, " in R. F. Belie (ed.), *Concepts and Programs of Counseling; Minnesota Studies in Student Personnel Work*, No. 1 (Minneapolis: University of Minnesota Press, 1951), 7-26. Mowrer has since indicated that he no longer accepts this distinction. See O. H. Mowrer. "Changing Conceptions of the Unconscious," *Journal of Nervous and Mental Diseases*, 129 (1959), 222-232; reprinted in O. H. Mowrer. *The Crisis in Psychiatry and Religion* (Princeton, New Jersey: Van Nostrand Reinhold, 1961).

11 Tyler, op. cit., 12-13.

12 A. Ellis, *Reason and Emotion in Psychotherapy* (New York: Lyle Stuart, 1962).

13 Patterson, *Relationship Counseling and Psychotherapy*, 3-14.

14 Donald E. Hendrickson and Frank H. Krause, *Counseling and Psychotherapy: Training and Supervision* (Ohio: Charles E. Menill, 1972), 14-21.

15 W. Evraiff, *Helping Counselors Grow Professionally* (Englewood Cliffs, New Jersey: Prentice-Hall, 1963), 8.

16 D. Blocher, *Developmental Counseling*, 2nd ed. (New York: Ronald Press, 1974).

17 Patterson, *Relationship Counseling and Psychotherapy*, 1-13.

第二章 咨询的目标与咨询师本身修养的重要性

第一节

>>

咨询的目标

在日常生活中，我们每做一件事，通常第一步总是要弄清楚目标是什么，然后才起步。一方面，免得方向错误，以致费时误事；另一方面，目标如果清晰明确，则无论是制订计划还是实行计划，都会有效得多。但很可惜，在咨询专业中，咨询目标是一个多年来经常被忽略的问题，以致学者为此忧心，例如早在1965年阿巴克尔（Arbuckle）就曾经严厉地指出：

> 太多咨询师并不明白自己在做什么；还有更多的人，对自己所做的工作，了解很不足够，结果这些咨询师虽然知道自己在做什么，却又不清楚为何自己在从事此项工作；另外就是那些知道自己为何做这做那，却又不知如何去做的一群。[1]

阿氏的提醒，似乎作用不大，因而到了1974年，帕特森又尝试带大家正视这一不健康的现象，他指出学者研讨咨询与心理治疗的论文虽然很多，但讨论咨询目标这一课题的文章太少了。[2]

❶ 一个极富争论性的课题

的确，学者的论著中很少涉及咨询目标这一问题。至于其中的原因，相信一定相当复杂，在此我只想从一个我关注的角度和大家略作讨论。论到咨询目标，无可避免地会牵涉每个咨询学者的价值观与人生观，更具体地说，从对这一课题的论述中可以看出咨询学者的人生趋向。通常我们会问：身为咨询专业人员，自己所厘定的咨询目标与公众的期望是否协调一致呢？或者亦可以问：我们所厘定的咨询目标，是否要切合公众的期望呢？若要切合，又如何能顾及各类型的人和各种因文化、宗教、国籍等不同而价值趋向有差异的社群呢？而且，谈咨询目标，就自然会涉及期望的结果。对于这些问题，无论是寻求咨询的人，还是其他服务行业的专家，或是所服务的机构、一般公众，甚或是政府机构，他们都或多或少会感兴趣。其中有些很关键的问题，更是大家都关注的。例如素沙（Shertzer）和斯通（Stone）就曾列举下列问题：

你在咨询中，到底想做什么？

咨询的宗旨（purpose）是什么？

什么是咨询的目标（aim）？

咨询的目的（objective）又是什么？

进行咨询，期望的结果是什么？[3]

若更彻底地提问，问题就会更加尖锐，而成为："咨询的目标应该是什么？"或者"咨询过程所要获得的是什么产品呢？"以及"透过咨询过程，什么才是我们理想中的产品呢？"这些问题固然十分敏感，但我们却不能无视或忽视，因为它们是很基本的问题。除此之外，这些问题所牵涉的课题很广，至今仍有很多学者的论点模糊不清，而驳难之处亦不少。故此，在难以处理和难以讨好的情形下，人们就倾向于回避而不正视，这也是可以理解的。

❷ 学者的意见

若我们将咨询目标和其他咨询议题作比较，无可否认，学者对这一问题的讨论确是不多；但无论如何，有一些咨询师或心理治疗学者，却也曾经具体表达了他们的意见。例如亚霍达（Jahoda）就曾提出"积极的心理健康"的建议；[4]怀特（White）的"有效能的人"[5]和邦纳（Bonner）、马斯洛（Maslow）的"能干的人"[6]等都备受重视。而以下是其他一些学者的意见：

> 重新恢复自我，将它从种种束缚中释放，好让它能够重新控制自己。
>
> 弗洛伊德[7]

> 咨询的终极目标是协助当事人发展成为一个健康、成熟而能自我实现的人。
>
> 马斯洛[8]

> 有健康的自我形象——对自己有积极正面的看法，能接纳别人，能与他人认同，对他人的感受和反应很敏锐，不是只着意保护自己，相反地，能处处为他人着想，因此可以与别人建立亲密的关系。
>
> 库姆斯（Combs）[9]

令当事人变得可以自主，不过分严苛，而整个人可以有较好的组织和统合……

罗杰斯[10]

协助当事人成为一个负责任、独立，且能自我实现的人，好让他有能力为自己的行为作决定。

帕特森[11]

在学校咨询的工作中，适当的目标有：
- 自我了解与自我接纳；
- 达到适当的学业水平；
- 处理个人的情绪问题；
- 发展一套实际有效的抉择方法；
- 学习去应付复杂的人际关系；
- 协助学生的职业发展。

巴杜费沙[12]

使人重新实现原本的品格和潜质，实现丰满成熟的人格，而所谓成熟的人格包括：
- 具有心理上的兴趣；
- 具有客观思考及了解自己的能力；
- 具有协调一致的人生观。

林耀鸿[13]

儒家咨询的目标，是在协助当事人智、仁、勇三德兼备，成为君子，而古代的"君子"，就是现代的有"完美人格"的人。对青年学生来说，道德咨询旨在培养品格（德育）；学业咨询旨在充实知能（智育）；身心健康咨询旨在增进健康（体育）；人际关系咨询旨在发展适应社会人群需要（群育）。而德智体群，其实就是智仁勇加上群育，四育合起来，便是完美人格建立的因素。

吴鼎[14]

3 广义和狭义目标的争议

由于各学者对咨询与心理治疗所建议的目标差异相当大，故此在实际上，大家是很难就此取得协调一致的看法的。为了解决这一问题，帕特森提出将目标分为几个层次，以便可以取得较一致的看法。他同时建议以自我实现、自我增强和造就具完美功能的人等作为咨询的终极目标。然后，在这总纲之下，针对个别当事人策划出中间目标和直接目标，从而为当事人带来最大的帮助。同时，帕氏还在上述各名称中选择了最常用的自我实现作为代表。

为了支持自己的论点，帕氏曾就终极目标和自我实现二者作了详细的解释和说明。首先，他指出终极目标本身必须要能作为一个标准；其次，他认为以自我实现作为终极目标最为正确，原因有六条：

▪ 许多人对部分咨询学者或心理治疗学者所主张的适应模式有所保留，但以自我实现为终极目标，就可以消除那些人对"诱发性遵从"（induced conformity）的忧虑和批评。

▪ 由于自我实现在本质上统摄了人与自己（即所谓内在的）和人与别人（即所谓外在的）两个关系的范畴，故此它可以消除人的内在性目标和人际目标两者之间的矛盾和冲突。

▪ 若我们对自我实现作适当的界定，就会消除个人与社会两者孰轻孰重，其间难以取舍的问题。

▪ 自我实现并不是抽离了人的生活、孤立地存在的目标。它不是只为咨询和心理治疗而设的目标，而是具有普遍意义的，是一个积极而正面的目标，是适用于那些感到不满足、不快乐、不充实，进而寻求咨询与心理治疗的所谓"正常人"的目标。帕氏更进一步说明，因为自我实现是人生的目标，不但适用于所有的人，同时，它还是整个社会和所有社会体系趋向的目标。

• 因为自我实现不是一个静止的目标，而是一个过程，所以它可以充分配合不断前进的人生过程。

• 因为自我实现不单只是人生的目标，同时也是人类最基本的动机，而这动机充分反映出人类最基本的需要就是充分发挥潜能，增强自我，充实与实现自我。[15]

❹ 自我实现者的本质

倘若以自我实现作为咨询的终极目标有那么多的优点，那将其作为咨询目标应该可以成为一个可采纳的建议。为了让大家对自我实现有较具体的认识，以下列举马斯洛在一项针对"自我实现"的专门研究中所探讨出的、实现自我的人所具有的十四项特质，[16]供大家研讨：

○ 对现实有较强的洞悉力并与现实有良好的关系

这一特征指人要能明辨虚伪和欺诈，并能准确地洞悉现存的实况，而不会因个人的困境产生错觉。能实现真我的人对周围环境中的人和事物都有较高的警觉。他能面对生活中许多的不确定而不会惊慌失措，能容忍新奇和不熟悉的事物所带来的疑虑。这是库姆斯、斯尼格（Snygg）和罗杰斯对洞悉事物的警觉性、对经验的开放态度所清楚描绘的特征。

○ 接纳自我、别人和自然界

能实现真我的人能够接纳自己人性中的种种缺点——不完美、软弱和短处，不会感到羞愧和罪过，或因此而否定自己。由于他们不但接纳自己，同时也接纳和尊重别人，故此也不会批评别人有这些缺点。自我实现的人诚实、开放、真挚、不装腔作势、不遮掩文饰，也不自满。他们对自己、他人及社会的现况极为留心，同时更关心如何改善现实与理想之间的差距。这些特征在克利（Kelly）、罗杰斯、库姆斯与斯尼格的描述中都有所提及。

○ 自发性

能实现真我的人，不会受传统惯例束缚，但也不会对其加以揶揄嘲弄。他们不是顺命者，不是盲从附和的人，但他们也不会只为叛逆而做叛逆者。他们的行事动机并非由于外界刺激而产生，而是基于内在的个人成长发展的动力和真我的潜能的实现。

○ 以问题为中心

能实现真我的人都不会以自我为中心，他们的目光都集中在自己以外的问题上。他们富有使命感，常常基于尽责任、尽义务和尽本能的意识行事，并不依照个人的偏好。库氏和斯氏很强调当我们具有安全感，当我们不试图事事保卫自己的时候，就会产生怜悯和仁慈心（compassionateness），他们的论说与这一点实在很有关系。

○ 有超然脱俗的本质，静居独处的需要

能实现真我的人懂得享受人生中孤独和退隐的时刻，这一特征可能和一个人的安全感与自足感有关，因为他们在面对一些会令一般人不快的事情时，可以保持冷静和处变不惊，甚至可以表现得与众不同和超脱社群。

○ 有自治力、不受文化背景和周围环境影响

能实现真我的人，虽然也要依赖他人来满足一些基本的需要，如爱护、安全感、尊重和归属感，但是他们主要的满足却并不完全依赖这现实的世界——不必将他人、文化等视作达到目的的手段。换言之，他们重视的不是一般外在的满足，而是自己的潜能和个人的资源得以不断发展和成长。

○ 不断有新鲜的鉴赏力

在我们日常生活的世界中，能实现真我的人可以反复地体验到敬畏、快乐、满足和惊讶。

○ 有神秘玄妙的体验，浩瀚澎湃的感受

能实现真我的人，在不同的程度和频率上，都会有心醉神迷和敬畏惊讶的体验，这令他们感到人生的无尽和延展。

○ 关心别人的好处和感受

能实现真我的人对人类有深切的共鸣、同感、同情怜悯或慈悲仁爱；由于这关心是基于对人性的接纳和对人的热爱，所以是"无条件"的。

○ 人际关系

能实现真我的人能与他人建立深厚的人际关系。可是，他们是有选择地去交朋友的；虽然他们的朋友圈子可能很窄，但朋友通常都是一些能自我实现的人。他们的朋友圈子虽小，但是他们却都有容人之量。实现真我的人很有吸引力，能叫人欣赏及追随。

○ 民主的性格

能实现真我的人对人有极大的尊重，并不会因阶级、教育、种族或肤色歧视别人。他清楚自己所认识的很有限，因而他有谦虚的态度，同时，也随时愿意向他人学习。他尊重每一个人，认为他们都可以随时帮助自己增进知识，做自己的老师。

○ 手段与目的

能实现真我的人都有高度的德行。他们将手段与目的分得很清楚，让目的支配手段。

○ 有哲理的、无敌意的幽默感

马氏所研究的能实现真我的人都有幽默感，他们的幽默感却并非普通的幽默感。他们的幽默感是自发的，富思想性的，能透彻地显示个人的生活体验。同时，他们的幽默也绝不含敌意，不高抬自己，也不讥讽嘲弄。

○ 创造力

所有被马氏研究的人都具有各种类型的创造力。这里提及的创造力并非指那些具备特殊才干的创造力，而是每一个人都蕴藏的潜在的创造力，是一种新鲜的、天真的、直接的看待事物的方法。但一般来说，人所具有的这种创造力通常都在接受文化熏陶的过程中被摧毁和淹没，这实在是很可惜的，大部分学者都会赞成创造力是能实现真我者的特征。

⑤ 广狭之争的调和

对于广义的咨询目标，例如"自我实现"和"自我认识"等名目，学者反对的颇多。他们认为那些目标太大，而且太抽象，以至无法发展成为可供研究的假设，结果就始终无法评估咨询的效能。不过，从另一角度来看，广义的目标乃咨询工作所必需的，因为它能够为咨询专业提供一个哲学基础，是十分重要的。

至于行为学派的学者，他们对传统的咨询或心理治疗目标批评得最为严厉。他们认为"自我实现"和"自我认识"等目标实在是大而无当，太抽象和太过虚泛，很可能根本无法实现。[17]针对广义目标的流弊，许多学者都有所建议，例如克朗伯兹就曾经提议咨询的目标不应该太大，应该可以具体地说明是某一项特别的行为，在自己的论说中，克氏先界定了设立目标的几个准则，以供学者参考与采用：

- 咨询的目标应该可以依不同的当事人而设立。
- 咨询的目标就算不一定和咨询师的价值观一致，却也应该互相协调。
- 当事人所要达到的咨询目标，应该是显而易见的。[18]

对于以自我探讨、自我了解、加强自觉和自我实现等作为咨询成效的目标，德莱尼也有所批评。他强调咨询目标应该是以行为名称来描述的，除非这些可观察的行为出现改变，否则那咨询过程就不能算为成功。他指出，在接受咨询之后，不少当事人会说自己的感觉好多了，感到自己自信心增强，同时，对自己和周围世界的了解也加深了。德氏认为这些改变固然是出现了，但由于这些并不是行为改变的具体描述，故此不能当作成功咨询的指标。不过，倘若当事人能告诉我们，他不但信心增强，而且和别人相处时也因此有了行为上的改变（例如他可以较流畅地说话，有较强的自我表达能力，不再贬抑自己，常常微笑，而且与人谈话时可以正视他人，而不是死盯着地板），那我们就可以说咨询已经达到一定的成效了。[19]

在我看来，为了使咨询专业工作有正确的取向并产生长远和持久的成效，终极目标是必需的，否则恐怕会出现更多"瞎子领瞎子"的悲剧。不过，我相信有了终极目标这大前提后，我们在咨询过程中，若就个人的信念，再设立特别的目标，会是一件值得鼓励的事。因为对当事人来说，这些特别目标的设立，会令整个咨询过程更加独特和个人化，可以促进治疗功能的效果。

针对广义和狭义目标的争论，科里（Corey）主张将不同的目标摆放在一条连续的线上，排列次序是从一般的、世界性的和长远的目标到特别的、具体的和短期的目标。若从学派来说，人本或以关系取向的治疗师通常会强调前者；行为取向的则强调后者。至于处于两端的目标，其实不一定会彼此抵触。[20]我很赞同科氏的创议，因为事实上我们是可以将行为治疗和人本学派的目标加以统合的。这做法，虽然较理想化，却并非不可行。

6 订定不同层次的目标

帕特森和派恩（Byrne）两人都将自我实现、自我认识和促进自我的成长等归类为咨询的终极目标（ultimate goal）。[21]他们同时亦主张设有中间（intermediate）和直接（immediate）两种目标。前者是指当事人的期望，同时在咨询过程中，顷刻之间可能会出现一些具体的改变，而后者就是这些改变的特别说明和指标了（请参考表一）。

表一

条件	目标		
	直接（过程）	中间（次目标）	终极
同感的了解	个人内在的探讨	个人潜质的发展	自我实现、自我认识、自我促进，或致力成为具完美功能的人
非占有式的温暖			自我接纳和接纳他人
真诚	个人分享	自我了解	同感
热烈和亲密的接触	个人探讨		深入的人际关系
具体		中学毕业、高等教育、就业、工作的满足、婚姻	民主的信念、开放的态度、创造力、诚实、责任感、真诚、负责的独立自主、自己和理想的自己达致协调一致

来源： C. H. Patterson, "A Model for Counseling and Other Facilitative Human Relationships," in W. Van Hoose and J. J. Pietrofesa, *Counseling and Guidance in the Twentieth Century* (Boston: Houghton Mifflin., 1970), 185。

　　帕氏认为终极目标是较普遍和广阔的，其所关注的是咨询过程中长远的效能。可惜，有不少咨询师忽略了终极目标的重要性，以至在工作中只是针对当事人很明显的问题来作处理。这种以问题为取向的咨询方法，只能治标，可能解除了当事人即时的困扰，但对他整个人的性格和成长，却是毫无助益的。事实上这种"头痛医头，脚痛医脚"的方法，不会为当事人带来长远的治疗效果。相反地，要是我们能先确定了终极目标，再根据当事人本身的特质和问题的本质，与当事人一同决定中间目标和直接目标，那样不但较易保持咨询的方向正确，而且长远来说，咨询的结果也能对当事人本身产生深远而且富建设性的影响，十分宝贵。在我看来，不同的咨询师为人提供咨询，效果的参差这个课题，与咨询师对目标是否有正确的观念和选择有很大关系。

　　不少人问我：到底当事人为什么要寻求咨询？他们到底有什么问题？事实上，当事人要接受咨询，通常都是因为生活中出现了困难，以致情绪受到困扰。在一般情况下，人们通常可以自行处理个人的问题，但在人生中，每个人多多少少都会遇到一些事件是自己无法独自处理的，于是就要有外力的支援了。倘若一个人有好友和知己，固然可以从他们那里得到帮助，但有些人却没有这样一个好的支持系统，他们很可能就要找咨询师或治疗师帮忙了。当然，也有一些人虽然有好友和知己，但仍感到好友的帮助有限，结果也还是要找专业人士提供帮助。

　　当事人要求咨询的问题很多，例如老年人的退休恐惧；中年人的痛失爱侣；成年人的婚姻危机、婚姻问题、事业失败、身罹绝症、酗酒、与同事不和、性无能、性冷淡、缺乏自我表达能力；青少年的身份危机、欠缺安全感、失恋、学业成绩差、被同学轻视、感到人生很空虚很无聊、频密的自慰、堕胎……实在不能尽录。不过，倘若我们只是针对这些问题来作咨询，那么，咨询的目标就只是解决这些问题而已。但正如前文所讨论的，这样的咨询只是解决了当前的问题，实际却缺乏长远的治疗效果。故此，我们极需要有终极的目标；我深信只有在自我实现这大前提下，我们再设法具体帮助不同的当事人，这才是彻底的咨询工作。

可能有人会说，有些人的问题很琐碎，与自我实现有何关系呢？在探研咨询目标的过程中，我曾经将当事人不同的问题加以分析和整理。诚然，在其他人客观的观察中，部分问题看来确是很琐碎的，但实际上，这些所谓"琐碎"的问题，在当事人主观的看法中却是十分重要的。我们详细观察过他们的问题，并作探讨后，就会发现，许多极为普通的问题背后，竟然牵涉着极为重要的课题。例如许多人以为失恋并不是什么大不了的事，但我曾经为无数的青少年，甚至成年人做过咨询，他们在失恋的过程中竟然出现了极大的危机。最常见的就是在处理不当的分手中，被动的一方倘若受到对方不留情面的奚落和批评，其自尊就会受到严重的打击，整个自我形象可能在骤然间被撕得粉碎，以致此人对自己产生很大的疑问。又或者有人以为考试失败乃兵家常事，但无数学生在这些危机中，也会倾向于否定自己，怀疑自己的能力，倘若再加上父母不能体谅，他们更会怀疑自己生存的价值和意义，那后果可能是很恶劣的。总括来说，透过对一般问题的深入分析，我发现当事人在困难中经常会这样问自己：

我是谁？

我是否有价值？

我存在有何价值？

我为什么要生活？

我努力、奋斗，为的是什么？

生命的意义是什么？

人生有什么目的和终向？

面对宇宙的无尽与时间的永恒，我该怎样去向我所面对的个体解释这有限的生命？有些咨询师可能会奇怪怎么从来没有当事人向自己提出这种问题。事实上，很少有人会正面问这些问题，他们有时对这些问题是有所知觉的，但更多时候却是无意识地被这些重大的问题困扰着，因而感到困惑与无助。我们做咨询师的，绝对不能轻忽了他们那无声的呐喊。

在这些反省过程中，我发觉人其实都是具有对终极的关注的。在生活的种种冲击之下，个人的自我往往受到威胁，以至被刺激而触发了对自己生命的寻索，他们因而提出以上几个千百年来哲学家、思想家不断提问和研究的大课题。若要咨询的效果深远彻底，我们就不能不正视人们对这些严肃问题的关注。就因为如此，确立咨询终极目标是绝对正确的做法，同时，也是一个必要的步骤。

基于上述原因，我很同意帕氏与派氏的分类，也欣赏他们提出设定中间目标和直接目标的建议。因为他们的分类能够兼顾长远和当前的需要，令咨询过程可以充分发挥治疗的效果。以下我会用一些实际的例子来和大家详细探讨如何确立不同层次的目标，以期增进大家对这个问题的了解，也方便大家在日后的工作中畅顺地操作。

例一：若我们以中学生群体作为一个特别的范例，咨询的目标将会
        如下表所示：

终极目标 ——	自我实现

中间目标 ——	在学问上奠定稳固的基础； 为将来的工作与事业作好准备； 认识自己、接纳自己和欣赏自己，建立健康的自我形象； 促进自信，加强自我表达能力； 学习发展良好的人际关系； 培养独立自主的能力； 学习与异性相处，对恋爱、婚姻和家庭有正确的观念和态度； 建立正确的人生观和适当的生活方式。

直接目标 ——	▪ 针对每个当事人独特的问题进行探讨，促进当事人的自我了解和自觉。 ▪ 中学生个案问题举例： 会考失败，对前途感到恐惧； 学业成绩差，又没有办事能力； 对教师用英文授课感到极大的困扰； 觉得自己太瘦弱，没有男子气概； 讨厌自己的外表； 欠缺自信，很畏缩，不敢表达自己； 与父母关系恶劣； 没有朋友，感到很孤单寂寞； 常常有许多幻想，自慰非常频密； 感到人生毫无意思，生活很呆滞乏味； 失恋； 经常迟交学费，感到很难为情； 男朋友期望可以发展深入的关系，但自己无法作决定。

例二：若我们以例一中学生个案中的第十一项（当事人是一位高二的男学生，他的问题是失恋）为例，不同层面的咨询目标可以作如下的设计：

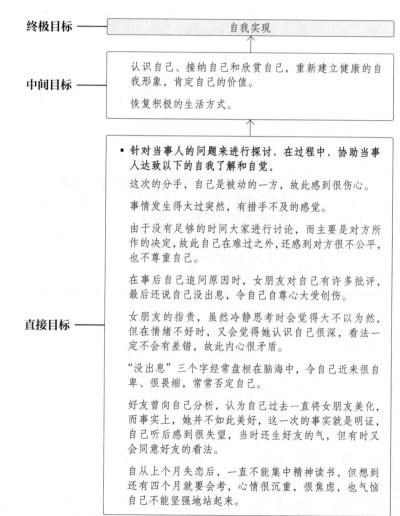

终极目标
自我实现

中间目标
认识自己、接纳自己和欣赏自己，重新建立健康的自我形象，肯定自己的价值。

恢复积极的生活方式。

直接目标
▪ 针对当事人的问题来进行探讨，在过程中，协助当事人达致以下的自我了解和自觉。

这次的分手，自己是被动的一方，故此感到很伤心。

事情发生得太过突然，有措手不及的感觉。

由于没有足够的时间大家进行讨论，而主要是对方所作的决定，故此自己在难过之外，还感到对方很不公平，也不尊重自己。

在事后自己追问原因时，女朋友对自己有许多批评，最后还说自己没出息，令自己自尊心大受创伤。

女朋友的指责，虽然冷静思考时会觉得大不以为然，但在情绪不好时，又会觉得她认识自己很深，看法一定不会有差错，故此内心很矛盾。

"没出息"三个字经常盘桓在脑海中，令自己近来很自卑、很畏缩，常常否定自己。

好友曾向自己分析，认为自己过去一直将女朋友美化，而事实上，她并不如此美好，这一次的事实就是明证，自己听后感到很失望，当时还生好友的气，但有时又会同意好友的看法。

自从上个月失恋后，一直不能集中精神读书，但想到还有四个月就要会考，心情很沉重，很焦虑，也气恼自己不能坚强地站起来。

例三：当我们以例一中学生个案中的第十二项（当事人是一位高一
的女学生，她的问题是经常迟交学费，所以感到很难为情）
为例来进行阐释时，不同层次的咨询目标应该是：

终极目标 ——————

自我实现

↑

中间目标 ——————

认识自己、接纳自己和欣赏自己，建立健康的自我形象。
建立正确的人生观和适当的生活方式。

↑

直接目标 ——————

▪ 针对当事人的问题来进行自我探讨，在过程中，协助
当事人达致以下的自我了解和自觉。

每个月都要拖到月尾才可以交学费，自己感到很羞耻。

每月母亲把学费交给自己时的冷言冷语，令自己很难
堪，常常想早日经济独立，免得再被她侮辱。

母亲重男轻女，令自己在家中毫无地位，受到牛马般
的对待，所以感到很凄酸，也感到不满和愤怒。

对母亲偏爱哥哥和弟弟的行为很反感，觉得她很不公
平，因此连带对哥哥弟弟也存有敌意。

觉得自己是因为身为女性才遭受很多痛苦，所以对自
己是个女性感到抗拒，同时也感到自卑。

几次想停学，但自己又很喜欢读书，同时老师也不断
提醒自己若多念点书，将来就业机会和选择会较多，
故此经常有许多矛盾与挣扎。

当日子平静时，可以安心读书，但当母亲又针对自己时，
痛苦中会作反叛的行为，浑浑噩噩地做人。

有时在极度的伤痛和无奈中，很想一死了之。

例四：现在再以例一中学生个案中的最后一项（当事人是一位大学
预科的女学生，她的问题是男朋友期望发展深入的关系，但
自己无法作决定）为例来作阐释：

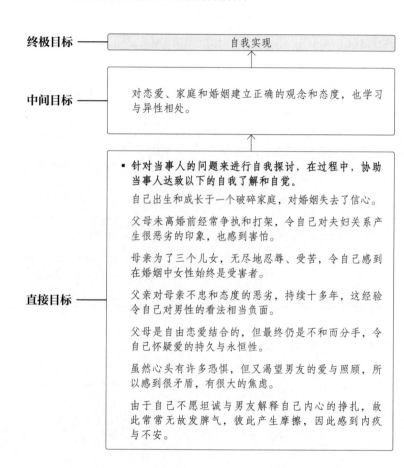

终极目标 ——— 自我实现

中间目标 ——— 对恋爱、家庭和婚姻建立正确的观念和态度，也学习
与异性相处。

直接目标 ———
- 针对当事人的问题来进行自我探讨，在过程中，协助
  当事人达致以下的自我了解和自觉。

  自己出生和成长于一个破碎家庭，对婚姻失去了信心。

  父母未离婚前经常争执和打架，令自己对夫妇关系产
  生很恶劣的印象，也感到害怕。

  母亲为了三个儿女，无尽地忍辱、受苦，令自己感到
  在婚姻中女性始终是受害者。

  父亲对母亲不忠和态度的恶劣，持续十多年，这经验
  令自己对男性的看法相当负面。

  父母是自由恋爱结合的，但最终仍是不和而分手，令
  自己怀疑爱的持久与永恒性。

  虽然心头有许多恐惧，但又渴望男友的爱与照顾，所
  以感到很矛盾，有很大的焦虑。

  由于自己不愿坦诚与男友解释自己内心的挣扎，故
  此常常无故发脾气，彼此产生摩擦，因此感到内疚
  与不安。

❼ 当事人的期望

基于当事人的个别差异，各人的处境和问题的本质不同，来接受咨询时，他们的期望往往很个人化。他们通常会期望咨询师为他们指点方向和解决问题；更常见的是想接受测验和分析，希望咨询师为他们的问题提供直截了当的答案。[22]事实上，当事人的期望，往往会影响咨询的方向和结果。在初步接触后，当事人的期望往往也会成为他们是否继续接受咨询的主因之一。[23]的确，我曾经碰到不少期望不很正确，但又偏偏固执己见的当事人，在这种情形下，基于失望甚至是不满，他们会终止咨询关系。记得有位家庭主妇，她九岁的女儿无故失踪，七个月来一直下落不明，有一天，她突然来找我，目的是要我协助她找回失踪的女儿。我仔细聆听她的哭诉和抱怨后，当然尽量向她表达我的同感与关心，但同时我也清楚地告诉她，在寻找她的女儿这项任务上，我并非适当的人选，而且事实上，我在这件事上是无能为力的。当时我建议并表示愿意协助她再与有关方面接触，看看有没有新的进展。而且我对她表示，我能做的，而且也很乐意做的，倒是协助她好好处理这事件带给她的伤痛，以便使她有能力重新站起来面对生活。很可惜，她不但很失望，而且还将我的限制看作"拒绝帮助"。当然，我努力作出解释，但她情绪十分激动，根本无法理性地听我说话，最后还对我极其不满，将我批评一顿后悻悻然离去。

对于持有不正确期望的当事人，我们除了耐心地解释和教导外，还要着意于他的性格，以及他当时的情绪状态。如果他们能因我们的说明而调整期望，那是最好不过的事。不过，也总会遇上不少会出现与上述个案中的主妇一样反应的情况，令身为咨询师的我们感到无法施助，十分无奈。故此，要全面地推动咨询服务，对市民大众的基本教育是相当重要的。

大部分当事人的期望可能很普通，但仍有些当事人持有相当特别的期望。若再详细分析，你还会发觉其中有些恰当，有些不恰当，有些是合理的，但有些却过于理想，根本没有可能达到。不过，当事人起初所表达的期望，有时或许就是咨询的目标。[24]因为当一个人因遭遇困境而接受咨询时，基于自身性格封闭和对人欠缺信任，或是问题的本质难以启齿，很可能在咨询阶段的早期，他们只是谈及一些较为表面化的问题，直到关系较巩固、他们对咨询师的信心较大时，才会将真正的问题和期望说出来。所以，在咨询过程中，咨询师的观察力、分辨力和敏感度是十分重要的。

一般来说，我们可以将当事人的期望分类。若以学生为例，他们的期望往往会包括：

选择一个事业；

获取有关升学和就业的资料；

改进学习方法和习惯；

争取好成绩；

加强自我认识；

建立健康的自我形象，加强自信；

学习与人发展良好的人际关系；

学习与异性相处；

改善与家人，尤其是与父母的关系；

克服性格上的弱点；

培养独立自主的能力；

讨论有关恋爱与婚姻的问题；

讨论与性有关的问题；

寻索人生的价值与意义。

至于其他不同身份或年龄段的人，往往因为自身的处境和生活范畴的独特性，其问题与学生的有别，我们也可以将他们的期望分类，以方便我们进行工作。

❽ 谁应该决定咨询的目标？

差不多所有派别的学者都认为应该由当事人决定咨询的目标，但同时他们也承认，每一个咨询师通常都有一些基本和一般性的目标。实际来说，决定咨询目标，其实是咨询师和当事人一同参与的一个渐进发展过程，换言之，那是在咨询进行的过程中大家一同完成的一项工作。因为在咨询刚开始的时候，当事人的思绪往往很混乱，自己也不清楚到底可以从咨询中期望些什么，很可能只是很简单地要求咨询师针对他的问题来提供答案。此外，有好些当事人是由父母或师长转介的，他们自己很可能完全没有目标，或者根本不清楚自己无意识的目标。

为了帮助自己，更为了协助当事人清楚咨询的目标，在接案时咨询师可尝试用下列问题刺激当事人去思考和抉择，问题包括：

你期望从咨询中获得什么？

你到底想要些什么？

你的性格与你的生活状况如何？

关于你的性格和你的生活，有什么是你想改变的？

为了提升自己工作的效果，每一位咨询师都应该有他所选定的咨询目标。而事实上，咨询师所采纳的目标，通常反映了他的价值观和人生哲学。这个论点，又再令我思考咨询师或心理治疗师自身修养的重要性。我相信一个咨询师对咨询目标的选择，无论是有意识或无意识的行动，追究起来实际就是他自己的人生目标的投影。故此，他本身生活内涵丰盛，很可能就可以导引当事人生命取向趋于丰盛；相反，他本身生活得贫乏和枯槁，也可以限制当事人生命潜质的发挥。

总括来说，咨询的目标不是由咨询师或当事人单一方面决定的，虽然我们绝对同意让当事人自己决定，但若因此而认为咨询师没有任何参与与影响，就是自欺欺人的说法。故此，学者强调咨询师或治疗师要与当事人一同参与，并因应当事人的需要和困难来修正咨询的目标。[25]

注释

1 D. S. Arbuckle, *Counseling: Philosophy, Theory and Practice* (Boston: Allyn and Bacon, 1965), 49-50.

2 C. H. Patterson. *Relationship Counseling and Psychotherapy* (New York: Harper & Row, 1974), 15.

3 Bruce Shertzer and Shelley C. Stone, *Fundamentals of Counseling* (Boston: Houghton Mifflin, 1980), 82-83.

4 Marie Jahoda, *Current Concepts of Positive Mental Health* (New York: Basic Books, 1958).

5 R. W. White, "Motivation Reconsidered: The Concept of Competence, " *Psychological Review*, 66 (1959), 297-333.

6 H. Bonner, *On Being Mindful of Man* (Boston: Houghton Mifflin, 1965), 190; A. H. Maslow, *Toward a Psychology of Being* (Princeton, N. J.: Van Nostrand Reinhold, 1962), 168-169.

7 S. Freud, *Collected Papers*, Volume 2 (New York: Basic Books, 1959), 331-332.

8 A. H. Maslow, "Some Basic Propositions of a Growth and Self-actualization Psychology," in Arthur W. Combs, (ed)., *Perceiving, Behaving, Becoming Yearbook* (Washington: Association for Supervision and Curriculum Development, 1962).

9 A. W. Combs, "A Perceptual View of the Adequate Personality, " *Perceiving, Behaving, Becoming Yearbook* (Washington: Association for Supervision and Curriculum Development, 1965), 56.

10 C. R. Rogers, "The Place of the Person in the New World of the Behavioral Science, " *Personnel and Guidance Journal*, 39 (1961), 449.

11 C. H. Patterson, "A Model for Counseling and Other Facilitative Human Relationships," in W. Van Hoose and J. J. Pietrofesa (eds.), *Counseling and Guidance in the Twentieth Century* (Boston: Houghton Mifflin, 1970), 685.

12 J. J. Pietrofesa, G. E. Leonard and W. V. Hoose, *The Authentic Counselor* (Chicago: Rand McNally, 1978), 12.

13 林耀鸿:《我的辅导理论》, 载《突破辅导中心辅导简讯》, 第二卷第二期, 一九八〇年夏季, 第三页。

14 吴鼎:《辅导原理》, 台湾省编译馆主编, 五南图书出版公司印行, 一九八三年八月再版, 第九十六至九十七页。

15 Patterson, *Relationship Counseling and Psychotherapy*, 17-20.

16 A. H. Maslow, "Self-actualizing People: A Study of Psychological Health, " in C. E. Moustakas (ed.), *The Self: Explorations in Personal Growth* (New York: Harper & Row, 1956), 160-194.

17 John J. Pietrofesa, Howard H. Splete, Alan Hoffman and Diana V. Pinto, *Counseling: Theory, Research and Practice* (Boston: Houghton Mifflin, 1978), 42.

18 J. D. Krumboltz, *Revolution in Counseling: Implications of Behavioral Science* (Boston: Houghton Mifflin, 1966), 155.

19 Daniel J. Delaney and Sheldon Eisenberg, *The Counseling Process* (Chicago: Rand McNally, 1977), 80-82.

20 Gerald Corey, *Theory and Practice of Counseling and Psychotherapy* (California: Brooks/Cole, 1977), 189.

21 Patterson, *Relationship Counseling and Psychotherapy*, 17-20; *Richard H. Byrne, The School Counselor (Boston: Houghton-Mifflin, 1963)*.

22 A. B. Heilbrun, "Effects of Briefing Upon Client Satisfaction with the Initial Counseling Contact, " *Journal of Consulting and Clinical Psychology*, 38 (1972), 50-56.

23 Pietrofesa, Splete, et al., op. cit., 45-47.

24 Shertzer and Stone, op. cit., 96.

25 H. Hackney and S. Nye, *Counseling Strategies and Objectives* (Englewood Cliffs, New Jersey: Prentice-Hall, 1973), 40.

第
二
节

人性观

在咨询范畴中，有几个课题是十分重要的，其中的"人性观"在我看来最为重要。我相信，一位咨询师或治疗师所持的人性观，不但决定他对咨询理论所作的抉择，亦切切影响他如何发展一套个人从事心理治疗工作的模式。不过，不少咨询师和治疗师竟然忽视了这个最基本的问题，实在令人忧心。科里亦曾表示发现有此现象。他指出，许多治疗师没有充分留心自己所持有的哲学性假设，这些人以为在工作中自己对所服务的当事人是没有必要作任何既定的假设的。科里认为我们实际是要有明确的假设的，我们在咨询过程中的所言所行，要能与自己对人性的看法和信念协调一致。[1]我很欣赏他的建议，也希望透过下面的讨论，帮助大家对自己所采纳的人性论作出反省，或者给未有定论者带来一点儿冲击，令他们早日在这关键课题上作抉择。因为我们所采纳的人性论将会决定我们咨询的目标，影响我们对咨询理论的选择和我们为当事人提供咨询时的态度。倘若一个咨询师或治

48

疗师在人性论和咨询的目标上欠缺清晰的取向，则咨询过程的进行和咨询效果往往会出现问题。故此，以下我将会与大家一同看看几个主要学派的人性观，然后，也尝试探讨一下中国传统的人性观。

❶ 心理分析学派（Psychoanalytic Approach）的人性观

- 人，同时具有人性与兽性。
- 弗洛伊德对人的看法基本上是悲观的，所持的人性观是决定论。
- 根据弗氏的看法，人的行为的取向往往被非理性的动力、无意识的动机、生物性的需要和内驱力及五岁前的性心理事件所决定。
- 人的性格是一个包括本我、自我和超我的系统，由于这系统的能量有限，故此，当其中一个系统主掌控制能量时，其他二者就会失去控制权，而人的行为就被这心灵能量所决定。
- 弗氏特别强调人的本能，而且认为所有本能都是天生的，是生物性的，而其中对人影响最大的是性本能和侵略性的冲动。
- 人的行为是具有目的的，其往往决定于人逃避痛苦和寻求快乐的倾向。
- 人同时具有生活的本能和死亡的本能，弗氏认为人生的目标就是死亡，而生活只不过是迈向死亡的一条迂回道路而已。

❷ 行为学派（Behavioral Approach）的人性观

- 不重人性观的抽象观念，却将焦点集中于可观察的、特别的行为。

- 人的行为基本上是机械性的，人只能对环境作回应，而本身对环境的控制能力很微弱。
- 人的行为是规律性的，是以前发生的事所引生的功能。
- 由于生活在一个决定性的世界，人根本很难主动去选择自己的命运。
- 行为是学习的结果，而人受外在影响的制约。
- 人所学到的行为被正面或负面的强化所塑造。
- 若作妥当的安排和设计，可以将人已经学习到的行为加以消除，并以有效能的行为取代没有效用的行为。

❸ 存在学派（Existential Approach）的人性观

- 人要背负生命所带来的工作，也因此界定了生命的意义。
- 人要挣脱本能和环境的控制，重获自由。
- 人拥有自觉和自由以作人生基本的抉择，换言之，人可以塑造自己的生命。
- 每个人都是独特的，他的作为是不可预测的。
- 人要对自己负责。
- 对一个人的成长而言，人的感受、人生经验、价值系统都是重要和富有意义的。
- 在寻找人生意义的挣扎过程中，人基本上是很不安静的，有很多焦虑，同时，也感到不安全。
- 人要不断地寻找生命的意义，这就成为了行为的动机。
- 人被自己的价值所吸引，而不是受其驱策。

4 人本学派（Humanistic Approach）的人性观

- 人是理性的，是善良和值得信任的。

- 人的取向是成长、健康、独立自主、自我认识和自我实现。

- 人各具潜质，每个人都是有价值、独特的个体，有本身的尊严。

- 人有能力产生自觉，认识和主掌自己的生命。

- 人对自己有一定的信任，而其中之一就是人内里存在的方向感。

- 人有自发性，可以自然地生长。

- 人的行为，往往被自己的自我形象影响。

5 中国传统的人性观

○ 儒家的人性观

儒家看人性先作这样的区分：他们认为人类有与生俱来的"天性"，而当天性经过后天熏陶，逐渐得以发展便成为"人性"。换言之，"人性"是由"天性"发展而来的。所谓性（nature）是一种素质，人生来便都具有这种素质。这种素质若不加以教化，便成"野蛮"；加以教化，便成"文明"。

论到人性，儒家认为其中包含三个要素，就是智、仁、勇，儒家称为"三达德"。儒家的教育目标就是发扬人性，以期培养出智、仁、勇三达德兼备的君子。《中庸》中有"天命之谓性，率性之谓道，修道之谓教"的说法，又有"道不远人，人之为道而远人，不可以为道""故君子以人治人，改而止"的说法，这是人本主义，是中国传统的命脉方向，也是中国传统教育的特色，与咨询心理中人本主义取向的学派一般，强调人的尊严、地位、价值，且以人的自觉性为出发点。

儒家对教育的看法，以"人本立我"为基础，其核心思想是仁：言礼是依于义，言义是以仁为基础。不过，无论礼、义、仁之观念，均在提供一系列的价值标准，而此等价值标准之根源，唯在自觉之意识。以下是儒家教人做人的几个重要项目：

以诚为本 儒家认为诚是天道，也就是真理。诚实即智、仁、勇三者，三者之外，更无他物。

修身之道 儒家最重修身；至于修身的功夫，是"格物""致知""言忠信"和"行笃敬"，而四者都要关联到道德实践上去。

明礼克己 孔子说"克己复礼为仁"，具体说就是"非礼勿视，非礼勿听，非礼勿言，非礼勿动"。[2]"而礼者，义之实也。"[3]凡事依礼而行，顺义而为，对每个人来说都是最合乎天性，又容易办到的，故此毫无疑问是可能的。而孔子相信只有透过克己和复礼，才可以帮助人成就道德修养。[4]

自省改过 曾子曾经说："吾日三省吾身。"[5]而孟子说："行有不得者，皆反求诸己。"[6]这充分表明儒家学者们相信人要自省，才能自知，有了自知，才能"尽"之"扩而充之"，以求人格之完备充实。在这过程中，人要靠自己的努力，自动自发而又持之以恒地洗心革面，更新、改变、成长。[7]

统言之，"自我实现"若为心理咨询的终极目标，则儒家之以"道德的自我"为我之真正主体，应该极为重要，应该是其归趣。若不能把握这"道德的自我"，则以上的以诚为本、修身之道、明礼克己和自省改过各项皆成为不可能。

○ 孔子对人的看法

孔子论性的话不多。子贡曾说："夫子之言性与天道，不可得闻也。"[8]《论语》中可找到论及人性的内容，如说："性相近也，习相远也；唯上智与下愚不移。"[9]所谓性相近和习相远，意思是由此相近之"性"，可因"习"而不同（指可联系于各种可能形态之志与学）。故可知孔子重点是要说明能生长变化而无定限之人性。又说："中人以上，可以语上也；中人以下，不可以语上也。"[10]所指的"中人"大概是指"上智"与"下愚"之间的人。但又另有说明："生而知之者，上也；学而知之者，次也；困而学之，又其次也；困而不学，民斯为下矣。"[11]那么，他所指的"中人"似乎就是"学而知之"与"困而学之"那两等人；而所谓"上智"则是指"生而知之"那一等了。孔子曾经说过："我非生而知之者，好古，敏以求之者也。"[12]孔子被誉为至圣先师，尚且不承认自己是属于"生而知之"那一等级的人。故此学者分析他所谓"生而知之"的人，看来只是理想的"上智"，实际上可能没有这一等级的人。至于"下愚"，应该是指那些困而不学的人，也就是孟子所说"自暴自弃"的人。

孔子对人有相当独特的看法，他认为人有许多类别，如智愚之分、种族之别、文野之不同。不过在孔子看来，要造就一个人只是教育问题，而不是人自身的资质的问题；所以他便说了"有教无类"这一句最伟大的话。另外，孔子开辟了人的内在人格世界，开启了人类无限融合及向上的机会。所谓内在的人格世界，就是人在自己生命中所开辟出来的世界。而这内在的人格世界，不能以客观世界中的标准加以衡量和限制。因为客观世界是"量"的世界，是"平面"的世界；而人格的内在世界，可以用一个"仁"字去描述。至于违仁与不违仁，乃属于自身内部的事，属于人的精神世界和人格世界的事。人要先发现自身有此一人格世界，然后才能够自己塑造自己，把自己从一般动物中不断向上提高，因而使自己的生命力作无限的扩张与延展，使其成为一切行为价值的无限泉源。换言之，人要先发现自身有此人格世界，进而成就道德自我的世界。

除了"有教无类"的重点外，孔子更重视个性教育，所谓重视个性教育，乃在于他不是本着一个模型去衡定人的性格，而是承认在各种不同的性格中，都可以发现其有善的一面并加以发展。他认为虽然"中行"是最理想的性格，但"狂者进取，狷者有所不为"（《子路》），狂狷也有善的一面。此外，他指出"柴也愚，参也鲁，师也辟，由也喭"及"赐不受命"（《先进》），也曾经说："古之狂也肆……古之矜也廉……古之愚也直"（《阳货》），是表示虽则各有不同的个性，但他都可以从学生身上发现其善处和长处，加以造就。

○ 孟子论性善

中国人性观的方向，不是将人或人性视为一绝对之客观事物来论述，而主要是就人之面对天地万物，并面对其内部所体验的人生理想而自己反省，这就是人性，以及天地万物之性。所以大体上共许之一义是：此人性之无变化无方处，而指为人之特性之所在，乃人之灵性，有异于万物之性之为一定而不灵者。

孟子言性，乃即心言性善，就心之直接感应以证之。此心即"性情心""德性心"，不同自然的生物本身或所谓生理上之需要冲动之反应。孟子曾说："恻隐之心，人皆有之；羞恶之心，人皆有之；恭敬（辞让）之心，人皆有之；是非之心，人皆有之。"[13]同时也反过来说："无恻隐之心，非人也；无羞恶之心，非人也；无辞让之心，非人也；无是非之心，非人也。"[14]从何事可以证明人人都必定有这四种心呢？他曾加以说明："所以谓人皆有不忍人之心者，今人乍见孺子将入于井，皆有怵惕恻隐之心，非所以内交于孺子之父母也，非所以要誉于乡党朋友也，非恶其声而然也。"[15]他又说："恻隐之心，仁之端也；羞恶之心，义之端也；辞让之心，礼之端也；是非之心，智之端也。"换言之，他相信人人有以上所说的四端和四德，而且还说："仁、义、礼、智，非由外铄我也，我固有之也。"[16]

孟子相信，人人有上述的四种善端，也就可引发而成为仁、义、礼、智四德。而仁、义、礼、智为人之所独有，乃人求诸己心，纯属于自己而为人之真性所有。自然生命之小体之欲，非人之真性的所存之地，乃求之有道，得之有命；小体之欲，为人与禽兽相同之处，居于下一层次，为心性之所统率主宰。"君子所性，仁、义、礼、智根于心"；"养心莫善于寡欲"，是说"心"为在己，在内，而自然生命为在外。孟子以心为大体，自然生命（生）为小体，大可以统摄小，故此以心言性的说法可统摄以生言性之说。

告子以食色为性[17]并没有错，这的确是人与禽兽所同具之性。但人有异于禽兽，那就是除了食和色外，人类还有能思考的"心"，以至能具有四端。我们将四端加以引发扩充，就可以成为"人偏之至"的圣人。[18]故此"人皆可以为尧舜"并不是说人人都是尧舜，而是说每个人的人性中同具可以引发扩充的善端，扩充引申之，便有可能成为尧舜那样的人。但为何世人并非人人是善人呢？那是因为人未能将其拥有的四端扩而充之，以至成为庸庸碌碌的人；而有此四端却自称能力不及的，就成为自暴自弃的人。而且，令我们可以拥有四端的能思之心，是"操之则存，舍之则亡""求则得之，舍则失之"的。若不加以存养，不事扩充，便是"放其心而不知求"了。故此孟子说："学问之道无他，求其放心而已矣。"[19]孟子论学也是以"性善论"为根据的。简单地说，孟子相信人人都具有四种善端，所以教师只需要把善端引发出来，使学习者自己扩而充之就可以了，并无加以改造之必要。

孟子说性善，是说每个人的人性中都同具善端，并非说人性是纯乎善的。至于人做坏事，不思长进，不事生产，孟子的解释是什么呢？他一方面强调任何人，包括恶人，都具有上述之四善端，但同时亦说明人们之所以作奸犯科，多数是由于环境影响所造成。他曾经说过："富岁子弟多赖（懒），凶岁子弟多暴。非天之降才尔殊也，其所以陷溺其心者然也。今夫麰麦，播种而耰之，其地同，树之时又同，浡然而生，至于日至之时，皆熟矣。虽有不同，则地有肥硗、雨露之养、人事之不齐也。"[20]他的意思是说人心同具善端，就如麰麦的种子都有生长的能力，只因环境的差异而导致成长的不同；就好像富岁子弟多懒惰，要依赖他人，凶岁子弟多暴戾无赖，这都并非天赋的不同，乃环境差异所造成也。至于心之丧失陷溺梏亡，即孟子所谓不善之原，但此心之一时梏亡丧失，不碍人之仍具此心，故此孟子教人一系列的修养功夫。

总括来说，孟子所说的"性善"是说人性皆有善端，皆有"良知"和"良能";至于扩而充之，发展良知良能，就有待后天人为的修养了。

○ 荀子论性恶

荀子学说的中心是"性恶论"。在《性恶》篇中开始就说："人之性恶，其善者伪也。"意思是说人性本恶，其中善者，乃人为之结果。

《性恶》篇又说："今人之性，生而有好利焉，顺是，故争夺生而辞让亡焉；生而有疾恶焉，顺是，故残贼生而忠信亡焉；生而有耳目之欲，有好声色焉，顺是，故淫乱生而礼义文理亡焉。然则从人之性，顺人之情，必出于争夺，合于犯分乱理而归于暴。故必将有师法之化，礼义之道，然后出于辞让，合于文理，而归于治。"又说："今人之性，饥而欲饱，寒而欲暖，劳而欲休，此人之情性也。""若夫目好色，耳好声，口好味，心好利，骨体肤理好愉佚，是皆生于人之情性者也。"孟子认为人性中有"恻隐""羞恶""辞让""是非"等善端，故此可以扩充为"仁""义""礼""智"等各种善德；而荀子认为人性中有"好利""疾恶""好声色"等各种恶端，于是就产生了"争夺""残贼""淫乱"等恶行。故孔子是希望人可以"尽性而乐于善"，而荀子就希望"化性而勉于善"。实际上，虽然做法很不同，他们却都是在教人为善。

其实，荀子言性恶，似是对孟子而发。然荀子之中心思想，则在言心而不在言性。孟荀之异，其重点乃孟子即心言性，而荀子则分心与性为二。至于荀子言化性而成德，性乃为恶，其论性恶，见其《性恶》篇，论性及与性直接相关之名之义，则见于其《正名》篇。《正名》篇说："生之所以然者谓之性，性之和所生，精合感应，不事而自然谓之性；性之好恶喜怒哀乐谓之情；情然而心为之择谓之虑；心虑……而后成谓之伪。"再看《性恶》篇："性者，天之就也。……不可学，不可事而在人者谓之性；可学而能，可事而成之在人者谓之伪。是性、伪之分也。"可见在此"天性""人伪"的分别中，是未包含性必恶的看法的。

然则荀子又曾明言性恶者，是什么意思呢？其实，那是与人之伪相对相较而言，乃反照出者，若单言性者，亦即无恶之可说。换言之，那是人的理想（积虑能习所依之礼义文理）与现实之对照。人越有理想，就越希望转化现实，以此来判断转化之现实，是不合理想中之善，为不善而恶者。《性恶》篇中言性恶的理由，如上文所说，都是出于对较其理想而反照出者，例如第一段："今人之性，生而有好利焉，顺是，故争夺生而辞让亡焉……故必将有师法之化，礼义之道，然后出于辞让，合于文理，而归于治。用此观之，人之性恶明矣，其善者伪也。"此处荀子并非孤立此性，而言其恶，乃就人之顺性，必使礼义之理不存，方谓性为恶也。可见顺此则违彼，顺彼则违此，二者是一种对较对反之关系。

在《性恶》篇第二段中论到君子与小人，由君子之善（待师法得礼义），方见小人之不善（纵情性，安恣睢而违礼义），这也是对较对反的关系。第三、四段："饥而欲饱，寒而欲暖，劳而欲休，此人之情性也……故顺情性则不辞让矣，辞让则悖于情性矣。"这里所说的饥而欲饱、寒而欲暖、劳而欲休，就其自身来看，并无明显的恶义，其恶是在于人若顺之，则与辞让结成对较对反之关系，顺之而辞让亡，方见性恶也。第六段："夫薄愿厚，恶愿美，狭愿广……苟无之中者，必求于外……人之欲为善者，为性恶也。今人之性，固无礼义，故强学而求有之也；性不知礼义，故思虑而求知之也。"在此荀子是就人之欲为善以证性恶，而其中性与礼义的对照关系，亦最为显著。荀子由人之欲为善来反证人初之无善，进而言性恶。不过，此无善是否即为恶，很值得研究；若以孟子的思路，则由人之能欲义甚于生，以证性善。此后见荀子是在"人所欲之善"和"其现实上尚无此善"之对照关系中，而以所欲之善为标准，方反照出其尚未有善的现实生命状态之为恶也。

最后，在第七段、第八段中，荀子由"积思虑""习伪故"而生之礼义与无此而人任其性必致天下于悖乱之对照关系中来谈人性之为恶。并且指出普通人虽可以为禹，或欲为禹，但非必能为。荀子的意思是人今未实为禹，亦无由据实以断其必能。不过，当我们就其实无禹之善，而观人之现实生命之状态，即是未善而不善，便仍然可以说其性之趋向在为不善，而乃为恶。

此外，再就荀子所承认人有欲为善之理想一点上追问：此欲为善之本身，岂能否认其性之为善？求转化恶之虑积能习，又岂能不说是善？荀子所言一切求转化，乃源于心，属于心者不属于性；此欲为善与有思虑能习之心，其本身岂能无性可说？何不谓此心之性为善？人若能够自存其善而好之，自省其不善而恶之，此岂非见此心之性能好善恶恶以归于善？荀子固然是以圣王所垂之仁义礼乐为客观的历史上的存在，"仁义之统，诗书礼乐之分"乃圣人之"为天下之大虑也。将为天下生民之属，长虑顾后而保万世"。此仁义之德性之统，与诗书礼乐之人文之类，固皆内在于圣人"心之大虑中"，此心能为天下万世作此大虑，又岂可能其性非善？至于人心固可中理合道，亦可不中理合道者，皆因人心有种种的蔽障，故荀子有《解蔽》篇继续论及如何解此蔽而知守道行道之心。所以，从《解蔽》篇可见荀子一套治心养心的功夫，即是养一之微而至于"无为""无疆"；其思"恭"而"乐"，如至人圣人之用心，能知统类之道而行道守道之境。荀子说明解蔽精一种种治心养心功夫，是要使人心之合理，不为偶然，而为常然。荀子之以人心为可中理合道、可不中理合道之说，乃由荀子立于自外观人心之立场而后有之之论。不过，当依此理此性以观心，仍当说此心之性，乃定然必然为善也。

总而言之，中国的人性思想，不但要从思路上作推演分析，更重要的是透过主观性原则来契合之，即由自觉的道德实践来把握之——直接肯定心性本身就与天道贯通，这是中国哲学的传统（老路），亦是核心（方向），就落在道德的主体性原则之上，展现了中国一套心性之学。

孔子以"仁"为内在的根源，我们不妨说"仁""心"（道德心）代表真实的生命（real life），它必是真实的本体（real substance），当然又是真正主体（real subject），也就是真我（real self）。至于孟子以"心"言"性"亦然，由于人皆有一种不安于下坠而欲从罪恶中跃起的心灵（道德心），故必含有道德的理想性和创造性。

注释

1 Gerald Corey, *Theory and Practice of Counseling and Psychotherapy* (California: Brooks/Cole, 1977), 185.

2 见《论语·颜渊》。

3 见《孟子·离娄》。

4 王寿南等编：《中国历代思想家》，第二册，台湾商务印书馆发行，一九七九年三月第二版，第十三页。

5 见《论语·里仁》。

6 见《孟子·离娄》。

7 吴鼎：《辅导原理》，台湾省编译馆主编，五南图书出版公司印行，一九八三年八月再版，第一〇四至一一一页。

8 见《论语·公冶长》。

9 见《论语·阳货》。

10 见《论语·雍也》。

11 见《论语·季氏》。

12 见《论语·述而》。

13 见《孟子·告子》。

14 见《孟子·公孙丑》。

15 同上。

16 见《孟子·告子》。

17 同上。

18 见《孟子·离娄》。

19 见《孟广·告子》。

20 同上。

第三节

〉〉

咨询效果的关键——咨询师本身

许多人问我在整个咨询过程中最重要的是什么，我会毫不迟疑地回答："咨询师自身的修养！"因为咨询是建基于一个十分亲密的关系上的，无论咨询师采取哪一种理论和方法，他的思想、态度，甚至一言一动都会对当事人有所影响。另外，由于咨询师的身份和地位，在当事人眼中，他往往是具有威望与权威的，故此当事人会很自然地以咨询师作为个人处事的榜样。而事实上亦有越来越多的研究证明，个案的成功很大程度上取决于咨询师本身。不同的学者也纷纷指出这一点的重要性了。

阿佩尔（Appell）肯定此课题的重要性。他曾说："在咨询过程中，咨询师能带进咨询关系中最有意义的资源，就是他自己。我真难明白若一个咨询师在咨询关系中不清楚自己的情绪需要，不清楚他对于自己和对于他人的期望，又不明白自己的权益，在这些因素上他怎可能敏锐地令他的当事人明白？更重要的是，他需要体验并且相信自己是一个有价值和有独特个性的个体，然后他才可以容许他人有此权利。严格来说，咨询师本身越是协调一致，他就越能自由地协助他人去实现自己。"[1]

事实上，不少学者都一再强调咨询师的技巧远不及其个人的整体修养来得重要。他们相信一个咨询师应该是一个有良好的意志、关心当事人的个人成长的帮助者。他们指出咨询师本身在咨询过程中是一个关键性的变项。一个自我形象偏低，因而对人的看法亦有问题的咨询师，就算他学会了所有的咨询技巧，也无法补偿前者带来的弊病。咨询师需要有自我认识，亦需要抱有个人生命的意义，因为在这基础上，他才可以在咨询过程中注入全面而丰盛的人性资源。[2]其实，咨询师个人就是咨询工具之一这个概念，在咨询中是十分重要的，那是说咨询师要有效地运用自己个人以在咨询关系中帮助当事人。例如在任何帮助人的活动中，无可避免地，我们往往需要在转瞬之间作出正确的反应，而这种反应，是无法预先计划的，应付这问题的关键就在于咨询师这个人本身的质素，技巧始终是次要的。[3]论到技巧，德赖弗斯（Dreyfus）认为那不过是咨询过程的一小部分，因为经验丰富和察觉力敏锐的咨询师都会发现对咨询过程影响力最大的，确实是咨询师个人。[4]

❶ 成功咨询师的特征

透过研究和观察，学者发现，有能力和没有能力帮助人的咨询师都各具特征。就成功的咨询师来说，其成功的关键在于对当事人和对自己的信念，以及帮助人的目的是什么。其中的要点约如下述：

· 成功的咨询师不会单凭表面行为作出判断，而是能关注到当事人会如何看各事物，尝试设身处地，以当事人的内心参照标准来观察和作出感应。同时，在咨询过程中咨询师的思想核心是人与人之间的反应，而不是各样事情和物件的状况。

▪ 成功的咨询师看他人是：

· 有能力的。他相信当事人具有潜能去处理自己的问题，换言之，他对当事人是有信心的。

· 可信赖的。他觉得自己不必去怀疑当事人，因为他相信人有一定程度的稳定性和可靠性。

· 友善的。他不会觉得当事人对他具威胁性，相反，他觉得人们基本上都是怀着善意，而非心存恶意的。

· 有价值的。成功的咨询师认为人人都具有个人的尊严和统合性，换言之，人人都有他的重要性，都是应该得到尊重的。

· 具有向上、求进步的潜质，故此是可以改变、成长，迈向丰盛美好的人生的。

· 富创造力和动力的。人的行为，是由内而外地发生，而非因外在事物和环境所导致的产品。

▪ 成功的咨询师看自己是：

· 可与他人认同的，是社群的一部分，是人类的一分子，而非远离人群的。

· 有足够的能力来处理自己的问题，也有能力帮助别人应付和处理问题。

· 有价值的。他们认为自己是跟别人一样重要的，有个人的尊严，应当受到尊重，是统合的人格。

- 有自信的。他们认为自己是可信赖的，同时也拥有潜质去面对不同的问题。

• 成功的咨询师看自己从事咨询的目的是：

- 协助当事人释放自己，重得自由和迈向成长，而不是对当事人施以控制和压抑。

- 关注他人，而非单单关注自己，他们通常基于利他主义的推动，以至可以不自私地爱人，有利于人。

- 关注事物宏观的内涵和其深远的影响。故此他们不会单单注重一些微细事物，而是超越现在，放眼将来，通常注重事物的广义面。

- 愿意作个人分享，因为他们接纳和重视自己的感受和短处，认为那些乃是人的一部分，故此不必着意加以隐藏。

- 深入投身于帮助人的过程中。故此他与当事人并不是彼此疏离的。相反，他是相当个人化地在咨询过程中和当事人相处和相交。

- 鼓励和促进当事人在咨询过程中寻觅理想和对自己作探讨；而且，他注重的是过程的进行，而非单单着眼于目的。[5]

在杰克逊（Jackson）与汤普森（Thompson）的研究中，他们亦发现成功的咨询师确有其独特之处。例如，最成功的咨询师对自己和当事人及咨询工作都较其他人有更积极的态度。同时，他们亦强调咨询师的工作效果是与他如何看普通人和当事人有关的。例如，咨询师对他人是否有正面的看法，是否认为每人都具有个人价值，又是否视众人都各有自身的能力？这一切都会影响咨询的结果。[6]梅扎诺（Mezzano）则只提出一项成功咨询师最明显的特质，那就是凡事不轻易武断。[7]布拉姆斯（Brams）发现成功的咨询师在咨询过程中，较能忍受那些含糊不清的事物。[8]库茨（Coutts）曾研究正在从事咨询实习的同学，他发现其中成绩好的，通常较其他咨询师仁慈，较多具有同情心和较少操纵当事人，同时，亦较多对当事人有爱心的表现。[9]在对一百三十七位富有经验的咨询师进行研究后，墨基（McClaim）发现无论男性或女性咨询师，都与一般男性与女性的典型相当吻合，而其中明显的差异只是成功的男性咨询师需要比一般男性有较高的敏感度，而成功的女性咨询师则要比一般女性较具自信和冒险精神。[10]巴利（Bare）专门研究咨询过程中的同感、关系的促进与咨询有效的原因，他发现这一切都与咨询师的高度创见和充沛的精力高度相关。同时，成功的咨询师不会很介意自己的成就，也不重视阶级之分。[11]

总的来说，各学者所发现的，主要包括咨询师本身的成长，他应该是个有自信且能积极面对人生的人，生活充实而迈向自我实现。面对当事人，他的态度应该是正面的，他尊重信任对方，能设身处地产生同感的了解，与对方诚实相交。其实，这正是迪莫斯（Demos）和朱韦利夫（Zuwaylif）所发现的：成功的咨询师，较其他人更有能力和当事人建立亲密的关系，而在这良好的关系中，咨询师为当事人提供了滋养成长的机会和经历。[12]

既然学者都同意成功咨询师的特点主要是他个人的修养，于是伊根（Egan）便就这重要的课题，统揽有关研究，整理出下列十五个特质：

- 积极面对自我的成长，这包括身体、智能、社会性、情绪和精神的层面；因为他知道自己要做当事人的模范。

- 注意身体健康，以便有旺盛的精力来生活。

- 他有适度的智能，同时不断主动地阅读、学习以装备自己，好让自己能更有效地帮助人。

- 他有良好的常识和社会生活能力，同时有能力对人广泛的需要作出回应。

- 他关注当事人整个人，留心聆听对方说话，也能从当事人的观点角度来了解对方。

- 他尊重当事人，不会批判他；亦相信当事人潜在的动力和资源可以帮助他自己尽力有效地生活。

- 他很真挚诚恳，如有需要，他会和当事人作个人分享。

- 他的表达是具体简洁的。

- 他协助当事人将自己的经验、感受和行为作出统合。

- 若对当事人有帮助，他会出于关心地作对质。

- 他知道仅有自我认识是不足够的，会协助当事人作出行动改变。

- 他是个实用主义者，他明白整个咨询过程是要引导当事人建设性地改变行为。

- 他拥有自己的咨询模式和风格，可以娴熟灵活地运用与更变。

- 他很喜欢与人相处，也不害怕进入别人的生命深处，和他们一同去面对生活中的愁苦。不过，他并不是靠帮助人来解决自己的需要，而是很珍惜和尊重自己有这帮助人的权利。

- 他不会逃避自己人生中的问题，相反地，他会去作出探讨，认识自己，做一个不断前进的人。他明白被人帮助是怎样一回事，明白这过程若不能为人提供助力，就会害苦了别人，故此他谨慎小心地工作。[13]

❷ 咨询师本身的价值观

一个咨询师从事咨询，其目的是什么？而当事人寻求咨询又有什么目的呢？我曾见过不少咨询课程完全不谈目的，只谈技巧的训练，难怪不少咨询师在咨询时和当事人一同处于歧路彷徨的境况中。倘若我们从"咨询就是生命的流露"[14]这角度来看，咨询师本人根本上要对生命有一定程度的把握，否则他就不宜从事咨询，以免给当事人带来不良的影响。

在日常的生活中，我们每做一事总会有一个目的，而在抉择过程中，个人的价值观念通常扮演极重要的角色。换言之，一个人对事物的看法，诸如精神与物质、短暂与永恒、大我与小我、国家民族的承担与个人的享乐、流芳百世与遗臭万年……孰轻孰重，都会因各人的不同观点及其比重之差异而导致不同的态度与行为，进一层说，也会产生不同的人生态度和人生目的。在一般情况下，我们所重视的，通常都会期望他人也有同样的认识和看法。我们所重视的，也通常是我们认为宝贵和上好的，自然就会盼望别人也可以分享。在咨询过程中，我们既关心当事人的成长，就会希望他们也能把握人生中的美与善，以及促进成长的方法和助力。事实上，在亲密的咨询关系中，咨询师的人生目的和人生态度往往会无可避免地影响咨询的终极目标，而不同的直接目标和中间目标，也往往朝着这方向而产生。事实上，咨询的本质含有教育和学习的意味，这是我们不能忽略的重点。[15]

根据上述论点，我要指出在咨询师的个人成长中，有一个重要的项目是清楚认识自己的价值观，同时，这不是一次就完结的任务，而是一个一生不间断的持续的过程。只有在我们清楚自己的价值观后，才可以适当地处理咨询过程中价值观的差异、矛盾和冲突。扎姆勒（Samler）指出咨询的目标之一是价值观的改变，这是行为改变过程中的自然历程，故此他相信咨询师介入当事人的价值观是无可避免的事，同时也实在有此需要。[16]研究证实，咨询师的价值观在咨询过程中是无可隐藏的，是自然会在沟通中流露的，而那些在咨询中有所进步的当事人，往往已经随着咨询师的方向改变了自己的价值观。至于那些没有进步的，则很少随咨询师的方向改变，其所持的价值观与咨询师的相似性亦较低。[17]

研究也显示，当事人一般都认为咨询师比自己有能力，也比自己生活得更健康；咨询师则认为自己比当事人生活得更实际和更妥当。[18]

以上的论述，并不是鼓励咨询师要强迫当事人接受自己的人生观和价值观。既然认可在咨询过程中当事人或多或少总会受咨询师的影响，我们也就不能不重视咨询师本身的成熟度和对生活的看法了。可惜的是，有些咨询师一方面参与这专业，另一方面却不肯面对这专业的严肃性与其责任的重大，于是用许多借口来否定这专业对于个人的要求，也轻视个人成长和人生意义之掌握的重要性，以致在助人的过程中产生"瞎子领瞎子"的可悲现象。

事实上，古德斯坦（Goodstein）已经清楚指出，咨询师应否将自己的价值观加诸当事人的身上，已是一个有定论的问题。[19]无论如何，在一个咨询的亲密关系中，在咨询师与当事人两个生命交流的过程中，价值中立或无价值的说法，只能反映出论者对咨询认识的浮浅与偏误。故此，今天我们所要面对的挑战，是如何做到一方面尊重个人的自由和自主权，另一方面亦要诚实自然地面对和处理咨询师个人的价值观。就此课题，帕特森道出最关键的一点：他认为一个有能力的咨询师应该清楚知道自己的价值观，而同时又能帮助其他人去发现、界定和践行他个人的价值观。[20] 的确，咨询师一定要清楚自己的价值取向，免得不知不觉中令当事人受到不良的影响。纵然人生中有一些东西是绝对的，却仍有不少事物是相对的，倘若因我们帮助者本身的不自觉而把不合理的信念强加诸当事人身上，那就很不公平了。例如在我们的文化中，许多人仍然持有"万般皆下品，唯有读书高"的信念，于是不少教师在咨询中会一味地建议他的学生读大学，同时给予蓝领偏低的评价。又例如一个来自破碎家庭的咨询师，若他仍未好好处理自己的经历带来的伤害，甚至不清楚自己多年来在父母婚姻裂缝中喘息求生的痛苦所导致的伤害究竟有多大；若他不察觉自己因所受的伤害而对父母是那么的失望与不信任，他将无法客观公正地看待事物，在处理青少年与父母的冲突矛盾时，往往会只从子女的角度看问题作咨询，也容易从负面的角度去分析父母的心态行为。更有不少的咨询师在许多基本课题上，如婚姻、男女关系、道德伦理观等，对自己的价值取向仍然模糊不清，因而往往无意间误导了当事人，导致了不良的后果，这对当事人来说是很不公平的。同时，这亦反映了该咨询师未能忠于自己的工作，没有对工作负责任，这是十分可惜的，这样的咨询师需要作个人反省和改进。

事实上，当事人应该享有选择和决定的自由，咨询师让当事人有此自由，是基于承认和尊重每一个当事人都具有独特的价值和个人的尊严与权利。严格来说，这是每一个咨询师首先要弄清楚的价值问题，倘若答案是负面的，他便极难有效地帮助人。一位咨询师着意将自己的价值观强加于当事人身上，或自己为当事人作决定，这反映了他把自己看得太优越，毫不信任当事人的能力。许多父母不理会孩子有多大，永远替孩子出主意，作决定，其实这样是永远把他们看作无能的稚童，结果这些孩子很难学会独立自主，没法长大成熟。我们要愿意协助当事人迈向成长，让他们有能力自己独立地作抉择，好让他们肯承担人生中各样的责任，这才是咨询的目标，而要达到这样的目标，我们就应该小心处理在咨询过程中出现的价值问题了。我曾看到不少咨询师过分爱护当事人，不想看着他们再失败，再犯错和受挫折，或者可以说他们希望当事人能够在当下作出最好的选择。换言之，他们是基于好意才会代当事人作决定、定方向的。但别忘了，每个人在成长的历程中，都要学习冒险作抉择，都要学习面对失败，只有在挫折中学了功课，才能长大成熟。

不过，我们总不必过于忧虑，因为我们既已肯定在咨询过程中咨询师的价值观毫无疑问是会出现，而且，在适当的时间，无论是主动或被动，我们都可以适当地与当事人分享并讨论我们的价值观和对各事物的看法，那么，我们只要让这一种诚恳的表现自然地流露出来，也就可以表现出我们对当事人的信任和尊重。

此外，在这课题上，我认为还有四个问题，值得我们思考和重视：

▪ 持有双重标准的咨询师极难达致有效的咨询。因为咨询关系是一个"亲密"的关系，咨询师若表里不一致，是骗不了人的，结果只会影响咨询的效果。

．咨询师对事物的评估往往会影响他对当事人的接纳，继而影响整个咨询过程。例如一位受中国传统伦理影响颇深的咨询师，面对一个不孝的儿子——不察觉自己的错误，反而口若悬河地在数说父母的不是，这咨询师心中自然就会产生反感，影响他对该青年的接纳，他也极难有同感的表现。故此咨询师应该努力去认识自己，以便随时能觉察自己对事物反应的因由，然后及时作出适当的处理。

．概括地说，咨询的目的是协助当事人处理生活上的适应、追求全人的发展和享受美满的人生。因此，咨询师应小心考虑自己从事咨询的地方的文化和社会意识形态，譬如说一位在西方国家受训练，或在西方社会居住了相当一段时间的咨询师，就应该努力去了解香港社会及中国人独特的文化，然后努力作出适当的适应。

．原则上，在咨询过程中，我们对当事人的尊重并不因其年龄不同而有所差异。但未成年的孩童与青少年，他们心智未臻成熟，对于事物的判断分辨，价值的取向和生活中的许多抉择，其迷惘、混淆和困难会较大，故此所需要的引导和帮助也比一般人要多，在咨询的终极目标为个人美好成长的大前提下，我们咨询师所承担的责任，也就自然会相应增加。换言之，我们要作适当的监察与关注，目的是避免他们由于幼稚与短视而未能有正确的选择和行为，因而导致成长的障碍和伤害。

❸ 咨询师本身的治疗

前文曾提及一个咨询师需要清楚知道自己的价值观，才能有效地进行咨询。其实，咨询师自觉的范围并不止于此。咨询师高度的敏锐力和全面自觉的自我培育，是在受训期和一生的专业工作中不容忽略的要务。

一个咨询师纵然拥有丰富的知识和技巧，也还不一定足以为人提供有效的咨询。因为咨询师的工作目的是促进当事人的改变与成长，故此我们自己就必须愿意去面对自己，认识自己，增进自觉，努力鞭策自己去积极面对生命、去改变、去突破、去发展我们的潜能以成熟长大。咨询这门专业，要求从业的人员本身是个具治疗功能的人，这种积极面对生命和言行一致的生活态度，就是工作成效的关键因素。[21]

由于咨询师通常会要求当事人诚实地面对自己，也会要求当事人勇敢地作改变和作抉择，故此，他自己对生命是否有一种开放的态度，是否具积极的信念和生活的勇气等，都是要反省的课题。许多人在接受咨询时，表面看来，往往只是被一些生活的琐事和遭遇所困扰，但倘若我们咨询师懂得聆听和探讨，就会发觉在这些平凡的问题背后，当事人是在为一些生活的大问题求答案，在这种情况下，咨询师本身若认真于自己的专业，就必定要先对这些问题有所把握。不少受训中的咨询师告诉我，在众多的冲击中，他们就不断要问自己：我是谁？我的价值是什么？人生的意义与目的何在？其实，这不只是受训期间的困惑，在一生的专业工作中，这种种冲击与挑战，都会不时出现，咨询师若处理不当，就会严重影响自己和工作效果。针对这一问题，切诺特（Chenault）就曾指出，咨询训练课程的最高目标是受训者可以在其中寻找到自己和存在的意义。他认为当咨询师能够对自己的生命充满希望和信心时，他就能够在咨询关系中更有效地帮助人。[22]故此咨询师对于自觉的促进、不断自省、更新成长等概念的学习，是受训期的重要环节。[23]透过小组和个人的治疗经历，受训者可以学习处理自己的情绪，并对自己做咨询师的动机、自己的价值取向、个人需要、生活态度、性格特征和塑造个人的动力和经历都有一定的认识和处理途径；否则便会影响咨询的效果。例如一位不清楚自己需要的咨询师，很可能会不自觉地利用与当事人的关系来满足自己的缺乏。要避免像这样的一种违反专业守则的行为，除了要积极处理借与当事人的关系满足自己的需要这问题外，加强自觉也是很适当的处理方法。

此外，为受训者提供个人治疗可以协助他促进自爱和自信。因为一个不能接纳、欣赏自己的人，他对自己没有信心，通常会害怕他人不能接纳自己，于是就很难做到表里一致，以诚待人。在咨询关系中，咨询师要自信自爱，然后才能与当事人建立具治疗功能的关系。倘若咨询师本身不是一个真挚诚恳的人，又岂能要求当事人与他建立诚挚的关系呢？[24]故此，协助受训的咨询师培育对自己的安全感，建立自信自爱，是极为重要的。[25]

基于以上各论点，越来越多学者将咨询师的个人治疗统合在训练课程中，[26]同时，咨询师的个人治疗也逐渐成为执业资格的要求重点。事实证明，重视这环节的训练课程，其咨询师的素质通常较好，至于单单注重知识和技巧的课程，训练效果往往有极大的限制。

可能有人会说，若将受训者个人治疗列入课程，使其成为不可分割的部分，那岂不是贬低了他们，岂不是说他们有问题？我不同意这说法，因为这种说法只能反映批评者不明白咨询的目的，也不清楚咨询的本质。其实解决问题只是咨询的副产品，而帮助人充分发挥潜质，踏上自我实现之途才是终极的目的。我们要知道，人的成长，不能单靠自己，也要借助外力，这是群体生活的意义之一。在个人治疗中，当事人有机会在专业咨询师的协助下，尝试作自我探讨，于是，许多个人忽略和害怕面对的事物，如痛苦的经历、未解决的冲突和矛盾等，他们便都要学习——诚实地面对和处理，从而把盲点消除，这样不但能协助他们更有效地与人相处，更加快乐自如地生活，同时也令他们更深切地体会到咨询的实效。在训练的工作中，我发觉透过个人治疗和小组的经历，学员们不但有机会克服个人的短处和困难，同时，更欣悦于发现许多自己过往轻忽的长处和潜能，结果令生活更加充实、满足和丰富。事实上，学员们一再告诉我，这是学习咨询的最大收获和意义，因为在助人的过程中，双方都能经历成长的快乐。至于已经就职的咨询师，也不能忽略个人治疗这重要的课题，尤其是近年来不少人在繁重的工作中出现"职业倦怠"（burnout）的现象，以致无法继续这助人的专业。故此，为了防止"职业倦怠"的出现，也为了保持工作的品质，咨询师应该留意自己的日常生活，保持身心平衡发展，工作之外，要有适当的休憩娱乐；同时，要不断自省，要有高度的自觉；若有必要，不要讳疾忌医，应正视自己，接受个人的治疗，我深信这是每一位重视咨询专业的人一生中不容忽略的要务。

❹ 四位咨询师的个人体验

为了解咨询同业对"咨询师本身"的看法，我特意访问了四位专业咨询师，曾就咨询师的问题请各人抒发己见：本身的重要性，应具备的质素、条件，如何保持长期有效的工作，以及咨询师是否有情绪问题及处理方法等。以下是访问的记录：

○ 李颜嘉祺博士（香港中文大学教育学院讲师）：

我认为咨询师的态度是最重要的，光是口说不够，我们要在态度上让当事人感受到我们对他无条件地接纳，真诚地愿意去帮助他，而其中就需要我们咨询师能够达到共鸣同感的了解，且有能力表达出来，使当事人深深觉得你有能力进入他的内心世界，有能力去帮助他。另外，咨询师应该是表里一致的，在咨询过程中能在当事人获得帮助的大前提下自然地表达自己的看法、价值和感受。

至于要成为一个有效的咨询师，我认为年龄和经验并不太重要，重要的倒是我们的专业训练中是否包括我们对自己的了解，人际关系间之动力和问题成因之分析力等。因为我们在这专业中之知识和技巧，通常是可以在某种程度上补偿我们某些方面经验之不足，否则当我们看到今日咨询师往往来自中等阶层时，许多问题我们是肯定不能处理的。但话得说回来，倘若一个人缺乏适当训练，年龄又太小，做咨询师是不太适当的。

在咨询专业中，我们应该经常对自己的工作加以评估，譬如说在理论和技巧之应用上，我们所学的是否适用？在西方建立的理论如今应用在东方文化中，生效程度如何？有哪些要修改的地方？另外，我们要对香港社会中可运用之有关资源熟悉，视野要宽阔，以便在有转介必要时，可采用转介咨询，更有效地帮助当事人。

谈到我自身的情绪问题，因为我是一个人，当然有时会感到不愉快、有挫折感，甚至有沮丧消极的时候，但由于我受过咨询训练，所以我会尝试冷静分析，找出各情绪心态之成因，在这过程中我发觉自己的问题会因此得到处理进而消减了；有些问题即使不能一下子消除，但自己受影响的时间和程度总不会太长和太深。我看身为咨询师，首要功课就是学习自助，对不对？

○ **詹维明小姐（突破咨询中心咨询师）：**

我认为咨询师首先要认识自己和接纳自己，包括我们的长处、短处、性别、能力与限制等，且能欣赏到这些就是自己的独特点；其次，我们经过人生不同的阶段时，自然会遇到不同的问题，产生不同的感受，我们也需要有能力去面对和处理，因为人生并不是完美的，只有在我们肯面向成长、肯学习，愿意"很人性"地面对自己时，我们才可以借此去了解别人、帮助别人。

咨询师应具备的质素很多，但他首先要有关怀别人的心，对人存着一种接纳、尊重、欣赏的态度，在信任中提供机会让他人发展、长大。除此以外，我看一位咨询师不但要对人存着关怀，同时也应该是一位认真地投入生活的人。至于其他的一些特质，如对人表现关注、了解体谅人、不主观、愿意聆听倾诉和掌握沟通的技巧等，若我们本身早已具备，固然最好，否则往往可以经后天的努力而获得改善。

咨询师既是常人，若想长期有效地帮助人，就要懂得在繁忙的工作之余抽空放松，让自己可以好好地休息，简言之就是生活要均衡。其实我们以此为专业者，要有效地助人，是不可能将咨询单单看作一个职业，而应将这专业与生活联结整合，在此前提下，我们更当学习与自己相处，要学着安静休息，让自己有时间整理当前所面对的问题。此外，我们要着重自己不断地心意更新，借观察、借生活的投入、借进修让自己对周围的事物有正确的了解。

我从开始就谈到人性，既然我和其他人一样，当然我会经历忧患，我会因受挫而沮丧、消极，不过我会尝试去找寻原因，若是因特别情况而引致的，是无可避免的，我会尝试接纳，然后摸索处理的方法；又倘若我找不出特别的原因，情形延续一两天，我并不会觉得有问题，但当情况特殊，譬如说当我长期感到孤单，却又找不出因由时，我一定会找人帮助我的。

○ 梁天明先生（香港大学学生咨询处咨询师）：

当我想到咨询师本身的重要性时，首先我注意的是他对人性的看法，因为他的看法会影响他的个性和处世做人的态度，在咨询时，也会直接影响他与当事人的关系，更会影响到他如何处理当事人的问题。

至于咨询师的质素，我很同意卡可夫（Carkhuff）说的，首先我们要对人有爱虑之心及迫切的关心。我们在咨询中向当事人表达同感，表示接纳，其中部分是可透过训练在技巧上改善而达致的，但最重要的莫如对当事人的尊重，尊敬他个人的独特性，也看重他个人的价值。谈到训练，我个人很重视咨询师的专业训练，严格来说，咨询师应该有博士程度的资历，可能这一要求短期内在香港是有点儿不实际，不过我看要求一个咨询师有硕士程度的资历，在工作中亦有良好的督导，却是起码的条件了。

我们要长期在这专业中做有效的工作，就绝不容忽略个人的成长，从个人角度来看，可以透过不同的方法去促进自觉，增加对自我的了解，同时，也要不断学习坦诚，以开放的态度来经历丰富的人生。若从政策上着眼，对咨询师的资格有一定的要求然后发给执照，长远来说，也是不容忽视的一环。

在这问题上，我觉得我的想法与医疗专业人士是颇相似的。我相信他们遇到伤风感冒等小病会自己处理，但若不幸碰到严重的病症，譬如说要动手术时，他们就必定要找其他人了。我抱的态度也是如此，有需要时，我是会向他人寻求帮助的。

○ 蔡谭秀薇女士（杨震社会服务中心咨询师）：

咨询师在咨询过程中，无论自愿与否，在当事人心目中往往是一个典范，基于这个原因，我们就要考虑到怎样才可以做当事人的典范。考虑到自己进行咨询时，怎样可以产生治疗的功能，怎样才可以成为一个帮助人的人。这课题牵涉个人的自尊、自爱，也牵涉能否产生同感，能否真挚和表里一致，而其中最重要的是后者。透过诚实面对自己、认识自己的长短处，我们一方面发展己之所长，另一方面勇于改进，这是迈向成长的基础。

除此之外，咨询师要对自己的价值观、人生观和信仰有清楚的认识，因为这不但关系到我们咨询时所采用的理论根据，同时也影响整个咨询过程。事实上这一点与我们要长期有效地工作具有极密切的关系，因为我深信每一个成功的咨询师都会按照自己的性格、价值观建立其独特的咨询模式，而在这探索过程中我们应该保持一个开明的态度来扩阔自己的视野，也随时改进自己。

我和普通人一般，免不了经历情绪上的问题，我会就问题的性质来作不同的处理。若是因为太累，我会安静休息；若有郁闷，我会找我的丈夫、好朋友或同仁等倾吐一下；有时因找不到适当的倾诉对象，或因问题的复杂性，我会找专业咨询。但无论我采取任何一种方式，首要的是自己有高度的自觉，有愿意求助的态度，而在接受帮助的过程中，我往往学习到一些新的方法来作日后自助的参考。

根据四位被访问者的看法，咨询师对人的态度是极为重要的，其中主要包括对人的价值的肯定和对人的仁爱与关心，因而愿意为他人提供帮助；在这帮助人的过程中，咨询关系所包括的接纳、尊重、同感和真诚等就是不可或缺的条件。

至于要保持长期有效地从事咨询，各人分别列举了很多方法，从最基本的自我认识，自我接纳，开放的态度和增加自觉，乃至生活的均衡，对生活的投入，视野的扩阔和对文化因素感应的敏锐，以及个人性格与咨询理论结合的重要性，每一点都是不容忽略的。总结来说，大家都不约而同地带出个人成长的重要性和延续性，这也令我再一次肯定了咨询与我们个人的生活是绝对无法分割的。

对于最后一个问题，大家都承认自己生活中多少会有情绪问题，除了自助外，必要时也会向适当的人寻求帮助。在此我要谢谢各位的坦诚，也深信这一份坦诚与勇于面对自己的勇气，是各位今日有能力参与这严肃而崇高专业的主要因素。[27]

5 结语

严格来说，从事咨询，我们是参与了一种直接或间接地左右人生的严肃专业，需要我们每一位参与工作的人认真地投身，因为在咨询过程中，倘若我们不能帮助人，就会害苦了当事人。

我深信在进行咨询时，咨询师本身的人生经验、自我形象、性格、需要、价值观、生活信念、对人性的看法和对人的态度与关怀，往往很自然地会被带进自己与当事人间的亲密关系中，而这一切其实就是建立有效的、具治疗功能关系的要素。我们统揽各咨询理论后，会发觉大多数学者认同咨询的关键在于一个良好关系的建立，而这关系的出现与否，咨询师本身的重要性成了不争的定论。故此，在咨询训练中，咨询师本身的成长和质素，也日益受到重视，以期个人的修养能配合咨询专业的学识与技巧，充分发挥咨询的功能。

注释

1 M. L. Appell, "Self-Understanding for the Guidance Counselor," *Personnel and Guidance Journal*, 42 (1963), 143-148.

2 J. J. Pietrofesa, A. Hoffman, H. Splete and D. Pinto, *Counseling: Theory, Research and Practice* (Boston: Houghton Mifflin, 1978), vii-41.

3 A. Combs, D. W. Soper, T. Gooding, J. A. Benton, Jr., J. F. Dickman, and R. H. Usher, *Florida Studies in the Helping Professions* (Gainesville: University of Florida, 1969).

4 E. A. Dreyfus. "Humanness: A Therapeutic Variable, " *Personnel and Guidance Journal*, 45 (1967), 577.

5 A. W. Combs, D. L. Avila, and W. W. Purkey, *Helping Relationships* (Boston: Allyn and Bacon, Inc., 1971), 10-17.

6 M. Jackson and C. L. Thompson, "Effiective Counselor: Characteristics and Attitudes," *Journal of Counseling Psychology*, 18 (1971), 249-254.

7 J. Mezzano, "A Note on Dogmatism and Counslor Effectiveness, " *Counselor Education and Supervision*, 9 (1969), 64-65.

8 J. Brams, "Counselor Characteristics and Effective Communication in Counseling, " *Journal of Counseling Psychology*, 8 (1961), 25-30.

9 R. L. Coutts, "Selected Characteristic of Counselor Candidates in Relation to Levels and Types of Competency in the Counseling Practicum, " *Doctoral Dissertation* (Florida: Florida State University, 1962).

10 E. W. McClaim, "Sixteen Personality Factor Questionnaire Scores and Success in Counseling, " *Journal of Counseling Psychology*, 15 (1968), 492-496.

11 E. E. Bare, "Relationship of Counseling Personality and Counselor-Client Personality Similarity to Selected Counseling Process

Criteria, " *Journal of Counseling Psychology*, 14 (1967), 416-425.

12 G. Demos and F. H. Zuwaylif, "Characteristics of Effective Counselors, " *Counselor Education and Supervision*, 6 (1966), 163-165.

13 G. Egan, *The Skilled Helper* (California: Brooks/Cole, 1975), 22-24.

14 R. R. Carkhuff and B. G. Berenson, *Beyond Counseling and Therapy* (New York: Holt, Rinehart and Winston, 1967).

15 C. G. Wrenn, *The Counselor in a Changing World* (Washington, D. C.: American Personnel and Guidance Association, 1962).

16 J. Samler, "Changing Values: A Goal in Counseling, " *Journal of Counseling Psychology*, 7 (1960), 32-33.

17 D. Rosenthal, "Changes in Some Moral Values Following Psychotherapy, " *Journal of Consulting Psychology*, 19 (1955), 431-436.

18 G. T. Jorgenson and J. C. Hurst, "Empirical Investigation of Two Presupposition in Consulting and Psychotherapy, " *Journal of Counseling Psychology*, 19. 3 (1972), 259-261.

19 L. D. Goodstein, "The Place of Values in the World of Counseling, " *Counseling Psychologist*, 4. 2 (1973), 63-66.

20 C. H. Patterson, *Relationship Counseling and Psychotherapy* (New York: Harper & Row, 1974), 23-24.

21 G. Corey, M. S. Corey and P. Callanan, *Professional and Ethical Issues in Counseling and Psychotherapy* (California: Brooks/Cole, 1979), 19.

22 J. Chenault, "A Proposed Model for a Humanistic Counselor Education Program," *Counselor Education and Supervision*, 8 (1968), 4-11.

23 G. Gazda, *Human Relations Development* (Boston: Allyn and Bacon, 1973), 40.

24 Pietrofesa, et al., op. cit., vii-41.

25 Dreyfus, op. cit., 573-578.

26 A. Combs, D. Avila and W. Purkey, *Helping Relationships: Basic Concepts for the Helping Professions* (Boston: Allyn and Bacon, 1971),14.

27 林孟平:《辅导员本身的成长（三）》, 载《突破辅导中心辅导简讯》, 第二卷第三期, 一九八〇年秋季。

第三章　咨询
理论

第
一
节

》》

心理分析治疗法

　　在所有心理治疗理论中，弗洛伊德所创的心理分析理论是历史最悠久，影响亦最深远的一派。弗氏于19世纪90年代开始发展他的理论，直到1939年去世，他一直在心理分析上作探研。一直以来，虽然有不少的学者尝试对弗氏的理论作修改，但他始终在心理分析学派中掌执牛耳。其对心理分析最主要的贡献包括：一个人的精神健康是可以了解的，我们可以用已经积累的各种有关人类的知识来减轻人类自身的痛苦；人类的行为常常被无意识（unconscious）的因素所管制；童年成长的经验，对成人的功能和生活有深远的影响；在了解人如何处理焦虑的问题上，这一理论为我们提供了一个重要的架构，因为要是假定了人有各种机制，便可以用来避免个人深陷于焦虑之中；心理分析派为我们提供了方法，让我们可以透过对梦境的分析、抗拒和移情作用等，量度出人的无意识功能。[1]此外，心理分析治疗法（The psychoanalytic approach）是第一个研究心理过程中感受和情绪所

扮演的角色的理论。²

❶ 人格构造

根据临床经验知识，弗洛伊德指出人格的构造可以分为三个部分，即本我（id）、自我（ego）和超我（superego）。

本我　本我代表人最原始的一面，通常在潜意识状态下表现其机能，它潜存了人的各种欲望（drives），如性的欲望、觅食的欲望、求安全以得自我保存的欲望和攻击的欲望等。这种种欲望乃是原动力，驱使人朝向一个目标，这种特别活动，乃依照生物的基本法则进行，也就是根据"享乐原则"（principle of pleasure）而进行的。本我往往透过消除压力和增加快感来达到即时的满足，弗氏强调本我包含了支持生命的本能，而令本我活跃的动力来源是生物性的，以至本我在自我服务的过程中往往是不经意的，但它会逐渐因自我和超我的产生而受控制。例如我们在百货商店游逛时，看到一些极精美的室内摆设，很想买下来，但看一看价钱，小小一件物品，价格却极为惊人，根本买不起，倘若在这时候，四周没有店员或其他顾客，我们很可能有冲动，在观赏之际顺手把那小摆设放进皮包中，这便是本我在作用。要不是"超我"提醒我们这是犯法的、不道德的、被人轻视的行为，及时制止了我们，我们就会做错误的、破坏社会秩序的事。

虽然本我的精神活动是在潜意识层面，我们无法直接意识到其活动状态，不过经由幻想、白日梦、梦境和精神病人病状等和本我有密切关联的精神产物，我们可以推断出本我的真实情况。

自我　自我系统化了人的理性过程，而在这过程中，虽然自我的精神活动一部分在潜意识层面进行，但大部分则在意识层面进行，故此人可以有意识地控制自己的行动。换言之，自我是自己可以意识得到的"我"的一部分，是人性格的核心部分，其主要机能是处理个体和现实的关系，感受现实，处理本我之欲望，以期可以适应现实。

自一个人呱呱坠地，他就有自我，不过随着生理发育和人的成长，其作用才逐步成熟而趋于明显。自我除了机能上包括知觉、记忆、情绪、动作、思考等一般精神活动之外，最重要的，它不像本我般只具有主观的现实，而是能够与现实世界有接触和交往，以至可以分辨幻想和现实、自己和他人、主观和客观等的差异，这都是极重要的功能。也可说自我担任着本我、超我和外在世界之间的"交通警察"的职责，它的主要任务是在本能和周围环境之间作出调整，它控制着人的知觉，执行检查的工作。[3]

自我的精神活动以"现实原则"（reality principle）和继起思维（secondary thinking process）为特点，故此，自我总是相当实际和具逻辑性地进行思维，以期能满足个体需要。

超我　超我是人最高层面的性格，因为它是人的道德法则，或就是人的良知。它主要关注的是行动的好坏对错，依据社会的道德观念，在潜意识层面承担着监督和批判的工作。其实，超我是人性格中社会性的我，是受环境因素、父母的教导、社会习俗、伦理、道德和文化等陶冶而成形的，这也可算是一个学习的过程，在其中人们学到善恶之分、是非之别、社会价值、道德规范和自律的标准，作为个人行为的指南。曾子所谓"吾日三省吾身"，就是超我的充分表现。

超我的功能整体是对本我和自我进行约束，它管制本我的冲动，同时怂恿自我以道德性的目标来代替现实的目标，力求达到十全十美，是人的"理想的我"之表现。

从健康的立场来看，人性格里的本我、自我和超我必须有均衡的发展，本我的主要功能在求保存自己，超我的作用是配合社会常模和道德规范等原则，控制和监督自己的行为，以求取个人生活的适应。至于自我，它一方面要处理本我的本能欲望，另一方面要符合超我的标准，以期发挥自己之功能。而倘若本我或超我任何一方占优势，对另一方进行统治时，很可能就会产生不正常的功能，以致人出现身体上的毛病和怪异的行为，而这些不正常的功能，通常我们称为神经官能症（neuroses），一旦本我失却所有的控制，功能便会严重失调，形成精神症（psychosis）。

② 人性观

心理治疗过程中咨询师相对当事人而言是直接而具权威性的，他们以专家的身份和当事人相处，与当事人保持一种分离、客观并完全中立的态度。这种处理方法，其实与此派学者的人性观很有关系，以下是他们对人的主要看法：

- 人基本上是消极、负面取向和机械性的。

- 人类同时具有生存和死亡之本能。

- 人生的目标其实就是死亡，而生活不过只是人朝向死亡过程中迂回曲折的道路而已。

- 人的行为由无意识所决定。

- 人类行为主要的决定因素是性的内驱力和侵略性的冲动。

- 成人的行为大部分由人最早五年中的非理性动力、无意识动机、生物性的本能需要和内驱力，以及个人的性心理发展经验所决定。

- 人是一个能量系统，由于这能量有限，在对本我、自我和超我的分配中，当其中之一操纵控制权的时候，就会阻抑了其他两个系统的运作。

- 人所有的行为，都是根据享乐和避免痛苦两原则而决定的。

❸ 个人的性发展（Sexual Development）

在心理分析中有一点是不容忽略的，就是个人的性发展。弗氏根据自己的工作经验，总结出人的神经官能症的基本原因是压抑和禁制性的发展。弗氏认为人的性生长不但是肉体上的，而且是情绪上的。他指出人的性欲始自婴孩时期，他相信一个孩子到了五岁，应该已经过了三个性欲阶段，就是口欲期（oral stage）、肛门期（anal stage）和性器期（phallic stage）。而这三个阶段，反映了人体中可以为孩子的内驱力提供满足的不同部分。所谓口欲期，是指人自出生到一岁半左右的时期饿了就要吃、渴了就要喝、困了就要睡，而一切欲望的满足及人际关系重心都在口部，故称为口欲期。孩子在此阶段透过欲望的满足而建立对世界的安全感和对人的基本信赖，倘受挫折，就容易变得不信任人，缺乏安全感。同时，孩子要先透过与他人，主要是透过与母亲的关系，肯定自我的界限。由于此阶段自我界限与现实感尚未稳固，孩子若遇到挫折便会呈现"扭曲"（distortion）、"幻觉作用"

（hallucination）、"投射"（projection）和"否认"（denial）等心理防卫机制，而此阶段亦被假设为精神分裂病、情感精神病、妄想精神病等发源的关键时期。

至于肛门期，是指孩子一岁半到三岁的阶段。这时期是随意肌与括约肌发达的阶段，孩子喜欢到处跑跑跳跳，到处探索。在这阶段，父母也开始要求孩子学习如何控制自己的欲望，例如学习大小便控制，就是接受外加约束力的一种学习。因为在这一阶段，生活之重心及与人的关系，由口欲转到排泄问题，意即如何训练控制括约肌，故称为肛门期。此期主要学习自治自律。在这一阶段遇到困难的孩子，常使用转移（displacement）、反向行为形成（reaction formation）、解脱（undoing）和隔离（isolation）等心理防卫机制，心理分析家视之为强逼性的心理病的病理根源。

孩子从三岁到六岁的阶段，弗氏称为性器期。此时期孩子开始注意到两性的差别，对异性父母抱有好感，且有排斥同性父母之倾向，而有所谓"恋母忌父情结"（oedipus complex）之形成。以后，男孩转而模仿父亲，女孩则仿效母亲，他们开始学习如何做男人和女人，而特性之问题暂时被搁置，进入潜伏期。如果在此阶段，因环境缘故，孩子无法如正常人一般解决其情结（恋母忌父），这对将来他的性心理发展会有极大障碍，造成各种性异常之病态。[4]

其后孩子逐渐学会通过其他人获得性方面的满足。对男孩子来说，母亲成为获得满足的对象，而父亲因此成为自己之对抗者，而弗氏以此时期的此种情态为恋母忌父情结的表现。倘若这同时的吸引和敌对不能解决，情绪上的性发展就会受到压制，于是性的内驱力就无法适切地得到满足。对于这种压制，由于人会尝试透过其他途径来获得释放，也就因而会破坏人的正常功能，弗氏发现在他诊治的病者中，很多反映出因为性压抑而导致性成长受到阻滞的情况。此外，他亦强调大部分人创伤性的、阻滞成长的经历通常发生于五岁之前。

弗氏所发展的治疗过程是要帮助人去发展自己的潜意识所压抑的事物，从而获得理性并对这些无能无助的情绪进行有知觉的控制。透过治疗，弗氏尝试去判定一位病人的性发展是在哪一个阶段受到破坏，同时，到底有什么创伤性的事件曾经发生，以至影响了病人。他相信倘若病人能够知觉地将该创伤性的事件重新经历一次，将自我对本我和超我的要求作出控制，正常的性发展就会重新开始，而神经质行为就会逐渐消失。

4 防卫机制（Defense Mechanism）

人生活在世上，或多或少都会遇到不如意的事，都会经历挫折，这些经历会让人的心理需要得不到满足，人于是产生烦恼与痛苦。人遇到不如意的事或挫折和打击时，有时会努力积极去面对，尝试克服困难，但事实上这不是件容易的事，要有极大的勇气和决心，才可以做得到。故此，不少人会不知不觉地选择较容易的途径，用消极的方法去躲避问题，以免对个人情绪产生太大的困扰，从而保障心境有一定程度的稳定。这种方法被心理分析学者称为"心理防卫机制"。一般来说，这种心理的防卫是在潜意识中进行的。我们每个人，或多或少都会在生活中应用这种方法。而事实上，这是无可厚非的，也是人面对复杂的人生所需要的一种调整。不过，有不少人由于习惯性地不敢面对遭遇，由于个人极端的不安而每每去逃避人生，会滥用这种防卫机制，以致个人最终与现实脱节。这不单是一个毛病，甚或可能会发展成为精神病。以下是一些人们常用的防卫机制：

○ 否定（denial）

这方法是将不愉快的事件加以否定，就当它根本没有发生，以获取心理上暂时的安稳。许多人面对绝症或亲人的死亡，就会本能地用"否定"来逃避那巨大的伤痛。

> 例：玛利与男友小李交往了三年，论婚嫁的前夕，忽然小李变心了，母亲知道玛利十分爱小李，故此担心得很，好言安慰她，焉知玛利说："其实不结婚也好，我一向也在担心结婚后怎样能让家庭与事业兼顾……"玛利用的防卫方式是"否定"。

○ 隐抑（depression）

人们把一些不能忍受或会引起个人极大冲突和矛盾的念头、感情或冲动，在还未发觉之前便作了抑制，存放到潜意识中去，使自己在不知不觉间得以保持心境之安宁，这方法被学者称为"隐抑"。这些不被意识所觉察的念头、感情和冲动等，虽然我们不知道其存在，它们却一直在影响着我们的行为，以至在日常生活中，我们可能做出一些自己也不明所以的事情。

> 例：李先生的岳母相当势利，又爱挑剔，由于岳母一直觉得李先生配不上自己的女儿，故此多年来每次见到李先生就总是冷嘲热讽的，令李先生十分难受和尴尬。上星期日李太太生下第一个儿子，于是请李先生通知各至亲好友。李先生忙碌地打了一连

串电话后，在与太太复核有无遗漏时，才骤然发觉自己居然忘了致电岳母大人。

○ 解脱（undoing）

无论人有意或无意犯错，都会感到不安，尤其是当事情牵连别人，令别人无辜受伤害和损失时，自己的确会很内疚和自责。我们用象征式的事情和行动来尝试抵消已经发生的不愉快事件，以处理自己的情绪，补救自己心理上的不舒服，这种方法，称为"解脱"。

例：一位足球队员在比赛中犯规令对方的一位队员受了伤，其后他到花店里买了一束花，令人送到医院给伤者，他采用的防卫方式是"解脱"。

○ 认同（identification）

每个人在人生中都有一些要务需要去完成，而其中主要的一项就是完成自认的历程。由于自认对人十分重要，故此，人会用不同的方法来肯定自己，倘若在某些事情上经历挫折，我们便会选择性地模仿某些人或某些东西，这便是所谓"认同"。

例：一位物理系学生留了胡子，其实他十分仰慕系中一位名教授，而该教授的"注册商标"就是他很有性格的胡子，这学生用的防卫方式是"认同"。

○ 补偿作用（compensation）

面对人生，许多人会发觉许多事物极不理想，同时，我们在人生中常常会经历不如意，于是内心会有许多不满和遗憾。一个人因生理上或心理上有缺憾而感到不适时，会设法用种种方法去弥补这些缺憾，以减轻自己不适的感觉，这就是"补偿作用"。

不过我们要知道，若运用得当，补偿作用会给我们的人生带来一些好的转变，实在是值得推荐的方法；但若极端地采用，则会产生很恶劣的后果。

> 例：多年前因为家贫的缘故，张太太将大女儿芳芳送给一对年老夫妇抚养，十多年后张先生经济好转，老夫妇亦去世，于是张太太将芳芳接回家。芳芳十分任性，不但无心向学，而且行为随便，但张太太从不责难半句，还时刻将最好吃的留给她，给她买最华美的衣服，张太太的行为，是在进行"补偿作用"。

○ 合理化（rationalization）

人犯了错误可以用不同的方法来处理，其中一个方法，是尽量搜集一些合乎自己内心需要的理由，当作很合理地加以强调，以至犯错的事实不再困扰自己。这种方法名为"合理化"。事实上，除了面对错误，我们在人生的不同遭遇中，往往会采用这方法求减除，以避免内心的痛苦。

> 例：一位有妇之夫与他的女秘书有不正常的关系，而他不断告诉他的好友，他不是喜欢女秘书的美貌，只是她十分了解他，是他生意上的好助手，至于妻子则是个蛮不讲理的女子。他采用的防卫方式是"合理化"。

○ 投射（projection）

一个人有某种罪恶念头，或有某种恶习，反而指斥别人有这种念头或恶习；或者，一个人会把自己所不能接受的性格、特征、态度、意念和欲望转移到别人身上，指责别人性格恶劣，批评别人态度和意念不当，这种行为我们称为"投射"。

例：士良的生活十分无聊，工余常爱寻花问柳和看色情影片，情绪上困扰日多，而每逢与人交谈，他总是在指责批评厂中的同事闲谈时离不了色情与女人，令他十分厌恶，他是在采用"投射"的防卫方式。

○ **转移**（displacement）

我们在被人激怒和欺压时，往往想报复，但有时由于地位和社会规范，我们不可能直接向当事人发泄内心的情绪，结果就在适当的时间，选择一个适当的人，作为情绪转移的对象。不过，转移不一定只针对负面的感受，针对正面的感受，我们亦会作出同样的处理。

例：小明在学校被人冤枉，被训导老师看到，他极力争辩都无效，结果不但被记"小过"一次，还被老师当众责备，他憋着一肚子的气离开学校，走近家门，不知谁把垃圾桶摆放在他家门前，臭气冲天的，小明飞步上前狠狠地一脚踢翻了垃圾桶。他在此运用的防卫机制是"转移"。

○ **酸葡萄**（sour grapes）

人得不到自己希望得到的东西时，内心会相当失望和沮丧，在不少处理方法中，有些人会用"酸葡萄"的方法来消除内心的困扰，就是着意地将自己过去追求的东西加以贬抑和打击。

例：许天宁苦苦追求美皓，结果美皓却爱上了新认识的同事，半年后订婚了。天宁写信给哥哥时说：美皓人虽然很美，只是脾气很差，与自己要求的贤妻标准相差太远。天宁用的防卫方式是"酸葡萄"。

○ 甜柠檬（sweet lemon）

与酸葡萄相反的一种防卫机制是"甜柠檬"，采用这方法的人，虽然生活中发生了不如意的事，却会努力强调事情有其美好的一面，其实主要是说服自己相信凡是自己所有的都是美好的，是有价值和难能可贵。过分运用这种方法，会妨碍人们去追求生活的进步，但有时适当地运用，却又能协助我们接受现实。

例：王先生在巴士上被小偷"光顾"，丢了钱包，损失了一千余元，王太太知道后，十分气恼，王先生反而安慰她说："小财不出，大财不入，看来我可要发达了！"王先生用的方法是"甜柠檬"。

○ 反向行为形式（reaction formation）

人有不少原始的冲动和欲望，因为那是自己和社会所不能容忍和许可的，所以就要将其压抑到潜意识中去，不但别人不知道，自己亦不察觉。这些欲望及冲动虽然被抑制，却始终是存在的，且具有极大的动力，随时会出现。故此，人因为害怕这些冲动会突然爆发不可收拾，就要着意加以防范。

例：丁先生离婚之后，对女性有很强烈的反感和敌意，报复心理亦很强，因为在闹婚变的过程中，前妻的态度很极端，说话也十分尖酸刻薄，以至他感到被拒绝和伤害。不过，在日常生活中，他对女性十分尊重。例如在公司里，他对女同事极其客气有礼，照顾异常周到，女同事们都称赞他对女性的温柔和关照。丁先生的行为，是典型的"反向行为"例子，一种潜意识的伪形式，丁先生借此把自己违反社会的态度隐藏起来，而自己也欣悦于个人外在行为的良好表现。

○ 退行（regression）

孩子长大成人后，本来应该运用成人的方法和态度来处理事情，但在某些情况下，由于某些原因，成人的方法不太适用，此时有些人往往就会放弃这些方法。同时，也可能我们发觉用成人的方法会很难得到自己所冀求的，为了避免失望和挫折，就可能重新运用孩童时期的方法来获得满足，这方法是"退行"。若过分使用，当然很有问题，但偶尔的"退行"，例如：做父亲的趴在地上扮小牛给孩子骑，做妻子的偶尔向丈夫撒娇等，却又会给生活增添不少情趣与色彩。

例：菁菁在成长过程中被母亲管教得十分严，加上母亲的蛮横无理，令她对权威人物产生极大的恐惧，甚至到她成年后，虽然学有所成，但在权威人物面前，她就会变得毫无主张。就如在任教的学校，她是一位极受欢迎的教师，但校长每次约见她，却总感到她毫无自信。因为校长每次见她，她都张皇失措，而且校长每每要求她做什么事，她都说不会做，要求校长教她，并请求校长详细告诉她如何做。所有表现，让人觉得她就像一个无知愚昧的小女孩。在这个事例中，我们看见菁菁在权威人物面前出现了"退行"的行为。

○ 幻想（fantasy）

许多时候，当人无法处理现实生活中的困难，或是无法忍受一些情绪的困扰时，他们会利用幻想的方法，将自己暂时抽离现实，在幻想的世界中得享内心的平静，获得在现实生活中无法经历的满足。

例：阿泰当值时，被领班梁仔无理取闹，他十分愤怒，但位居人下，无计可施，回家途中，他买了六合彩，吃饭时与太太谈着说，若中了六合彩，他要自己开间饭馆，重金将梁仔请来，然后给他颜色看，令他受辱……，谈着谈着，阿泰轻松多了，他用的方式是"幻想"。

○ **压抑（suppression）**

在日常生活中，某些事情的发生往往会触发我们的一些感受，通常我们会作出自然与直接的表达，但在特别的情况下，我们的反应会很不寻常。基于种种原因，很可能我们无意识地已将真正的感受作了压抑。

例：丁先生是个汽车爱好者，惜车如命，太太常常取笑他简直将自己的汽车当作儿子了。一天早上，他在赶往总公司参加董事局会议时，不幸发生了交通意外，他的车子被尾随的货车撞了一下。当时丁先生只是下车随便望望被撞的车尾部分，然后便冷静地与对方交换电话号码，在抄下对方的车牌后，就马上开车驶往公司，同时，他还在集中精神构思会上个人要作的重要陈词。在这件事中，撞车时是八时三十二分，由于二十八分钟后会议就要开始，而重要的事情亦亟待决定，丁先生一反常态的表现，只是因为他采用了"压抑"这种防卫机制。

○ **理想化（idealization）**

在理想化过程中，当事人往往对某些人或某些事与物有过高的评估。这种高估的态度，很容易将事实的真相扭曲和美化，以致脱离了现实。

例：小方常常在朋友面前称赞自己的女朋友盈盈如何貌若天

仙，大家都渴望早日可以见见他口中的美人。在上周日大伙儿一同去旅行时，小方手牵着一位又矮又瘦、相貌极之平凡的女士出现了。当他热烈地向众人介绍那女士就是盈盈时，众人都失望极了。在这事例中，小方是将自己的女朋友理想化了。

○ 升华（sublimation）

我们将一些本能，如饥饿、性欲或攻击的内驱力转移到自己或社会所接纳的范围内，就是升华。

例：江太太最喜欢美食，但进入中年之后，暴饮暴食的习惯令她的体重直线上升。在医生作诊断后，她要彻底减肥，以免影响健康。在此情形下，她唯有遵照医生的餐单进食。不过，同时她开始对各类的食谱产生了浓厚的兴趣，除了自己到处购买外，她还向朋友搜集有特色的菜单和食谱。明显地，江太太是采用了"升华"的防卫机制。

○ 分裂（dissociation）

有些人在生活中的行为表现，时常出现矛盾与不协调的情况。而且，我们还会发觉他们在同一时期，在不同的环境或生活范畴中，会有相反的行为出现。在心理分析中，我们可以说他们是将意识割裂为二，在采用"分裂"这种防卫机制。

例：富甲一方的田先生不但是一位社会知名的慈善家，同时，他的妻子和三位早已成才的儿女都常常在朋友面前称赞他是一位难得的慈父，品德情操令他们景仰。不过，在工作中，他对自己的下属却十分苛刻，冷酷无情，故此人人都批评他是刻薄成家的。至于在商场上，他更是投机取巧，唯利是图，也绝无道义可言。田先生并非虚伪，只是他在生活上采取了"分裂"这种防卫机制。

5 其他主要的理论和方法

▪ 心理分析派学者相信若我们能协助当事人将无意识变成意识，改变就出现了。而这改变过程，主要包括增强个人的自我，减轻甚至消除超我，同时扩展本我的自觉。学者相信，自我把握了无意识的思想后，就可以将这些思想和知觉的思想作出统合。

▪ 心理分析学派要探索当事人的非意识，主要是采用下列三个技巧：咨询师要保持客观和没有批判性的态度；对从自由联想（free association）过程中所得到的资料作出解释；留意自己和当事人之间之移情关系（transference relationship），以及在治疗情况中当事人在人际关系中的情绪经验。[5]

▪ 移情是心理分析学派咨询过程的核心：简单来说，移情关系是指当事人在咨询过程中将咨询师看作自己生命中的一个重要人物。而咨询师知道当事人或迟或早，总会在这移情关系中将个人困扰的态度和感受指向咨询师。换言之，当事人会将他们和其他重要人物交往的方法转移到咨询师身上，而过程中产生的依赖和沮丧感会促进移情作用之发展。事实上，在心理分析治疗中，移情作用是一个关键，因为透过移情作用，咨询师有机会具体地去观察和了解当事人的人际关系。同时，我们要知道，心理分析治疗的目标，其实就是消解当事人这种转移的意识和感受。

▪ 在心理分析治疗的过程中，咨询师会尝试营造一种安全气氛，好让当事人可以学习表达自己的思想。由于咨询师很温暖，又以接纳和不作批判的态度来和当事人相处，故此当事人就可以自由地对自己当前的行为作探讨，看看是否适当。同时，透过与咨询师的关系和相处，当事人可以对自己和其他人的人际关系有许多深远的新发现。在这过程中，咨询师要求当事人不要作任何思考，以免他因此对自己知觉的意见（联想）作出任何选择，或要决定那是否适当、是否值得说出来；咨询师要提醒他，他唯一要留意的就是尽量直接地将他意识到的一切说出来。这不但是咨询成功之关键，同时也是最基本的技巧性规则，务必要遵守。[6]

• 治疗过程的重点放在当事人的感性因素上，咨询师通常是针对感受来作出妥善处理。

• 修通（working through）是指当事人在接受咨询时，因为要面对不同的情况，他的神经质的矛盾冲突会重复出现，而咨询师就会不断地针对这些矛盾冲突作解说，目的是透过对当事人的防卫机制审查的过程，令当事人自己可以增加自觉和领悟。实际上，加强自觉和领悟是心理分析的主要目标之一。因为心理分析学派的学者相信当当事人对自己的防卫机制和矛盾冲突的根源及当今的情况增进了解时，他就可以选择其他更有效的行为来处理当前的问题了。

• 解释（interpretation）是指在咨询过程中，咨询师所说的话是要提供一些新的资料给当事人。这是心理分析中导致人可以改变的主要动因。许多人误会这些分析是很深入的，其实不然，而且也不一定将孩童时期之经验和当今的行为拉上关系。解释主要包括澄清和界定一些应该继续讨论的主题，亦包括将两个不同的事件、思想和感受并列，然后要当事人作比较；最后还有一项，就是指出当事人行为中所防卫和逃避的成分。

▪ 自由联想（free association）源于弗氏相信在知觉的表层之下所抑制的种种往往会提供很多线索，令我们可以达到更深层次的潜意识。故此他主张在治疗过程中让当事人斜躺在长椅上，而自己则坐在其头部后方，让当事人与自己的交往减到最少，以便当事人可以自由地表达。他将谈话内容进行笔录，主要是集中将当事人之童年经验，以及创伤性事件作出组合、讨论、分析和解释，以带领当事人对自己的问题有所领悟，加强改变的决心。而当事人较为清楚自己的行为和心态后，就可以尝试改变行为、处理问题和适应生活。

▪ 至于梦的分析（dream analysis）也和前者差不多，也基于相似的理由。因为弗氏相信在睡眠中人的自我控制会较弱，故此潜意识的内驱力就会在梦中出现，故此梦之内容其实是一把钥匙，会为我们开启潜意识的门。同时，咨询师往往利用梦境中的资料与当事人进行分析讨论，来促进当事人的自我探讨。

注释

1 Gerald Corey, *Theory and Practice of Counseling and Psychotherapy* (California: Brooks/Cole, 1977), 10.

2 C. H. Patterson, *Theories of Counseling and Psychotherapy*, 2nd ed. (New York: Harper & Row, 1973).

3 Corey, op. cit., 11.

4 徐静：《心理自卫机制》，台湾：水牛出版社，一九七九年，第十六至十九页。

5 Samuel H. Osipow, W. B. Walsh and Donald J. Tosi, *A Survey of Counseling Methods* (Illinois: The Dorsey Press, 1980), 36.

6 S. Freud, "Psychoanalysis, " in William S. Sahakian, *Psychotherapy and Counseling: Techniques in Intervention*, 2nd ed. (Chicago: Rand McNally, 1976), 8.

第二节

〉〉

阿德勒治疗法

1 阿德勒与阿德勒治疗法（Adlerian Therapy）

阿德勒心理学（Adlerian psychology）的创始人是阿尔弗雷德·阿德勒（Alfred Adler，1870–1937）。阿氏往往称为个体心理学（Individual psychology），因他重视人的完整性。他认为人是具创意、有责任感的个体，在自己的现象场域内朝向虚构的目的前进。换言之，阿氏相信人的行为具有目的，而我们是自己这个体生活的主角与创造者。并且，我们每个人都以独特的生活方式来表达个人的目的。他强调人的未来方向远比我们的过去重要。因为人具创意，故能超越年幼时的经验，创造自己。

阿德勒出生于维也纳市郊的一个犹太商人家庭，家境富裕，但他认为自己的童年生活并不快乐。原因是无论如何努力，他总是落后于哥哥。而且，母亲特别宠爱哥哥。虽然父亲较宠爱他，但由于自小驼背，行动不便，五岁时他差点死于肺炎，痊愈后他便决心要当医生。

往后，阿氏曾指出自己的生活目标就是要克服儿时对死亡的恐惧。由于阿氏体弱多病，母亲亦要格外照顾他。但随着弟弟出生，母亲关注的不再是他，他因此感到"失宠"。加上忌妒大哥得到母亲的疼爱，幼年时他已经有很深的自卑感。阿氏上述种种儿童期的经验与记忆，无论是家庭或个人的，都深远地影响他日后所建构的假设和理论。

1895年，阿德勒毕业于维也纳大学，获医药学位。1907年，阿氏发表了有关由身体缺陷引起的自卑感及补偿作用的论文。他认为这一种自卑，一方面能摧毁一个人，使人堕落或发生精神病，而另一方面，它亦能使人发愤图强，补偿自己的弱点。

对心理动力治疗取向的发展，阿德勒是有分量的贡献者。他曾被视为弗洛伊德的学生，事实并非如此。他曾写文章为弗氏的观点进行辩护，亦因此得到赏识，被邀加入弗氏所主持的讨论会，其后他甚至成为弗氏的集团领导人之一，备受弗氏赞誉，并继承其后，成为维也纳心理分析学会（Vienna Psychoanalytic Society）的主席。但在1911年，他辞去了维也纳心理分析学会主席一职，翌年创立了个体心理学协会。至于弗洛伊德，则声称不支持阿德勒的观念，也不承认他是个有能力的心理分析师。

1911年，对阿德勒来说，在学术方面是十分重要的一年。那一年，一位德国哲学家怀亨格（Hans Vaihinger）出版了《"虚构"的哲学》（The Philosophy of "As If"）一书。这书对阿氏的思想产生重大影响。怀亨格主张：人类是凭借一些在现实中并不存在的虚假目标而生活。纵然这些目标在经验上都是虚构的，但我们并不怀疑其真实性。我们的思想和行为都深受其影响。阿氏在怀亨格的概念中看到足以打倒弗洛伊德观点的地方。他领悟到：促使人类作出种种行为的，是人类对未来的期望，而不只是其过去的经验。这种目标虽然是虚构的，但它们却能使人类按照个人的期待作出种种行为。阿氏亦指出，这些目标经常是属于潜意识的。他把这种虚构目标之一称为"自我的理想"，个人借此获得优越感，并能维护其个人尊严。

在第一次世界大战期间，阿德勒曾在军中服役，充当军医。其后，他又在维也纳的教育机构中从事儿童咨询工作，并在维也纳公立学校开创了许多儿童咨询诊疗中心。同时，他亦致力于训练教师、社工人员、医生和其他专业人员，并首创亲子关系的公开讲座。他指出，自己的观点不仅适用于父母子女间的关系，还可以涵盖师生关系。阿氏学说对教师影响深远，后来多位个体心理学家都受到他的影响，将其理念和观点活用于教师教育上。

❷ 人性观

阿德勒在其著作《生命对你意味着什么》(*What life should mean to you*)中指出，一个人在生命最初的四五年，忙于构造他心灵的整体性，并在他的心灵和肉体间建立起关系。他利用了由遗传得来的资源和从环境中获得的印象，将它们修正，以配合自己对优越感的追求。随着第五年的结束，他的人格已经成形。他赋予生活以意义。他追求目标、发展出趋近目标的方式。与此同时，他的情绪倾向等，也都已经固定。[1]

从上文可窥见，阿德勒的理论已摒弃了弗洛伊德的决定论。事实上，阿氏离开弗洛伊德，指出弗氏是过于狭隘地强调人的生物本能和性驱力。虽然两人均认为六岁前的经验影响着成人后的发展。但阿氏并不重视探索过去，他重视人们对于事件会留下何种印象，以及这些印象和记忆如何持续影响其日后的生活。在其他一些重要的项目上，阿德勒与弗洛伊德是对立的。例如阿氏认为人类行为受到社会驱力的激励，而非性驱力影响；人的行为是有目标在导引，以及人格的核心是意识的，而非潜意识的。阿德勒重视人的责任、抉择、生存的意义，以及追求成功与完美，这大异于弗氏的理念。[2]人企图达到优越地位所作的努力，是整个人格的关键。

阿德勒深信，一个人在成长过程中，爱和父母对他的兴趣是影响他性格健康成长的重要元素。遗憾的是，父母自以为是的所谓爱，却往往是纵容姑息和过分保护。结果是，被纵容姑息惯了的孩子会感到自己无能，很需要别人保护和帮助他。一旦父母不在身旁，问题就会出现。阿德勒学者指出，若在孩童期未能及早作出矫正的训练，上述的观念就会成为阿氏称为人的秘密逻辑（private logic）的一部分。所谓秘密逻辑，是指一个人所独具的思想、感受和态度，在导引人如何了解、预测和管理生活中的经验和行为。[3]

卡普齐（Capuzzi）指出，整体而言，在自己可见的生活范畴内，儿童逐渐对自己控制不同事物的强项和限制有所感知。同时，他们也在观察自己在不同处境中的位置。随着年龄增长与身体的成长，个人能力增长，别人对他们的期望亦改变。他们要面对的，是自己是否要回应和如何回应。倘若他们在家庭中感到安全，又觉得自己是有能力的，对来自周围人的注意的需要会减少。同时，他们不再依赖外来的鼓励。

相对地，很多孩子对被爱、被欣赏和家中的安全感作出错误的评估。这些评估往往成为他们行为的依据。阿德勒曾指出，孩子通常是上佳的观察者，但对自己的经验所作的评估和解说，却通常很差劣。阿氏相信儿童广泛感受到的自卑感，是源自孩子早期经验中个人的依赖和细小。而在社会性方面，地位也较低劣。阿氏强调人的社会性兴趣（social interest）和合作。因为他也相信，上述儿童的问题，可以透过社会性互动作出改进。因为奠基于一个成长模式，阿德勒重视个体的再教育和社会性的再塑造。他是主观心理学的先驱，强调行为的内在决定因素。例如：价值观、信念、态度、目标、兴趣，以及个体对现实状况的知觉情形。他是全面性、社会性、目标导向，以及人本主义学派的先锋。[4]

❸ 主要概念和基本命题

根据安斯巴克（Ansbacher）的分析，个体心理学的特征如下：

- 人本——重视每个人和社会的幸福与福利。

- 整合的人——人是一个不能分割的实体。

- 现象学——从每个人的内心世界或角度来看待事物。

- 目的论——认为人的一生是创造性地不断努力实现目标，是被自己主观的未来所牵引，而非被客观的过去所推动。

- 场域理论——认为一个人的感受、思想和行为是与社会、物理环境交互影响的。

- 社会性定向——相信人是主动地回应社会，亦贡献社会。

- 人是根据自己的方法论来运作。[5]

❹ 出生顺序

个体心理学在探讨孩子们的出生顺序方面，有其独特的假设与研究。假设父母之间关系良好，也爱护孩子，一视同仁，个体心理学家指出，即使在这种家庭中，孩子的排行次序仍然会造成个体相当大的差异。阿德勒曾作出相当深入的分析：

老大　家中的老大，总有一段时间得到如独生子女般的专注、重视、注意和宠爱。若父母在生第二个孩子前，忽略了为老大作出种种准备，在措手不及的状况下，老大骤然发觉自己不再是家庭的中心，不再能够唯我独尊，同时发觉另一个孩子成为众人关爱的焦点，而自己明显因着新娃娃的到来而备受冷落与忽略。阿氏强调：问题儿童、神经病患者、罪犯、酗酒者和堕落者所出现的困难与问题，多数是在这种环境之下开始的。明显地，他们大多是在对另一个孩子的降临深感困扰的情况下，铸成了自己整个的生活方式。[6]

老大的地位虽然会造成特殊问题，但如果能有适当的安排与处理，危机是可以避免的。例如，若父母能为老大在各方面作好准备，迎接新娃娃的到来，甚至让他学会帮忙照顾，这将会是老大学习与弟弟妹妹合作的难得起步。

老大的另一个特别之处是，有些人会发展出喜欢保护人或帮助人的性格。不知不觉地，不少老大对弟弟妹妹扮演着父母的角色，照顾、疼爱、支援、教导，甚至斥责。在临床工作中，我的确发现不少老大，无论是大哥或大姐，严肃地承担了父母的责任。随着离婚数量的日增，破碎家庭与单亲家庭中的老大，往往是自愿或在无可选择的情况下扮演了父亲或母亲的角色。甚至在特殊的情况下，他们同时肩负了父母的重担，供养和培育弟弟妹妹。阿氏的说法是：他们觉得自己对弟弟妹妹的幸福负有责任，亦因此他们还会发展出一种善于组织的才能。然而，想保护别人和照顾别人的心态，亦可能导致期望别人依赖自己或是想统治别人的欲望。阿氏还说明，根据自己在欧美研究的经验，他发现问题儿童绝大部分都是老大，紧接其后的是最小的孩子。

家中最小　如上文指出，家中最小的孩子成为问题儿童的情况，仅次于老大，造成这种现象的原因通常是全家都会宠惯他们。而被宠坏的老幺往往无法自立，依赖性特别强。在成长历程中，家人的宠爱与保护，直接或间接地剥夺了老幺独立思维与抉择的机会。最小的孩子是野心勃勃的，但问题是他们缺乏勇气凭自己的力量争取成功。在面对新事物和挑战时，怯懦加上优柔寡断的性格，往往令他们退缩或却步不前，只是期待他人的援手。

其实，老幺在家庭中的处境相当有利：父母兄姐往往都会帮助他。在家中他没有弟弟妹妹，却不乏竞争者。身为备受宠爱的娃娃，固然会面临被宠坏的孩子特有的困难，但由于他有许多竞争的机会，所受的刺激亦较多，有许多事物可以激发他的野心和努力，故此，老幺经常会以异乎寻常的方式发展自己。在人类历史中，最小的孩子超越兄姐，甚至成为家庭的栋梁的事实，是屡见不鲜的。

老二　家中的老二，自出生便和另一个孩子分享父母的关爱。故他通常比老大容易与别人合作。由于生活中始终都有一个竞争者存在，而且，在他前面有一位年龄和发展都领先的兄姐。故此，他必须使出浑身解数，时刻保持剑拔弩张的状态，努力奋发要超越，甚至征服、胜过其兄姐。

身为老二的人，通常不甘屈居人后。即使长大成人离开了家庭，他们往往会找一个竞争对手，将自己与那一位被视为占有较优越地位的人互相比较，并且千方百计要超越他。

中间 在家中排行中间的孩子，科里认为他们会有被挤压出局的感觉，会觉得人生不公平，自己觉得是被骗而出生。这些孩子可能会有"可怜可怜我"的心态，并发展成为问题儿童。[7]

独生子女 科氏认为独生子女拥有与老大相似的特征。他们缺乏与其他小孩合作分享的机会，日常打交道的多为成年人。由于他们往往受到母亲的宠爱，故颇为依赖母亲。独生子女总是希望自己是众人注意的焦点，一旦不被注意和重视，就会感到不公平。他们长大后，若失去众人的注意，会产生许多心理调适的问题。

阿德勒极之重视一个人的出生次序。他认为其重要性等同于父母教养子女的方法。[8]不过，其他阿德勒学派的学者不一定认同其观念。亦有学者进一步指出，除了出生次序之外，一个人的性别角色在家庭中手足的心理性地位上亦扮演重要角色。

丁克迈耶等（Dinkmeyer, Dinkmeyer & Sperry）在人的出生次序上，有相当尖锐的观点。他们认为人的出生次序本身毫无意义，因为出生次序并不能反映孩子的态度和行动、在家庭中的联盟，以及孩子面对家庭系统时独特的处理方法。佩珀（Pepper）指出，由于家庭环境在不断改变，故此，严格来说，没有任何两个孩子是出生于完全一样的家庭状态。家庭会有一系列转变，如：父母年龄增长、较前聪明、变得较富有或贫穷、搬家或转行、离婚、再婚或死亡等。佩氏认为，出生次序的重要性，最多只能显示在统计概率上的一些普遍性物质而已。[9]

⑤ 社会兴趣

奇方（Kefir）指出，社会兴趣可能是阿德勒最重要和独特的观念。所谓社会兴趣，是指个体能知觉自己是人类社会中的一分子，以及他在处理社会性事务时的态度，包括为人类追求美好的未来。一个人的社会化过程始自儿童期，这一过程使个体找到立足点，并且获得归属感和贡献感。[10]

阿德勒将社会兴趣等同于同感（empathy）。而谢尔曼（Sherman）等则指出，能够与别人分享和关怀别人的福祉，是心理健康的一项指标。[11]个体心理学的经验可以验证一个简单的结论：罪犯对别人丝毫不感兴趣。他们与人合作有很大限制，在超过某一限制时，他们便开始犯罪。或者，当某个问题难度很大，他无法解决时，他与人的合作便会崩溃。阿德勒指出，人的一生所面对的问题就是社会问题。他相信种种问题得以解决，首先是要我们对别人有兴趣。问题是，罪犯通常是冷漠、对他人的疾苦毫无感觉的一群人。

一个人生活在世上，必须在一些社群中找到某种程度的认同感和归属感。找到立足之点，被人接纳，被视为重要和有价值的人，又感到安全和产生自尊，这些是人的基本需要。故此，人必须在与他人的互动、共处以及需要承担责任的活动和过程中找到自己独特的贡献方式。个体心理学指出，许多人的问题是害怕被自己重视的群体所否定。归属感不足或根本缺乏时，焦虑不安就会令我们欠缺勇气去处理我们的问题。

个体心理学研究发现，罪犯和问题儿童、神经病患者、精神病患者、自杀者、酗酒者和性欲倒错者所表现出来的失败和错失，都属于同一类型：全部在处理生活问题上失败了。尤其明显的是，他们每一个人都缺乏社会兴趣，对他人漠不关心。阿德勒在论到罪犯时，除了强调犯罪是一种悲剧的同时，亦强烈阐明罪犯并非异常的人种，更不是疯子。他认为罪犯们是因为不了解社会生活的要求，再加上不关心他人，所以在要解决问题、克服困难和挣扎成为优越者的过程中，采用了不智和错误的方法。[12]

由于人类学会了合作，所以有社会分工。这是人类社会进步的保障。因为人类的社会兴趣，大家合作分工，于是可以利用不同训练的结果，并将许多不同的能力和活动组织起来，以使他们对人类共同的幸福有贡献并保证人类的安全和持续发展。莫萨克（Mosak）指出人需要去面对和胜任五个任务。阿德勒学者称为生命的任务（life task），包括与他人维持关系（友谊）、贡献一己所能（工作）、维持亲密关系（爱与家庭关系）、自处（自我接纳）和发展精神层面的修养（包括价值观、人生意义、生活目标，以及我们与宇宙的关系等）。[13]

上述五项人生任务清楚显示阿德勒学派重视人生性别的界定，人与人的互动和相处、合作和互相依赖抉择。五项任务中的自处，是指我们对自己的看法和感觉，异常重要，因为这是一个人在生活的多方面，包括工作、家庭关系、人际关系中取得成功的基础和先决条件。

6 自卑感与优越感

阿德勒视人的自卑情结（inferior complex）是个体心理学的重大发现之一，他相信每一个人都有不同程度的自卑感。没有人能长期忍受自卑的感觉，人们一定会采取某种行动来解除自己的紧张状态。阿氏将自卑情结定义为："个人面对一个他无法适当应付的问题，而自己又感到绝对无法解决那问题，此时出现的就是自卑情结。"[14]

阿氏指出自卑感会造成紧张，所以争取优越感的补偿动作就会同时出现。但要留意的是，其目的不在于解决问题。争取优越感的动作总是朝向个人生活中无用的一面，欠缺面对真正问题的勇气。

论到如何帮助那些用错误方法来追求优越感的人，阿氏认为最重要的是认清：对优越感之追求是人类的通性。明白了这一点，我们就会放下对他们那种负面的看法。反之，我们能设身处地同情他们的挣扎。总的来说，阿氏在童年期所经历的自卑感和挣扎，令他对自卑感与优越感有超乎常态的兴趣与关注。在自卑情结中挣扎的人，往往深信自己在合作中获取成功是不可能的，结果是丧失了在生活中朝向积极、有用的方向所必须具备的勇气。

对于人类对优越感的要求这一点，阿氏有其独特的信念和说法。他相信在每件人类创作的前段，都隐藏着对优越的追求，这是所有对人类文化贡献的泉源。[15]

7 不良适应的本质

阿德勒对不良适应的研究，可以通过他对神经官能症（neurosis）的研究来作出说明。他这样描述神经官能症：

- 是个人对自己和世界有一种错误信念，包括错的目标和错误的生活方式。

- 是个人会诉诸不同形式的变态行为，目的是要保护他或她对自己的信念。

- 当一个人感到自己无法成功面对当前的处境时，上述的防卫与保护行为就会出现。

- 他所犯的错，包括自私自利，没有考虑和顾及他人的福利。

- 对上述各项过程，个体缺乏知觉。[16]

以上五项针对神经官能症的描述，其实是一个人适应不良所产生的结果——自卑情结。为了避免人们产生混淆，阿德勒郑重指出：自卑的感觉和自卑情结是截然不同的两回事。事实上，在人生中，我们往往发觉自己在不同处境下会有有待改进之处。换言之，人人都会在不同的时空有自卑感。[17]但若个体感受到的无能感与不当是锐不可当的，而他自己又无法正常发展，此时，他所经历的自卑，已经变态成一种情结（complex），自卑情结于是出现。[18]

阿德勒亦指出，有自卑情结的人，往往会透过一种补偿来达致个人的优越感。遗憾的是，这种补偿行为的目的并非解决问题，而是保存生命中无用无效的一面。[19]

神经官能症患者往往逡巡于自卑感与优越感之间。他们往往很有野心，却缺乏勇气。他们最怕被视为失败者。由于不想面对这残酷的现实，也为了面子问题，他们采取不同的策略，包括离避（avoidance）、转移（displacement）、投射（projection）、逃避（retreat）、无助行为（helplessness）和迂回行为（detouring）等，这些行为反映出他们内心深处的恐惧。不过，上述种种征候却具有强大的社会重要性。因为有这些征候的人，除了离避个人责任之外，往往亦同时在操控其他人。[20]事实上，这种神经官能症患者是不断在自己与他人、自己与环境，以及自己与工作之间设置心理距离。这是典型的"对，不过……"性格。基本上，他们知道自己应有所改变，却做不到。或者，更准确地说，他们不会去改变。[21]

8 咨询过程

○ 咨询过程

阿德勒学派的咨询过程包括四个阶段：

- 建立关系；

- 研究个体的生活方式；

- 对生活方式的解说；

- 重新定向。[22]

○ 治疗目标

在阿德勒眼中，当事人不是患者，并不需要治疗。事实上，阿德勒疗法是一个成长的模式，并非治疗模式。

根据咨询师与当事人的契约关系，透过探讨、澄清和再教育，咨询师协助当事人重新订定建设性的正确目标。德雷克斯（Dreikurs）等指出，阿德勒学派的基本目标很具体，是要培养当事人的社会兴趣。在咨询过程中，透过咨询师的协助，当事人的自我觉察增强，然后就可以修正其基本假设、人生目标和基本观念。[23]

莫萨克指出，培育社会兴趣是最主要的目标。透过再教育，咨询师协助当事人能在施与受之间感到公平，可以学习愉快地在社会中生活。[24] 莫氏将阿德勒学派的咨询目标列出如下：

- 培养社会兴趣。

- 协助克服挫折感与自卑感。

- 修正观点与目标。换言之是改变当事人的生活方式。

- 修正错误的动机。

- 协助当事人感受到自己与别人是平等的。

- 协助当事人成为社会上有贡献的人。

○ 建立咨询师与当事人的关系

基于阿德勒学派对人的问题、适应不良和神经官能症的研究及看法，此学派的咨询师相信，当事人纵然愿意寻求咨询，但其内心往往会有以下的担心和恐惧：

- **自己有缺点，不完美** 当事人担心自己无法达到咨询师的要求和期望。

- **暴露自己** 当事人不想咨询师知道自己的过失。

- **被指责和非难** 当事人很依赖咨询师的认可。

- **被嘲弄讪笑** 当事人往往因为害怕被咨询师嘲讽和讪笑，决定不揭示自己的征候。

- **被利用** 当事人不信任咨询师。

- **无法获得帮助** 当事人对咨询师缺乏信心，担心对方无法帮助自己。

- **服从命令** 当事人坚持自己的看法与作为，不愿意服从他人，包括咨询师的命令。

- **面对责任** 当事人缺乏勇气，故此在人生中屡战屡败。面对咨询师，他也会害怕自己无法完成对方的要求与任务。

- **不愉快的结果** 当事人处于强烈的恐惧中，而且，往往是习惯性地预期咨询只会带来灾难性的结果。[25]

阿德勒学派同仁相信，当事人面对咨询师所产生的焦虑和危险，其实就是他们生活整体的一个缩影。咨询师对他们的担忧有所了解，明白凡此种种担忧惊惧，都是当事人自己的自卑情结与优越感的连续统一体所导致的动态。这深层分析的知识，对咨询师了解当事人的种种自我防御十分重要。事实上，基于上述种种预期的危险和其所导致的焦虑，当事人在咨询过程中会出现较多的防卫行为，亦会充分装备自己以期抗衡咨询师。面对这种处境，当咨询师明白当事人深层的惊惧与脆弱而真诚地接纳对方时，咨询过程中最重要的条件和要素——了解、体谅、同感和接纳的态度，就会逐渐发挥其治疗功能，促使当事人改变与成长。

要建立与维持良好的治疗关系，鲍维斯等（Powers & Griffith）认为在第一次会谈时应提出的问题包括：

- 为什么你今天来找我？

- 你从前如何处理自己的问题？

- 如果没有这些困扰，你的生活会有什么不同？（或如果摆脱了这些困扰，你会做些什么？）

- 你期望我们之间的合作有什么成果？[26]

○ 了解当事人

为了认识和了解当事人，咨询师会专注聆听，密切观察其感受和举止，界定其信念、知觉及生活方式。同样重要的是，咨询师要有能力将个人的了解透过沟通传达给当事人。阿德勒学派的咨询师相信，在咨询过程中，无论是当事人的言语还是他们的行为都很重要。例如，在一次面谈中，当事人是一位二十七岁的专业会计师王晓东。在他踏进咨询室的时候，咨询师已发觉王晓东十分拘谨小心，焦虑与不安充分反映于其坐立不安的小动作中。在与咨询师沟通时，王晓东时刻在逃避与咨询师有任何眼神的接触。而每一次表述之前，他总会小心翼翼地先征得咨询师的同意。至于说话时缺乏个人的观点立场，努力迎合咨询师的看法与一再的自贬和自责，是在不断地反映其生活方式。

由于咨询师真诚的态度和接纳，王晓东慢慢安定下来，其表述逐渐具体化，而其生活方式亦逐渐显露。关键点是，其自卑情结严重地影响了其生活方式。其中包括他的社会兴趣异常薄弱。事实上，在咨询过程中，咨询师发觉他完全没有朋友，而生活中的社交也是一片空白。

如上文的叙述，咨询师会协助当事人探索自己的爱情、工作、友谊及和邻舍的关系。其后，咨询师亦促进当事人表达有哪些范畴是他们希望有所改变和改善的。除了一些直接与具体的微细问题，如询问当事人是否接纳自己、是否有归属感、是否满意自己的人际关系，咨询师也可能协助当事人探索一些较宏观的问题，如人生意义、人生目标和价值观等。除了探索现在，亦探索过去与未来的成长方向和选择。

○ 引导、鼓励与洞察

科里指出，阿德勒学派虽然注重支持，但亦强调对质的重要。咨询师会鼓励当事人发展洞察力，以至自己可以知觉错误的目标和自我挫败的行为。在过程中，咨询师会运用解释的技术。重点是当事人此时此地的行为和意图中的期望。解释的重点是行为和结果，并非促成的因素。透过解释，咨询师能协助当事人察觉其生活方式，包括生活方向、目标与意图。[27]

为了使洞察成为行为，咨询师会运用引导和适当的协助来促进当事人作出崭新的、有效能的选择。透过引导，当事人要勇敢地作抉择，并修正自己的目标。在引导与协助当事人的过程中，咨询师运用的技术很多元。至于在实际的应用上，由于其成长模式的特色，咨询师可将其应用在很多不同领域。包括个别咨询、儿童与青少年咨询、亲子咨询、婚姻与家庭咨询、团体咨询、文化冲突、矫正与复康咨询等。

❾ 评估与分析

阿德勒学派进行评估的主要目的是了解当事人的生活方式如何影响其当前的功能。故此，有关性格、能向、成就、兴趣或智能的测验不常用。

在生活方式的评估上，包括要了解当事人的家庭集群（family constellation）和其早年的记忆。事实上，每一个孩子在家庭中，包括与手足的关系，都会创造一个独特的生活方式。咨询师会要求当事人描述自己和手足在儿童时期的状况，借此有进一步了解。

为了进一步了解当事人的生活方式，阿德勒学派亦例外地运用一种标准化测验——生活方式量表（lifestyle scale，Kern, 1982）。这量表最宜在遴选时采用。学者认为，若将此量表与其他接案（intake）工具和程序，如家庭集群问卷和上述的生活方式面谈等作适当的结合，往往可以全面剖析当事人的家庭生活方式。[28]

注释

1 Adler, A. (1958). *What life should mean to you*. (New York: Putnam's Capricorn Books).

2 Corey, G. (1996). *Theory and Practice of Counseling and Psychotherapy*, 8th ed. (CA: Brooks/Cole).

3 Capuzzi, D. & Gross, D. (1995). *Counseling and Psychotherapy: Theories and Interventions*, (New Jersey: Merrill).

4 Corey, G. (1996). *Theory and Practice of Counseling and Psychotherapy*, 8th ed. (CA: Brooks/Cole).

5 Ansbacher, H. L. (1977). Individual Psychology. In R. J. Corsini (ed.), *Current Personality Theories* (Itasea, IL: Peacock), 45-82.

6 Adler, A. (1958). *What life should mean to you*. (New York: Putnam's Capricorn Books).

7 Corey, G. (1996). *Theory and Practice of Counseling and Psychotherapy*, 8th ed. (CA: Brooks/Cole).

8 Dinkmeyer, D. C., W.L., Pew, W.L., Dinkmeyer, D. C. JR. (1979). *Adlerian Counseling and Psychotherapy*. (Monterey, CA: Brooks/Cole).

9 Pepper, F. C. (1971). Birth Order. In A. G. Nikelly (ed.), *Techniques for Behavior Change* (Springfield, IL: Chas. C. Thomas), 49-54.

10 Kefir, N. (1981). Impasse/Priority Therapy. In R. J. Corsini (ed.), *Handbook of Innovative Psychotherapies*. (New York: Wiley).

11 Sherman, R. & Dinkmeyer, D. (1987). *System of Family Therapy: An Adlerian Integration*. (New York: Brunner/Mazel).

12 Adler, A. (1958). *What life should mean to you*. (New York: Putnam's Capricorn Books).

13 Mosak, H. (2008). Adlerian Psychotherapy. In J. R. Corsini & D. Wedding (eds.), *Current Psychotherapies*, 8th ed. (Itasca, IL: F. E. Peacock).

14 Adler, A. (1929). *The Science of Living*. (New York: Greenberg).

15 Adler, A. (1958). *What life should mean to you*. (New York: Putnam's Capricorn Books).

16 Adler, A. (1956). (1)The Neurotic Disposition; (2)Psychology of One; (3)Social Interest In H. L. Ansbacher & R. R. Ansbacher (eds.), *The Individual Psychology of Alfred Adler: A Systematic Presentation in Selections from His Writings* (New York: Basic Books)126-162; 205-262.

17 Adler, A. (1958). *What life should mean to you*. (New York: Putnam's Capricorn Books).

18 Adler, A. (1929). *The Science of Living*. (New York: Greenberg).

19 Dinkmeyer, D. C., Pew, W. L., Dinkmeyer, D. C. JR. (1979). *Adlerian Counseling and Psychothera-*

py. (Monterey, CA: Brooks/Cole).

20 Dinkmeyer, D. C., Pew, W. L. & Dinkmeyer, D. C. JR. (1979). *Adlerian Counseling and Psychotherapy.* (Monterey, CA: Brooks/Cole).

21 Dinkmeyer, D. C., Dinkmeyer, D. C., JR., & Sperry, L. (1987). *Adlerian Counseling and Psychotherapy* 2nd ed. (Columbus, OH: Chas. E. Merrill).

22 Rule, W. R. (1985). An Adlerian Perspective. *Journal of Applied Rehabilitation Counseling,* 16, 9-14.

23 Dreikurs, R. & Mosak, H. H. (1967). The Tasks of Life: II. The fourth Task. *The Individual Psychologist,* 4, 51-55.

24 Mosak, H. H. (1977). *On Purpose* (Chicago: Alfred Adler Institute of Chicago).

25 Shulman, B. H. (1973). *Contributions to Individual Psychology* (Chicago: Alfred Adler Institute).

26 Powers, R. L. & Griffith, J. (1987). *Understanding Life-Style: The Psycho-clarity Process* (Chicago: Americas Institute of Adlerian Studies).

27 Corey, G. (1996). *Theory and Practice of Counseling and Psychotherapy,* 8th ed. (CA: Brooks/Cole).

28 Gilliland, B. E., James, R. K., & Bowman, J. T. (1989). *Theories and Strategies in Counseling and Psychotherapy* (New Jersey: Prentice-Hall).

第
三
节

》》

当事人中心治疗法

❶ 罗杰斯与当事人中心治疗法（Client-centered Therapy）

1940年罗杰斯（Carl Rogers）初步尝试将一种新的心理治疗方法具体化，他所采用的新原则与新方法，很快就被冠以"非指导式咨询"（Non-directive Counseling）的称号。而在1951年，罗氏的《当事人中心治疗》（*Client-centered Therapy*）一书出版，书中将"非指导式咨询"的名称改为"当事人中心治疗法"，这改变不仅是语意上的，最重要的，是标明了一项重大的转变——脱离过往消极、狭隘的说法，而积极地以当事人成长的潜质为焦点。

一直以来，心理分析家（psychoanalyst）在整个治疗过程中是至高无上的主宰，他们以分析来控制当事人。换言之，心理分析家的分析与定向决定了当事人的言行举止。而罗杰斯的当事人中心治疗法则是将权力从治疗师手中取回，移交给当事人，同时亦以"当事人"（client）一词取代了"病人"（patient），这是一项令人鼓舞的改进。

❷ 当事人中心治疗法与人本心理学

1942年，在罗杰斯的《心理咨询与治疗》（ *Counseling and Psychotherapy* ）一书出版之际，美国的心理治疗共有两大主流：一为心理分析，这一派主要的心理治疗师为医生，许多其他的心理治疗师与咨询师亦以弗洛伊德的理论和解释来作治疗的根据。二为指导咨询（Directive counseling）。在这两派的治疗方法中，治疗师都被视为专家，除诊断与分析当事人外，还会主宰当事人应走的路向。

罗杰斯当时以"心理学的第三势力"——人本心理学（Humanistic psychology）倡导者的形象出现。因为他一生大力宣扬人的尊严与价值，故此也致力于发展一套建基于人的尊严与价值的心理学。根据多年的研究与工作经验，罗氏对人的本质，对人的看法是与心理分析家相背驰的。在他看来，人的本质是好的，在良好的环境下让他的潜质自由发展将会是健康而具建设性的。基于此信念，罗氏曾说过："心理治疗不是在操纵一个消极被动的人格，相反地，是要协助当事人，让他的内在能力与潜质得以发展。"

❸ 人性观

罗杰斯否定了心理分析学派对人那种相当悲观消极的看法，他对人有极大的信心，强调每个人的价值和个人的尊严。同时，他也深信每个人都有权表达自己的信念和掌握自身的命运。故此，在当事人中心治疗理论中，罗氏提出的人性观是绝对积极和乐观的。他相信人是理性的，能够自立、对自己负责，有正面的人生取向，因而可以达致独立自主，获致生活的进步，从而迈向自我实现。同时，罗氏还相信人是建设性和社会性的，值得信任，也可以合作。他又指出，人有能力去发现自己心理上的适应不良，可以改变自己来寻求心理健康，且晓得尊重他人，能够对别人产生同感的了解，发展亲密的人际关系。故此在罗氏看来，心理治疗根本就不必考虑如何去控制人的侵略性冲动，而只是"将一个具充分潜质的人早已存在的能力释放出来"。[1]

基于上述对人的看法，罗氏所发展的当事人中心治疗理论一开始就肯定了人本身是有能力去有效解决个人问题的。而且，罗氏相信人具有成长的冲动（growth impulse），把人安排到适当的环境中，就可以促进其努力达致成熟的行为，从而得享生活的满足。简单地说，罗氏坚信人最基本的生存动机就是要全面地发展自己的潜能，要获致成长和实现自己。

除此之外，基于人性观与弗氏的看法的大异，罗杰斯也否定了咨询师权威角色的观念。相反地，在咨询过程中，他将最基本的责任放在当事人肩头上。换言之，当事人是主动的，而咨询师则处于被动地位，做跟随者。

对于人的情绪困扰的问题，此派亦有其独特的看法。罗氏承认人有负面的情绪出现，如愤恨、恼怒、失望、悲痛和敌视等，不过，这些情绪的出现，是由于人在爱与被爱、安全感和归属感等基本需要上受了挫折，得不到满足。

当事人中心理论也很重视人的自我概念，罗氏认为人的行为是基于他对自己的看法而产生的，而人的自我概念，是透过他与环境的相交而成形的，主要是透过与环境中所出现的生命中的重要人物的相交。

❹ 当事人中心治疗法的原理

罗杰斯在他的理论中肯定了每一个当事人都具有一定的潜质、是积极的、有可能达致"自我实现"（self-actualization）的最高境界。至于治疗师，最主要的是要有亲切和接纳的态度，尽量尝试设身处地去了解当事人的心情和观点，同时透过适当的沟通方法，将上述各项信念传达给当事人。在整个过程中，当事人是操主权者，治疗师不会分析当事人的话语，只是集中让当事人自审其话语，希望能提供一面"镜子"，让当事人能在这面"镜子"中"看见"自己，然后采取改善的行动。此外，治疗师绝不会更改当事人所说的内容，但会协助他作澄清与整理的工作。此时，当事人会感受到治疗师完全的接纳，在毫无压力的情形下，他就可以自由自在地表达自己的感受，然后进一步地了解自己，引致在新的方向下，采取积极的行动。

当事人中心治疗法主要的观念是一种治疗关系（therapeutic relationship），这关系包括真诚、无条件的绝对尊重和同感（genuineness，unconditional positive regard，empathy）。罗杰斯认为：当这种关系存在时，一种治疗的过程就会出现，而行为与人格上建设性的改变亦会随之发生。罗氏认为下列六项是一个治疗过程必须具备的条件。他指出，在咨询过程中，倘若以下六项条件都出现，就足以产生建设性的性格改变：

- 两个人有心理上的接触；

- 第一个人（指当事人）是在一种无助、焦虑与混乱的状态中；

- 第二个人，即治疗师，在这"关系"中是在一种真诚、和谐协调的状况中；

- 治疗师对当事人产生一种无条件的接纳与尊重；

- 治疗师能对当事人产生同感，不再从自己的观念立场来看对方；

- 当事人能体会到治疗师对自己的尊重和同感。[2]

其实，当事人中心治疗法是一个"如果一于是"的命题。罗杰斯相信如果某些条件出现，当事人就会变得较有能力发挥自己的潜质，并迈向自我实现。罗氏相信自我实现是与生俱来的自然倾向。换言之，人都希望能充分发展自己的潜能，以期能维持和促进个体的成长。[3]同时，罗氏更强调这种迈向自我实现的奋斗和努力是每一个人生存最基本的推动力。此外，在他的假设中，上述的六项条件不单是适用于心理治疗，就算在所有的人际关系中，这些也是使人产生积极性格改变的必要和全部条件。

5 目标

罗杰斯曾经指出，多数人寻求咨询的原因是要为"我是谁"这个问题寻找答案。他们通常会问：

我可以怎样发现真正的我？

我怎样可以成为自己最希望成为的人？

我怎样可以成为真正的"我"？

在当事人中心理论中，咨询的目标主要是要与当事人建立一个适当的关系，来协助对方成为一个达致完全功能的人（fully functioning person）。罗氏指出，研究实证显示咨询过程产生了学习，就是说当事人通常会出现下列各种的改变：

- 对自己有较实际的看法；

- 较具自信，较有能力自主；

- 能够对自己和自身的感受有较大的接纳；

- 对自己有较积极的看法和评价；

- 较少对自己的经验作出压抑；

- 行为上表现得较成熟，较社会化，适应力亦较强；

- 压力对他的影响程度降低，同时，他亦较易克服压力和挫败感；

- 性格上显得较为健康，人亦变得较具统合性的功能；

- 对他人有较大的接纳。

总的来说，当一个人逐步走向自我实现时，罗氏认为他们会开放自己，信任自己，懂得按照自己内在的标准来对事物作评估。同时，他们也认识到人生其实是一个过程，而我们应注意的是在这过程中不断地成长。[4]

❻ 咨询的基本条件：真诚、无条件的绝对尊重与同感

罗杰斯认为，在咨询过程中，咨询师必须要创造一个良好的人际关系，好让当事人善加利用自己所拥有的资源。他强调，如果咨询师能够提供足够的、高层次的基本条件，包括真诚、无条件的绝对尊重和正确的同感等，再加上当事人是乐意被帮助的，又能在起码的程度上体会咨询师所提供的治疗性条件，当事人就会向前进步，产生建设性的性格改变，而且这种改变不只限于咨询室中，更会延展到当事人

的日常生活中。

真诚　在当事人中心治疗理论中，真诚是三个基本条件中最重要的一个。这一点反映出存在主义的思想对当事人中心理论所产生的影响。人本主义和存在主义的理论都强调在治疗过程中当事人必须体验到咨询师的真诚。那就是说咨询师在这关系中是一个真实的人，不会虚伪地保卫自己，不会只是在扮演角色，不会将自己藏在一个专业咨询师的假面具后面。相反地，他以真正的自己和当事人相处，是表里一致的，在咨询过程中愿意和当事人作个人分享。甚至一旦对当事人产生某种独特的感受，他也能坦诚地告诉当事人。

无条件的绝对尊重　罗杰斯指出，在咨询时，咨询师要在对当事人没有任何要求和企图的心态下，向对方表示温情和接纳。这就是当事人中心理论所指的无条件的绝对尊重。实际上其中主要包括两个重要因素。其一是罗氏所指的珍视（prizing），就是咨询师很珍视当事人，在过程中，不停地向对方传达一种温暖和关心；其二就是无条件的接纳和无占有欲（nonpossessive）的重视。事实上，在咨询过程中，咨询师往往会发现当事人的问题不少是明知故犯，或者是咎由自取的。在这种情形下咨询师很可能会对当事人产生不满甚至否定的情绪。倘若我们有这种表现，咨询就会马上中断，故此，务要防避这种情况出现。防避的有效方法是先要操练自己养成高度的自觉，随时敏锐地清楚个人当前的感受，以便在第一时间作出调整。不过，更基本的是，我们要清楚分辨，我们所接纳、尊重的是当事人这个人，并非他的行为，这样一来，无条件的绝对尊重就较容易产生了。而且，要求咨询师对当事人作出尊重，并不等于要求他批准与赞同当事人反社会和不适应的行为与思想。我们对当事人的尊重，是直接指向当事人这个人，而不是他的某些特别的行为。[5]

还有一点是我们所不能忽略的，无条件的绝对尊重是基于对当事人的接纳，是由于咨询师相信并尊重当事人是一个独特且有价值的人，具有一定的潜质，相信他自己有能力从自身发掘出有关的资源来促进自己的成长，而最后他会认识到自己是有能力去对自己的生命负责的。

同感　前述的尊重和真诚，为同感奠下了稳固的基础。同感是当事人中心治疗法的关键点，而事实上这理论乃根据这观念而定名。根据卡可夫的理论，同感是整个治疗关系中最重要的成分。他强调咨询过程中一旦欠缺了同感，这咨询就会一事无成，毫无效果。同时他将同感视为促进和支持当事人进行自我探讨的核心，是很具影响力的。[6]

要达到正确的同感，咨询师要先放下自己主观的参照标准，设身处地地以当事人的参照标准来看待事物和感受事物。正如罗杰斯所言："咨询师要尽自己所能代入当事人的内心参照标准，从当事人的角度看世界，看当事人有如他看自己一样。透过这种做法，咨询师一方面可以放下所有成见，另一方面又可以将这种同感的了解传达给当事人。"[7]不过，罗氏在《导致治疗性个性改变的必要足够条件》(The Necessary and Sufficient Conditions of Therapeutic Personality Change) 一文中，曾经将他的定义略为修改，"体会当事人的内心世界，有如自己的内心世界一般，可是却永远不能失掉'有如'这个质素——这就是同感。"[8]

罗杰斯曾说："在某种关系中，对方会自己发现有能力利用这种关系来成长。我若能提供这关系，当事人的个人成长及发展便会出现。"[9]他在这里所指的关系，其实就是由前述的三个咨询的基本条件所形成。由此可见，当事人中心治疗法根本不重视技巧，更看重的是咨询师的态度。故此，采用当事人中心治疗法的咨询师，其个人本身远较其言谈技巧和学历重要。在咨询过程中，他要能够和当事人站在同等的地位，以当事人的参照标准来看待事物和感受事物，协助和鼓励对方继续发展自觉。此外，他本身同样也要增强个人的自觉，努力成长，以便在工作中真正可以产生效果，可以促进当事人迈向自我实现。罗氏深信咨询师应重视个人的态度，而不是咨询的技巧。他指出，在一个理想的咨询关系中，咨询师应该有以下的表现：

- 有能力和当事人全面地沟通；

- 所作的回应经常切合当事人想要表达的意念；

- 对当事人能平等地看待；

- 能够了解当事人的感受；

- 设法谋求了解当事人的感受；

- 掌握当事人的思路；

- 在语调上能反映出他完全体会当事人的感受。[10]

7 当事人中心治疗法的特征

- 咨询的目标，不只为当事人解决问题，还直接指向人的独立和统合，来协助当事人成长。

· 当事人中心治疗法的焦点是"人"，而不是"问题"。

· 罗杰斯视整个咨询关系为当事人的成长历程，因为他相信人具有成长、健康和适应的驱策力。故此在咨询师的协助下，当事人可以除去成长之障碍，恢复正常的生长和发展。

· 不重视智性方面的因素。强调在各种情况中人的情绪是问题的重点。因为许多时候我们头脑中知道该如何取向，只不过克胜不了情绪。所谓"知易行难"，在受到情绪影响时，人会有身不由己的表现。

· 此种方法一改心理治疗的惯例，不再将重点放在当事人的过去，而是直接处理当事人现在的情况，尤其是他当前的情绪状态，以此为治疗过程的重点。

· 当事人中心学派第一个强调治疗性的关系的理论，而且声称这关系本身就是一个成长的经历。

· 强调当事人在咨询关系中出现的改变。换言之，不是期望咨询的成效在咨询后出现，而是要在咨询过程中让当事人增进对自己的了解，学习独立自主地在当下作出重要的抉择。此外，要导引当事人可以成功地以成人的方式和别人相处。[11]

· 把咨询过程的焦点集中于对当事人的能力的信赖，同时也要负责去发现更多的途径，从而实现更全面的接触。

· 强调着眼于当事人的现象世界。咨询师达到正确的同感后，就能清楚了解当事人的参照标准（frame of reference），而他所关心的是当事人对自身和对世界的看法。

· 在咨询过程中，咨询师和当事人都要全然地投入。咨询师在过程中不是一个权威或专家，而是当事人的同仁或友伴，以一种真诚、尊重、信任、了解和温暖的态度，陪伴着当事人，让他在毫无焦虑的情况下，自由表达此时此地的感受，探讨自己和经验自己，同时学习承担责任，自己决定目标，且朝着这目标有所行动。

▪ 当事人中心治疗理论其实并非一套理论，更不是一套教义，而是一种信念和态度。

▪ 罗杰斯相信，当事人中心治疗理论中所指的关系并不局限于咨询过程，而是同样出现在其他情况下。他强调："我长久以来有一个信念，就是相信具治疗功能的关系只不过是人际关系中的一个例子。事实上，我深信同样的法则是辖制着所有的人际关系的。"

▪ 同样的治疗原则可以适应于所有的人，无论是正常的，还是患神经官能症的，甚至是患精神病的人，都可以应用。[12]

8 儒家教育思想与罗氏学说之共通点

几年之前，自美返港后，我发觉咨询不但在一般社会工作范围中日益受到重视，同时，咨询服务也开始在学校中正式推行。而当事人中心治疗法是较普遍被采用的一种咨询方式。此一西方人所创立的理论，能在短时间内被中国人接纳与采用，是否具有其独特的因素呢？今日香港社会虽受西风之感染，但中国传统文化中的主体儒家思想仍是有着深远影响的。再看当事人中心治疗法的创始人罗杰斯，他不但是人本心理学家的领导人物，而且被誉为伟大的教育家。[13]故此我愿意尝试从儒家教育思想与罗氏的学说中寻索两者的共通点，看看可否解释罗氏的学说为何可以在短短的时间内在中国人的社会中获得接纳。

○ 人文主义的教育

儒家以人文主义的教育思想为本体，注重身心的修养。而罗杰斯亦自称人本心理学家，他的教育哲学亦以人文主义为基本。他重视学生的个体差异，个人的价值、地位与尊严，对学生有绝对的信任和接纳。这与孔子有教无类[14]及因材施教的主张实在是如出一辙的。

在《自由学习》（*Freedom to Learn*）一书中，罗氏曾指出适合个别学生的学习才是有效的学习。[15]此教育上的基本态度自孔子开始即已被重视。孔子曰："生而知之者，上也；学而知之者，次也；困而学之，又其次也；困而不学，民斯为下矣。"[16]

子曰："中人以上，可以语上也；中人以下，不可以语上也。"[17]又曰："唯上知与下愚不移。"[18]孔子很重视学生个体差异，由他对学生的看法可见，他的确是观察入微的。他曾说："从我于陈、蔡者，皆不及门也。德行：颜渊、闵子骞、冉伯牛、仲弓。言语：宰我、子贡。政事：冉有、季路。文学：子游、子夏。"又曰："柴也愚，参也鲁，师也辟，由也喭。"

子曰："回也其庶乎，屡空。赐不受命，而货殖焉，亿则屡中。"[19]由此可知他对每个学生的个性、智慧、特长、行为都有清楚的认识，进而因材施教，以求适应个别学生之需要与能力。

至于孟子，亦有"君子之所以教者五：有如时雨化之者，有成德者，有达材者，有答问者，有私淑艾者。此五者，君子之所以教也"之说法。[20]可见，孟子之教学亦重视个别之适应。

○ 教育的目的

《大学》《中庸》两书包含着儒家的全部伦理哲学与教育哲学。孔子在《大学》首章上论教育之目的为"在明明德，在新民，在止于至善"，[21]而以仁为其最终目的，即使人能以自己之真情博施济众。"己欲立而立人，己欲达而达人。"[22]这与罗杰斯理论模式中的"一个人接受心理治疗或受教育之最终目的是要达到'自我实现'的意义"有共通处。尤其是三纲领中之"明明德"，那是要修明德性，保持其本体之纯明，可说是最明显之点。子曰："仁远乎哉？我欲仁，斯仁至矣。"[23]就是说仁是心德，在内不在外，求仁的方向是指向自己内心的。子曰："为仁由己。"[24]他认为要做到仁，需要完全从自己身上下功夫。这与马斯洛为"自我实现"下的定义中所说的"充分地去使用及拓展个人所有的天才、能力、潜质等"[25]极为相近，两者都着重于固有能力之发挥。

○ **教育的方法**

孟子与罗杰斯在人的本质这个问题上具有相同的看法。孟子相信人性皆有善端，故深信教育应顺乎自然，指导人的本性活动，使之渐渐感化，趋于正轨，在方法上尤不应施行强迫或压抑。他说："君子深造之以道，欲其自得之也。自得之，则居之安；居之安，则资之深；资之深，则取之左右逢其原，故君子欲其自得之也。"[26]罗杰斯相信人类本质是积极向上的，他认为有意义的、有效的学习应该是自动自觉的。他主张学生按照自己的途径和速度来学习，反对规定的课程、标准考试和外在的评估标准，认为这种种因素会令学生的学习成效降至最低点。这与孟子关于宋人"助之长者，揠苗者也，非徒无益，而又害之"[27]的看法是完全相同的。

○ 人格教育

罗杰斯在整个教育历程中重视的是人格教育，学生个人的成长（personal growth）是他最关注的问题。孔子对于人格教育的重要性虽没有系统的说明，但在他的言论中仍可以找出一些头绪来。孔子所谓"名"就是人格的意思。他说："君子疾没世而名不称焉。"[28]他又说："君子去仁，恶乎成名？"[29]孟子亦是主张人格教育的，他所倡导的"风"就是指人格而言，如"圣人，百世之师也，伯夷、柳下惠是也。故闻伯夷之风者，顽夫廉，懦夫有立志；闻柳下惠之风者，薄夫敦，鄙夫宽"。[30]至于荀子，则注重德操之养成[31]，而所谓德操，其实就是道德教育与人格教育的意思。

○ 学习的环境

罗杰斯的理论强调"关系"的重要性，他在美国加州拉荷亚（La Jolla）的教育创新项目（Project for Educational Innovation）就是建基于当事人中心原理。他假设在一个彼此尊重、彼此以诚相待、大家有感同身受的了解的环境下学习时，"自我实现"的动力就会出现，亦即学习能达到最高的层面。荀子论教育的主要条件有四：专一、积善、师资和环境。虽然荀子的性恶论与罗杰斯的看法相反，但他也看到环境对人的影响之大。他曾说，要得贤师而造成尧、舜、禹、汤之环境，得良友而造成忠、信、敬、让之环境，目的是要使人身日进于仁义而不知不觉完成良好的人格。他曾说："故君子居必择乡，游必就士，所以防邪僻而近中正也。"[32]可见他对环境很重视。

○ 结语

在咨询正开始于香港学校中推行的今天，如何将咨询哲学融会于教育过程中，借以培养具完美人格的学生，实现教育的目的，应该是不容忽视的问题之一。从上文中我们可以看见，在教育基本哲学、教育目的、教育方法上，儒家与罗氏学说有相当多的契合处。同时，两者对人格教育及学习环境均十分重视。这许多共通点，除了可以解释当事人中心治疗法在香港为何较普遍被接纳及采用外，亦必有助于我们达到"咨询即教育"的整全性。

注释

1 Carl R. Rogers, "A Theory of Therapy, Personality and Interpersonal Relationships, as Developed in the Client-centered Framework, " in S. Koch (ed.), *Psychology: A Study of a Science, Vol III: Formulations of the Person and the Social Context* (New York: McGraw-Hill, 1959), 221.

2 Carl R. Rogers, "The Necessary and Sufficient Conditions of Therapeutic Personality Change, " *Journal of Consulting Psychology*, 21 (1957), 95-96.

3 Rogers, "A Theory of Therapy...," 184-256.

4 Carl R. Rogers, *On Becoming a Person: A Therapist's View of Psychotherapy* (Boston: Houghton Mifflin, 1961).

5 E. Lichtenstein, *Psychotherapy: Approaches and Applications* (California: Brooks/Cole, 1980), 142.

6 Carl R. Rogers, *Client-centered Therapy* (Boston: Houghton Mifflin, 1951), 29.

7 Robert R. Carkhuff, *Helping and Human Relations*, Vol. I & II (New York: Holt, Rinehart & Winston, 1969).

8 Rogers, "The Necessary and Sufficient Conditions of Therapeutic Personality Change, " 99.

9 Rogers, *On Becoming a Person: A Therapist's View of Psychotherapy*, 33.

10 Rogers, *Client-centered Therapy*.

11 Carl R. Rogers, "Nondirective Counseling: Client-centered Therapy, " in Sahakian William (ed.), *Psychotherapy and Counseling: Techniques in Intervention* (Chicago: Rand McNally, 1976), 391-393.

12 Rogers, *On Becoming a Person: A Therapist's View of Psychotherapy*, 39.

13 R. Corsini, *Current Psychotherapies* (Illinois: F. E. Peacock Publishers, 1973).

14《论语·卫灵公》。

15 C. R. Rogers, *Freedom to Learn* (Ohio: Charles E. Merrill, 1969), 3-55.

16《论语·季氏》。

17《论语·雍也》。

18《论语·阳货》。

19《论语·先进》。

20《孟子·尽心》。

21《大学》。

22《论语·雍也》。

23《论语·述而》。

24《论语·颜渊》。

25 A. H. Maslow, "Self-actualizing People: A Study of Psychological Health, " in C. E. Moustakas (ed.), *The Self: Explorations in Personal Growth* (New York: Harper & Row, 1956), 160-194.

26《孟子·离娄》。

27《孟子·公孙丑》。

28《论语·卫灵公》。

29《论语·里仁》。

30《孟子·尽心》。

31《荀子·劝学》。

32 同上。

第四节

理性情绪治疗法

艾利斯（Ellis）是理性情绪治疗理论的创始人。他原本是接受心理分析治疗训练的，但在工作中，他开始对心理分析产生了许多疑问，结果就决定尝试发展一套新的方法。1950年后期至1960年初期，他终于将自己的构思发展成一套相当完整的理论，名之为理性情绪治疗法（Rational-emotive therapy），即采用理性的方法来帮助当事人解决问题。

❶ 人性观

理性情绪治疗法很强调人的价值观。此派学者假设人在出生时就已兼具理性和非理性的思想，故此一方面人会珍惜生命的可贵，可以快乐，可以思想，可以学习，可以用言辞表达自己，也可以与他人沟通并建立亲密的关系，会在爱中成长，并且迈向自我实现的目标。但另一方面，非理性的思想或者说不合逻辑的思维，却会令人选择自我毁灭，逃避思想，事事拖延，不断重复错误，迷信固执，自怨自艾，要求自己十全十美，好胜冲动，缺乏忍耐和逃避长大。在艾氏的理论中，当一个人选择了后者的取向和抉择时，他就会有许多情绪困扰，因此也就无法快乐满足地生活了。

艾氏不同意弗洛伊德对人类早期经验的说法。他指出弗氏的人性观是错误的。艾氏否定人乃完全受自己生物性因素的支配。同时，他也不同意人是受本能所驱策。艾氏相信存在主义及人本主义的人性观部分是正确的。故此他认为人绝对不应该放弃自己，不应该让自己成为早期经历的受害者。艾氏声称人类拥有巨大的、未经采用的资源，可以用来发展本身的潜质，进一步改变个人与社会的命运。不过，此派学者也相信，人一出生就有一样特别的倾向，坚持自己所想望和所冀求的都能得到满足，一旦他们不能立刻得到所想望的，就会谴责自己，同时，也会怪罪他人。[1]理性情绪治疗学派的学者强调，就是前述的非理性倾向导致人发展出伤害自己的习惯和不良的行为。而我们的文化，特别是家庭这个群体，在我们如一张白纸般的孩童时代，就已经增强了我们这样的倾向，以致问题变得恶化，痛苦加深。

对于人类的思想、情绪和行为，艾利斯有他自己相当独特的看法。他认为三者是同时发生的。他指出，人极少只有情绪而没有思想的情况出现，因为通常人们总是被某一个特别的情境的知觉引发出感受。而艾氏在他的著作中就曾清楚地说明：

当人感受时，他们同时思想和行动。

当人行动时，他们同时思想和感受。

当人思想时，他们同时行动和感受。[2]

艾氏强调，为着要了解人的自我毁灭行为，我们就要先行了解人如何感受、思想、领悟和行动。同时，他认为人是很独特的，人有能力去了解自己的限制，去改变基本观念和基本价值，并且有能力去向个人的自我毁灭行为作出挑战。由于人有能力对自己的价值系统作出评价，所以就有机会以新的观念、意见和价值来作出取代，结果会引发新的行为。艾氏强调，由于人可以思想，可以努力改善自己，直到他真正令自己变得更好为止，故此他认为人并非过往经历的消极受害者。

❷ 目标

理性情绪治疗派的学者很注重在咨询过程中改变当事人的价值观。艾利斯认为理性情绪治疗法的目标是要尽量减低当事人自我毁灭的潜伏倾向，进而协助他拥有一个较实际、较宽大和合理的人生哲学。[3] 换言之，是引导当事人学习接纳现实，组织和节制自己的思想，对己对人较宽容和忍耐，减少对自己和对他人种种不合理的要求。许多人以为理性情绪治疗法只是为当事人除去一些问题的表面病状，但其实这观念是错误的。因为理性情绪治疗学派很着意鼓励当事人以批判的态度来检讨个人最基本的价值观，正视一切问题，学习理智地思考，以至最终能够快乐地生活。例如，如果一个当事人的表面问题是害怕考大学失败，在咨询过程中，目标就并非只是减少那特别的恐惧，而是尝试彻底处理当事人时刻恐惧失败的基本课题。换言之，理性情绪治疗是期望治本，而非单单治标。

由于此派的学者相信人基本上是理性的动物，而人的不快乐和痛苦是基于人自己不合理的思想，故此治疗的过程，主要是期望当事人能以理性代替非理性，释放自己，不再被不合逻辑的意念所困扰，而代之以理性的思考。由此观之，我们会发觉治疗的过程主要是一个教与学的历程，当事人在这个过程中很像一位学生，透过一个重新接受教育的过程，学习如何应用逻辑思维来解决问题。

艾氏曾经指出，在咨询过程中若要帮助人达致基本性格的改变，最有效的方法就是直接针对当事人的人生哲学进行改造，向他们解释，他们个人的看法和信念其实就是导致自己情绪不安的主因。同时，对他们非理性的信念也在逻辑基础上进行攻击和挑战。最后，还教导他们如何进行逻辑思维，目的是协助他们改变和消除个人的非理性信念。总括来说，在这个过程中，咨询师会运用对质、攻击、挑战、提问、辩论、怂恿、鼓励，甚至命令等方法来促使当事人面对和改变自己不合理的信念。

🄳 咨询的基本步骤

此派的方法和当事人中心学派恰恰相反，是主动、直接和教导式的，通常包括下列各步骤：

- 界定与当事人情绪困扰有关的不合理信念，要他去面对。

- 咨询师向当事人挑战，要求他为自己的信念辩护，证实其正确性。

- 咨询师向当事人显示那些信念无论在逻辑及验证上，都有很多谬误，同时，也让他看到那些信念根本是无谓的，只会导致个人的自我毁灭。

- 咨询师协助当事人改变其思想，以合理的信念来取代不合理的信念。

- 咨询师教导当事人如何进行逻辑性和科学化的思考，以期他们此后可以减少不合理的信念和不合逻辑的推理及演绎。[4]

❹ 人格理论

理性情绪治疗派学者相信人同时是理性和非理性的。人怎样行动和生活是因着自己的信念而决定的。例如某人认为应该做什么，他就会去做什么。由于人的情绪问题是导源于个人非理性的思想，故此这一派的学者相信只要我们能够协助当事人发挥他最大的智慧，他就可以脱离情绪的困扰了。不过，虽然此派学者强调我们要对自己的行为负责，他们却认为不必为任何事情而责怪自己。因为他们相信自责和愤怒等都是非理性的感受。

此派学者亦指出，人的困扰通常不是基于客观存在事物的本身，而是基于他们对事物的观感而产生。这主要是由于我们在不同的时候，会有意识和无意识地对各种事物作出评估和解释，遇上不如意的结果时往往就会沮丧和不快乐。[5]故此，理性情绪治疗学者持有A→B→C的性格理论。他们不同意传统的刺激导致反应（S→R）这说法，认为存在一个有机体（O）干扰着两者的关系，而人类的行为是切实受到这有机体对刺激所产生的反应的影响。

$$S \rightarrow O \rightarrow R$$

在理性情绪治疗理论中：

$$A=S$$

$$B=O$$

$$C=R$$

于是产生A→B→C理论。

在理性情绪治疗过程中，A→B→C理论是过程的核心。A是指存在的一件事实，可能是一件事，或是某个人的一个行动或态度；而C就是个人的情绪反应，这反应可能是适当的，亦可能是不适当的。在许多人的观念中，A是导致C的原因，但其实不然。学者相信事实上是B导致了C的产生。然则什么是B呢？B就是指个人对A的看法和信念。换言之，一个人的情绪困扰（C）并非被刺激（A）所决定，而是决定于一个人的信念（B）。

A→C（错误的观念）

A→B→C（正确的观念）

例如，一位在大学念书的男学生失恋后变得消沉抑郁。固然，失恋本身带给他许多伤痛，但更主要的是，女朋友离开了他，转而和另一位同学交往。在他看来，自己是被完全否定了，于是他觉得自己一无是处，认定自己是一个失败者，以致情绪十分不稳定。又如有一位女孩，无论样貌和性格都相当可爱，在一次喉疾后她的声音变得沙哑，于是她的性格马上有了很大的转变，她变得很畏缩，很自卑，甚至孤立自己。在艾氏看来，声音的转变这事实并不直接导致这女孩的情绪反应，而是她自己所作的解释和不合理的信念害苦了自己。因为她坚持女性的声音一定要娇柔清脆才算女性化。由于艾氏认为人只是自寻烦恼和自讨苦吃，故此，唯一的解决方法，亦系于人自己本身。于是他强烈声称任何人遇到情绪问题时，他自己该负绝大部分的责任。因为说实在话，困难是他自己"制造"出来的。以下是一些实例，可以让大家更清楚A→B→C理论的运作情况。

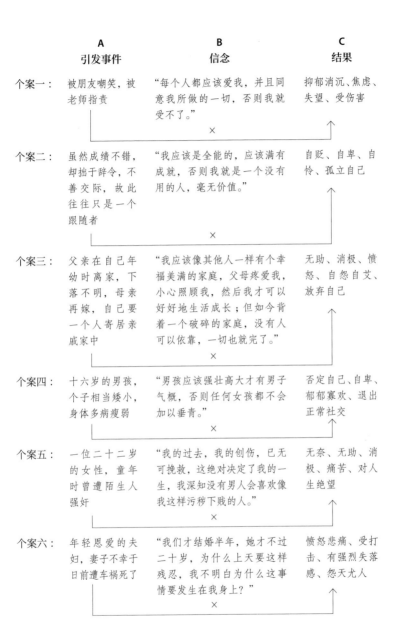

	A 引发事件	**B** 信念	**C** 结果
个案一：	被朋友嘲笑，被老师指责	"每个人都应该爱我，并且同意我所做的一切，否则我就受不了。"	抑郁消沉、焦虑、失望、受伤害
个案二：	虽然成绩不错，却拙于辞令，不善交际，故此往往只是一个跟随者	"我应该是全能的，应该满有成就，否则我就是一个没有用的人，毫无价值。"	自贬、自卑、自怜、孤立自己
个案三：	父亲在自己年幼时离家，下落不明，母亲再嫁，自己要一个人寄居亲戚家中	"我应该像其他人一样有个幸福美满的家庭，父母疼爱我，小心照顾我，然后我才可以好好地生活成长；但如今背着一个破碎的家庭，没有人可以依靠，一切也就完了。"	无助、消极、愤怒、自怨自艾、放弃自己
个案四：	十六岁的男孩，个子相当矮小，身体多病瘦弱	"男孩应该强壮高大才有男子气概，否则任何女孩都不会加以垂青。"	否定自己、自卑、郁郁寡欢、退出正常社交
个案五：	一位二十二岁的女性，童年时曾遭陌生人强奸	"我的过去，我的创伤，已无可挽救，这绝对决定了我的一生，我深知没有男人会喜欢像我这样污秽下贱的人。"	无奈、无助、消极、痛苦、对人生绝望
个案六：	年轻恩爱的夫妇，妻子不幸于日前遭车祸死了	"我们才结婚半年，她才不过二十岁，为什么上天要这样残忍，我不明白为什么这事情要发生在我身上？"	愤怒悲痛、受打击、有强烈失落感、怨天尤人

在理性情绪治疗学者看来，被接纳和被爱，事业有成，家庭美满，共享天伦等都是人生中美好、令人快乐的事，却不是必需的。生活中能拥有这一切固然是好的，但就算这些事物并不存在，我们仍得要努力活下去，而且不是愁苦无奈地活下去，是要积极快乐地生活。此派学者指出人的问题就是坚持自己应该享有世界上所有美好的事物，顽强抗拒人生中不如意和痛苦的遭遇。可惜这种坚持，这种欠弹性的态度和人生哲学，只会令人钻进牛角尖，找不到出路，实在不是健康的处世态度。故此在咨询中，咨询师一方面应协助当事人清楚实际发生的情况，另一方面则应协助对方在思想上、价值取向上有基本的改变，好让当事人不致陷在自己营造的困境中受苦。

5 艾利斯提出的十一个非理性信念

人的非理性信念导致人产生许多的痛苦，到底这些信念是什么呢？艾利斯透过个人的临床经验，找出了一些情绪困扰或是适应不良的人常常持有的信念。在他看来，这些观念会直接影响一个人的情绪，使他遭受困扰。经整理，艾氏提出了十一项困扰人，甚至会导致神经官能症的非理性信念，[6]现分别叙述如下：

- 每个人绝对要获得环境周围的人，尤其是每一位生活中重要人物的喜爱和赞许。

> 这观念实在是个假象，是不可能实现的事。倘若人相信这观念，他就会千辛万苦，甚至委屈自己来取悦他人，以祈获取每个人的欣赏。但结果必定会令自己感到沮丧、失望、受挫和被伤害。

▪ 个人有价值与否，在于他是否全能，是否在人生中每个环节都有成就。

这是个永远无法实现的目标，因为世界上根本没有一个人能达到这标准。人可能在某些事项中有优越的表现，也可能有很多的长处，但要做到十全十美就是不可能的事。倘若一个人坚持这目标，那他在人生中注定会是个"失败者"，在自己制造的悲剧中徒自伤悲。在一生中，他要无终止地竞争，疲于奔命但最终仍是一事无成。

▪ 世界上有些人很邪恶，很可憎，是坏人，故此应该对他们作严厉的谴责并施予惩罚。

每个人都会犯错，而责备和惩罚都无法导致行为的改变。同时，人偶然犯错是无可避免的，我们不应该因人们一时的错误就将他们视为无用和无价值的人，以致对他们产生极端的歧视和排斥。

▪ 当事情不如己意的时候，实在可怕，也的确悲惨。

不愉快是自然的反应，但若因有一点事情感到不如意，就像大难临头般的凄惨，不但于事无补，反而会令事情恶化。倒不如适当地去正视不如意的事，能改变的就努力改变，至于改不了的，就只能学习去接纳了。

▪ 要面对人生中的艰困和责任实在不容易，倒不如逃避来得省事些。

逃避问题，固然可以拖延一阵子，但问题却始终存在。换言之，那样做并没有将问题解决。一旦时间拖长了，问题还会恶化，再处理时就会难上加难。而且，要是我们不努力处理存在的问题，很可能就会连锁地产生许多其他的问题和困难，这实在是不容忽略的。

▪ 人的不愉快是由外在因素所造成的，所以人实在无法控制自己的痛苦和困扰。

这观念是错误的，因为事实上人是由于自己的观感和对事物所作的解释而受到心理伤害，外存的事物并不直接伤害和影响我们。

▪ 对于危险和可怕的事物，人应该非常关心，要不断关注和思考，而且还要随时留意到它可能会再发生。

我们对事情先有心理准备，考虑到危险发生的可能性，并且计划如何避免，或虑及不幸的事情一旦发生时该如何降低其后果的恶劣程度，这些都是明智之举。但过分的忧虑往往会影响一个人正常的生活，而且会令人遇事时感到软弱无用。其实在人生中，可怕的事要发生时，谁也不能避免，杞人忧天只会令生活变得沉重没有生气。我们倒不如努力增加自信，信得过自己在努力之下总可以有能力面对生活并作出适应。

▪ 一个人过往的经历往往决定了他现今的行为，而且这是永远不可改变的事。

不错，我们承认已发生的事实是无法改变的，但并不是说那些事实会决定一个人现在和将来的行为。因为人本身是有能力作出改变的。已发生的事是个人的历史，只要我们改变对那些事情的看法，承认可能存在的限制，善用仍有的机会和

能力，生命依然是可以有突破的，将来仍然是充满希望和生
机的。

- 一个人总需要依赖他人，同时也需要一个较自己强而有力的人
来让自己依附。

人虽然不完全，但每个人都是一个完整独特的个体。这观念十
分重要，因为虽然我们有亲人，也有朋友可以帮助自己，但生
活中仍会有要单独面对人生遭遇的时刻，故此独立自主能力的
发展和磨炼实在是十分重要的。况且，当一个人要依赖他人的
时候，自己就自然落在次要的地位，这对个人的自我形象和成
长都会产生不良的影响。

- 一个人应该关心他人的问题，也为他人的问题而悲伤难过。

关心他人是极佳美的事，为他人的遭遇而哭泣也是人类可宝贵
的表现，但倘若我们因为过分投入以至被压得透不过气，或因
此弄到自己的情绪失去平衡和稳定，那样不但伤害了自己，同
时也会没有能力去为他人解决问题和提供援手。

- 人生中每个问题总会有一个精确的答案，一旦得不到答案，人
就会很痛苦。

由于人生极其复杂，如果凡事要得到完美的解决方法，根本是不
可能的事；至于人类的苦难与遭遇，亦未必可以完全作出解释。
倘若我们坚持要寻求答案，只会令自己感到无边的沮丧而已。

6 理性情绪治疗法的特点

理性情绪治疗理论的出现曾带给心理治疗界相当大的冲击，因为

这理论带出了许多咨询师务必要正视的问题，其中包括：

心理治疗是不是一个再教育的历程？

咨询师是否应主要发挥教师的功能？

咨询师运用说教、劝诱的方法，同时作出相当直接的建议，这到底是否适当？

此派咨询学者主张用逻辑、忠告、解释和提供资料等方法来协助当事人除去非理性的信念，到底功效如何？[7]

以上各问题，其实都是关心咨询的同仁所重视的问题。但到了今日，这些问题却仍然没有一致的答案，仍是大家争论的重要课题。

基于本身理论的独特性，理性情绪治疗法引起了相当多的讨论，为了让大家清楚其独特性，我在这里择要列举数点如下：

▪ 理性情绪治疗法很主动，很直接，是一个很强调智性的咨询方法。学者认为若要当事人除去非理性的思想，就务必要训练他们科学化地进行逻辑思维与分析，好让他们能够客观、合理地思考。在这个过程中，咨询师有如教师，尝试对当事人进行再教育。

▪ 有异于大部分学派，此派学者否认具治疗功能的咨询关系的重要性。他们不同意那是咨询必须具备的条件，同时更否认那是足以令咨询产生效果的关键因素。不过，他们承认，在咨询过程中，咨询师要和当事人建立一个和谐的关系，以期促进咨询师对当事人产生无条件的接纳。

▪ 只要咨询师可以接纳当事人的不完全，同时，也愿意饶恕他的错谬，他就可以运用各种不同的方法来促使当事人作出改进。总括来说，咨询师所采用的理性的方法往往欠缺同情，此种情况下就不能冀求有同感的出现。换言之，他们通常所采用的方法相当非人化。

• 此派学者采用的方法和技巧十分多样化，包括角色扮演、自表训练、敏感消减、幽默、操作式制约、建议和支持等，其目的不单是要消除当事人表面的症状，更是希望对当事人的价值观和人生信念进行彻底根治。

• 虽然理性情绪治疗法与当事人中心治疗法在整体上有相当大的区别，但两者有一个共通点，两派学者都强调对当事人的接纳。理性情绪学派称之为"完全的接纳和容忍"（full acceptance or tolerance），而当事人中心学派则称之为"无条件的绝对尊重"（unconditional positive regard）。

• 除了采用重智性的方法外，此派学者也常常运用行为治疗学派的技巧。[8] 其中最特别的就是他们从开始就提倡多用家庭作业来协助当事人。在过程中，咨询师会给当事人布置家庭作业，要他在日常生活中作出尝试，然后再由咨询师检查。例如对一个害羞的学生，咨询师可能会要求她一周内在班上主动和三个同学接触，作简短的交谈；而对一个专爱向丈夫和儿女挑毛病的当事人，咨询师会要她最少每天一次称赞家中一位成员，从中学习欣赏各人的长处。这些家庭作业的目的是让当事人有机会冒险作点新的尝试，从而对自己不良的习惯有所改善；同时，更希望当事人能透过新的尝试来彻底改变自己的人生观和非理性的观念。

• 理性情绪治疗法的适用性相当广泛。艾氏曾经指出，除了那些已经和现实脱节的精神病患者外，其他遭受情绪困扰的人，无论其困扰程度如何，咨询师都可以用理性情绪治疗法来为其提供帮助。而且研究证实这方法的有效性往往较其他治疗方法为大，同时所费的时间也较少。[9]

  ▪ 在心理治疗范畴中，人的价值是一个首要的问题。差不多所有学派都认为，当一个人与他人相处和谐，获得别人的爱与尊重，并能好好地生活，好好地发展自己时，他就可以感到自己存在的价值。理性情绪治疗学派，却几乎是唯一的一个学派，认为人是不必为自己作出评价的。而自我形象和自尊自重等课题，对艾氏来说，只会令人在彼此之间玩自我游戏（ego-game），将彼此的自我形象作比较。同时，艾氏指出，那些课题实际是假设了一些标准，迫使人朝着许多"应该"和"必须"苦苦追寻，但这往往导致恶劣的结果。一方面可能引起人的自责内疚，另一方面又可能让人尝试保卫自己，装模作样地来表现自己"有价值"和"重要"，这正是导致人类情绪不安与痛苦的主要根源。故此，艾氏和他的同仁坚决反对人需要拥有某些长处、特质和成就才算有价值的说法。同时，他们亦反对人首先需要获得社会认可才能接纳自己的理论。[10]

注释

1 Albert Ellis, "Rational-emotive Therapy, " in R. Corsini (ed.), *Current Psychotherapies* (Itasca, Illinois: Peacock, 1973), 175-176.

2 Albert Ellis, "Rational-emotive Therapy, " in A. Burton (ed.), *Operational Theories of Personality* (New York: Brunner/Mazel, 1974), 313.

3 Ellis, "Rational-emotive Therapy, " in *Current Psychotherapies*, 184.

4 Albert Ellis, *Humanistic Psychotherapy: The Rational-emotive Approach* (New York: Julian Press, 1973), 185.

5 Albert Ellis, "*Rational-emotive Psychotherapy,* " in William Sahakian (ed.), *Psychotherapy and Counseling: Techniques in Intervention* (Chicago: Rand McNally, 1976), 273.

6 Albert Ellis, *Reason and Emotion in Psychotherapy* (New York: Lyle Stuart, 1962), 84；Ellis, *Humanistic Psychotherapy*, 152-153.

7 Gerald Corey, *Theory and Practice of Counseling and Psychotherapy* (California: Brooks/

Cole, 1977), 142.

8 Eysenck, ed., *Experiments in Behaviour Therapy* (New York: Macmillan, 1964); *A. Lazarus, Beyond Behavior Therapy (New York: McGraw-Hill, 1971);* R. P. Pottash and J. E. Taylor, "Discussion of Albert Ellis: Phobia Treated with Rational-Emotive Psychotherapy, " Voice, 3. 3 (1967), 38-41.

9 Albert Ellis, "Rational-emotive Psychotherapy, " in Sahakian, *Psychotherapy and Counseling,* 281-282.

10 Ibid., 282-283.

第五节

》》

行为治疗法

行为治疗法（The behavioral approach）建基于传统的实验心理学派，亦往往被称为学习理论方法（learning-theory approach）。而事实上，行为学派亦把咨询看作一个再教育的历程，其理论可追溯到巴甫洛夫（Pavlov）、斯金纳（Skinner）、沃尔普（Wolpe）、克朗伯兹和桑森（Thoresm）等几位著名的行为理论学者。虽然行为学派理论已存在多年，直到20世纪50年代初期，多拉德（Dollard）、米勒（Miller）、莫勒和比宾斯基（Pepinsky）等人才开始努力将学习理论统合于咨询原则中，而学习理论亦随之引起心理治疗学者们的注意，逐渐发展成为许多行为改变理论的基石。时至今日，行为治疗已广泛受到接纳，再加上行为学派的学者不断利用实验室研究作验证，这方面的研究者都深信在不久的将来，就可以填补理论和实践两者之间的鸿沟。

美国的行为治疗创导人是华生（Watson）。他是一位心理学家，他强调只可以透过可观察的行为来进行心理研究；而心理学的研究，除非是可供测量的，否则就不能达到科学化的要求。随后斯金纳将华氏的行为研究继续加以发展。他利用动物来作实验，以便对一些学习理论作出澄清。对于自己的实验，斯金纳相信可以引申到较高等的动物，其中包括人类。斯氏的理论，通常被称为操作学习（operant learning）或工具性学习（instrumental learning）。

1 目标

虽然行为学家一再强调咨询的目标一定要具体和特殊，但他们最终还是希望可以协助当事人发展一套自我管理的方法，好让他们能够掌握个人的命运。事实上，行为治疗的目标就是要开创新的学习条件。在理论上，行为治疗家相信，人类所有行为，包括适应不良的表现，都是学习得来的。如果神经病也是学习得来的话，那就该可以透过消除性学习促使有效行为出现。

对行为治疗法的目标，许多人有错误的看法，主要为：

▪ 认为行为治疗家只是帮助当事人除去一些适应不良的症状。其实不然。因为事实上，行为治疗家认为自己的工作是包括两方面的，首先是消除当事人适应不良的行为，其次是要协助当事人以其他适应较好的行为作为取代。[1]

▪ 当事人在咨询中的行为和目标是由咨询师决定的，换言之，是由咨询师强加诸当事人身上的。固然，在某些环境中，例如在精神病院，这种看法是正确的；但在现代行为治疗中，明显地出现一种改变，就是趋向于让当事人参与目标选择的过程。同时，现代行为治疗家承认咨询师和当事人之间，先决条件是要建立一个良好的工作关系。因为透过这层关系咨询师才可以澄清和界定治疗的目标，同时，也可因这关系的建立而得到当事人在疗程中的充分合作，为共同设立的目标而努力。[2]事实上，在现代行为治疗中，当事人的地位与从前是十分不同的，他的意见会受到相当的重视，在决定目标的过程中，目标是否合乎当事人的意愿，已被学者列为评定目标是否正确的标准之一。[3]

至于选择和界定目标，基本步骤如下：

- 咨询师解释为何设立目标；

- 当事人说出自己所期望的改变；

- 咨询师与当事人一同探讨所选目标是否实际可行；

- 共同讨论达到目标后可能得到的益处；

- 共同讨论达到目标后可能出现的流弊；

- 建基于当事人所述说的目标和有关资料，咨询师和当事人在讨论后要决定是否继续进行咨询，是否要重新考虑当事人的目标，抑或要进行转介。[4]

行为学派学者十分重视具体目标的订立，因为他们相信这步骤可以导致三大功能。首先，明确界定的目标，不但能反映当事人所关心的事，同时也可以为咨询过程提供一个有意义的方向。其次，咨询师可以根据目标选择咨询的策略。此外，目标确定后，可以为咨询的评估提供一个骨干。行为学派咨询师经常会和当事人在协商后签订合同，其中包括口头的和书面的，目的是方便大家合作，并保证能够达致上述的功能，促进咨询的成效。

总的来说，行为治疗派学者反对采用诸如丰盛生活和自我实现等目标。他们认为那些目标大而无当，无助于咨询过程之进行，故此建议咨询师要将这些目标转化为实际的和特别的对行为改变的指望。例如，对一个伤残者，目标可定为学习自我照顾，达到自给自足；对一个精神分裂的病人，目标应该是协助他重返家庭和社区。[5]如何评定所设立的目标是否适当一直是大家所关注的课题。有学者曾发展出一套标准，方便咨询师作评估之用：

- 一定要适合当事人的要求，让当事人感到称心满意。

- 所作决定要和咨询师的价值观相协调，因为只有咨询师和当事人有了一致的看法后，咨询师才会乐意协助当事人去达到目标。

- 所订定的目标，不能过分概括和抽象，要够精细和具体，以方便大家对当事人努力的进度作出评核。[6]

❷ 人性观

行为主义学派的人性观是决定论的，即是说，每一行为完全决定于过去因素，这个观点是这一派看人格发展或人格改变的最基本的态度。首先，他们从科学角度去看人，最基本的假设是人的行为是有规律的，故此认为在小心控制的实验中，我们就可以发现控制人类行为的规律。由是，我们不但可以预测行为的出现，同时还可以控制行为。玛乔士（Marquis）曾形容行为治疗就像操作一部机器，将科学的资料应用其上时，我们就可以为人类的问题找出机械性的答案。[7]其次，行为学派另外有一个假设：他们相信人的行为是由学习而来的，他们以为，人出生时心神空白一片，可描述为"白板"（tabula rasa）。[8]例如，洛克（Locke）就曾清晰地指出，人性本无善恶之分，是中性的，但由于人同时具有同等的倾向善或倾向恶的潜能，故此就被社会文化环境所塑造和决定。

一直以来，行为心理学家的人性观相当简单，他们看人不过是一个无助的傀儡，是一个完全被环境和遗传因子所决定的反应式的有机体；透过对刺激所作的反应，人的行为和性格就逐渐成形。至于精神官能症，在他们看来，是人在正常的学习过程中所学到的不适应行为的结果。因此在修正不适应行为上，也需应用学习的法则。不过，近期的行为治疗学者通常不再像过去一般决定性和机械性地看人了，只有"极端行为主义学家"（Radical-behaviorists）才会排斥自我决定的可能性。这一类持极端见解的学者完全否认人的自由与选择，否定人可以决定个人的命运，认为在客观世界中的过去和现在的情况完全决定了人的行为。而行为学派的大师斯金纳就曾强调，人是纯反应的个体，环境完全决定了人的行为。换言之，人的行为绝对地受外界因素的影响。其实，行为学派的创始人华生本身就是一位极端的行为主义者。他曾声称透过环境的操控，可以将任何一位婴儿变成自己要求的人，无论是医生、工程师、律师、艺术家、乞丐甚至盗贼，只要设计得宜，一定可以达到目标。由于他对人有如此极端之看法，故此许多心理学的观念，如意识、无意识、自我决定等主观的现象，对他来说是完全不可接纳的。

行为学派所致力的研究，就只是集中在人如何学习，以及决定人类行为的因素等问题上。而时至今日，他们所得的答案，所寻获的真理就是："过去的行为乃将来行为的最佳预测。"[9]

❸ 咨询过程

从学习理论立场来看，行为治疗的过程，其实是一种特别形式的学习情况。学者相信在如此境况的咨询过程中会出现行为的改变。[10]不过，从他们所设计的学习环境而观之，不少人会产生疑虑，恐怕整个咨询过程会过分机械性。但这事实上是过虑了，因为行为治疗派学者相信，咨询的有效与否，咨询师和当事人的关系是先决条件，故此他们主张咨询师要重视自己和当事人的关系，一定要设法和对方建立一个温暖、真诚而又富同感了解的关系。[11]例如沃尔普就曾强调咨询师要能够接纳当事人，要尝试去了解对方，同时，更要持着不批判的态度。他说："对当事人所说的，咨询师不能有疑问，也不能作批评，需要全部接纳，好让对方感到咨询师是与他在同一立场的。"[12]

学者相信当事人一定要经验到咨询师对他的接纳、关心、体谅和同感，他才会透过咨询关系来改进自己。故此，学者强调有了良好的关系作基础，当事人才会和咨询师合作来解决自己的问题。[13]总之，在咨询过程中，咨询师会花相当多的时间与当事人一同去界定当事人特别关心的问题，同时，也尝试选定特别的技巧，以促进这程序的进行。技巧的选定通常包括下列四个步骤：

- 界定问题：首先我们需要清楚，环绕着当事人的不适当行为的刺激是什么。

- 查清楚当事人的个人发展情况：对咨询师来说，清楚当事人的历史是很重要的,因为一旦将当事人的背景弄清楚了,我们往往就可以明确勾画出当事人的许多问题。

- 确定咨询目标:倘若能清楚了解当事人的问题所在,确定咨询目标就较容易了。在咨询过程中,首先需要咨询师和当事人双方一同去确定问题所在,而接着咨询师的责任就是去衡量所确定的目标是否在自己的专长和能力范围之内,同时,也要看看是否符合专家守则的要求。

- 选择将会应用之方法:对不同的当事人,不同性质的问题,咨询师会采用不同的技巧以达到所选定的目标。[14]

若我们将行为治疗学派与其他学派相比,会发觉此派有许多独特之处,其中包括:焦点放在外显和特别的行为上;可以非常精确地把治疗目标列明;针对某一个特别的问题设计出适当的治疗程序;对治疗的结果作出具体而客观的评核。

❹ 咨询师

在咨询过程中,咨询师是相当主动直接的。他要协助当事人界定个人问题所在。他要评估自己是否有能力帮助当事人。他更要针对当事人独特的问题探索出独特的处理方法。在行为治疗理论中,咨询师不但要负责选定有效的行动方法,而且他要对成效如何负主要的责任。故此,在这情形之下,咨询师往往要控制整个咨询过程。不过,我们不必担心那是随便作出的控制和操持,也不必担心咨询师会作出与当事人意愿相违的事。我们不要忘记,在咨询过程初期,咨询师是在当事人的同意下,才订定咨询的目标的。

针对控制和操纵这课题,学者有很多评论。古德斯坦(Goodstein)

认为咨询师是扮演强化者的角色，[15]而其他学者则形容他们为"强化作用的机器""控制员"和"操控者"。[16]事实上，虽然大部分行为派学者否认他们将所学的学习理论和技巧应用在心理治疗过程中，以上列举的名称，却倒是相当准确地形容出他们的角色。

除此之外，班杜拉（Bandura）提出，咨询师的另一个功能是充任当事人的模范，作为他们效法的对象。因此，咨询师当正视自己在咨询过程中之重要性，务必留意自己本身的质素，以期在这交往关系中为当事人带来更积极美好的影响。

5 主要技巧

○ 应答学习（responding learning）

应答学习，或曰经典条件作用，源自俄国的著名心理学家巴甫洛夫的研究。在巴氏著名的实验中，他在将食物给予一只狗之前，先行摇铃，当这情境重复进行多次之后，他发现狗在未见食物只听见铃声的时候，就已经开始分泌唾液了。在这过程中，铃声成为条件刺激（conditioned stimulus），唾液则变成对铃声的条件反应（conditioned response）。换言之，因为铃声和食物的配合，狗学会了在铃声响时就分泌唾液，这种反应的模式，我们称为反射（reflex），整个模式包括食物的出现和立即分泌唾液的反应。这种反射通常是自动出现的，故此也称为自动或非自主行为。

其后巴氏将实验进行的程序改变，只是摇铃而不给予食物，经过数次试验之后，狗分泌唾液顺应渐渐减弱，终至完全停止，这种与条件作用恰恰相反之程序，巴氏称为消退（extinction）。

从条件作用和消退这两种事实推究起来，巴氏作出结论。他认为要使条件作用的情形发生，或使其继续维持有效，就必须要有某种强化物（reinforcement）和用以作制约的刺激相配。在以上的例子中，食物就是过程中的强化物。从巴氏的实验中，我们可领略到一项学习的基本原理，即强化原理（principle of reinforcement）。一种动物是要在某种强化的方式下才能学到一种新的条件反应；如果不获强化，其反应力量就会渐次减弱，以至最终完全消退。

虽然经典条件作用可以对人类某些行为的学习作出解释，但不少行为主义学者却认为，对许多行为来说，这学理始终无法提供令人满意的解释。为了要对人类行为有更充分的解释，这些学者便提出了操作式条件作用的假设。

○ 操作学习（operant learning）

前述的应答学习是尝试描述人类自动或非自主行为的形成模式，而现在要探讨的操作学习，就是要解释人类有目的之行为的发展过程。事实上，后者较经典条件作用更接近我们日常觉醒时的大部分行为，例如猫捕鼠和人开门等，都是后述的一种学习的例子。

操作学习不是一种反应，而是一种冀求获致某种结果的行为。我们要清楚操作学习的运作，就要认识由斯金纳所假定的一条学习定律。这条定律假设，人所作的某一种行为若能导致一项能带给当事人满足的后果，则该行为在未来继续出现的可能性就会增加。就以斯金纳所作的老鼠在"斯金纳箱"中学习推动杠杆而获取食物的例子来说。首先，老鼠因饥饿而被激起动机，于是产生一般的搜索活动，在搜索活动的过程中，偶尔意外地作出了一种达到适当目标的手段的反应，此种反应乃被其所学习。其次，我们会留意到，就如经典条件作用一般，强化物也是产生操作学习的一个必要因素。所不同的是在操作学习中，倘若最终的结果增加了某种行为的出现，那结果即便不是原先的目标，也同样可作为过程中的强化物。例如，一个孩子在要吮手指时无意中错将毛巾放到嘴中，而在吮啜的过程中，感官上有相当的满足，这种情况出现数次之后，这行为的出现自然就会增加。简言之，他已经学到了吮毛巾的行为。

又如一个经常被教师和同学漠视的孩子，在上英语课和美术课时不留心犯了错，结果一次被老师打手心，而另一次则被命令在教员休息室门外罚站整整一周。虽然打手心会疼痛，被罚站是惩罚，但由于自己因这些惩罚首次受到了教师和同学的注意——虽则只是一种负面的注意，亦总可算胜过过往背负着那种被人忽略、完全感受不到个人的存在的失落感了，这孩子已经获得一定程度的满足，于是，他在学校将犯错的行为不断地增加。换言之，他已学到了这种行为。在操作学习过程中主要的因素可以用下面的图表显示：

$$R \rightarrow C$$

反应（response）→结果（consequence）

不过，在实际的运作中，结果（C）是控制着反应（R）的，换言之，从控制的角度来看，图表就是：

$$R \leftarrow C$$

R反应（response）←C结果（consequence）

这里所指的控制是指结果（C）影响反应（R）再出现的可能性。

行为学派学者十分重视正强化的功能，认为此等功能在改变人的行为上具有极大的作用。分析起来，正强化可分初级强化（primary reinforcer）和次级强化（secondary reinforcer）两类。前者如食物、饮品和睡眠等，主要是满足我们基本的生活需要。至于后者，则满足我们心理、社会和精神层面的需要，其中包括名誉、地位、赞赏、金钱、自由、愉悦……此等次级强化物在理想行为塑形（shaping）过程中是极为重要的。

在教育过程中，无论父母或师长，多少总会应用惩罚来减少或消减孩子的不良行为，但由于惩罚在基本上会令人产生挫折感，一方面可能形成一种挫折的威胁，另一方面也容易引起恼怒或暴行，整体来说是难于冀望其有良好效果的。譬如说，在学校中，校方不但规例繁复，而且执法甚严，一个学生虽然可能自己从未犯校规受处罚，但由于知道许多同学都曾遭受惩罚，他就有可能会受到这种挫折的威胁而感到惶恐不安。换言之，这种焦虑会令他感到极不安全。事实上，若学校中真的出现这种现象，就极难期望能建立良好的学习气氛，而学生的学习，是一定会受到影响的。

自从香港踏进了普及教育时代，教育工作者就发觉学生的问题日益严重，这确实是令人担忧的。在处理学生问题上，部分教育工作者未能适当地运用惩罚，其中有如前述的过频与过繁的惩罚，除了会令学生失去安全感之外，亦有可能导致学生习以为常，视之为无物，那就难收预期之效了。若惩罚流于非人化和不合理（例如在礼堂中受罚之学生在大庭广众之前受辱，自尊受损），或是过分严厉与极端，就可能令学生在极度挫折中产生愤怒和暴力的行为，就如我们从一只狗嘴里抢去骨头，狗会发出咆哮并作出攻击。如果一个儿童饱受挫折，常被苛待，或生活于暴虐与不合理的环境中，虽然短时间或由于种种原因他不能发作，但种种强烈的愤恨和敌意长期累积下来，不但有如一颗定时炸弹，而且会严重影响其性格的发展。故此，教育工作者在惩罚的设计和施行上的确要小心谨慎，以期真正能透过适当的惩罚协助学生迁恶从善，而不是令他们陷入更恶劣的困境中，以致每况愈下。

倘若在某种情况下，结果（C）是促进和增加了一个行为的出现，那么，这结果就是增强物；相反地，若结果（C）减少了行为的出现，则该结果就是一个惩罚。

举例说，母亲要求女儿学习自律，自己整理个人的物件和房间，于是女儿遵照她的教导，努力了一个早上，结果母亲称赞女儿，说她将房间收拾得井井有条，结果从此之后，女儿天天都将自己的房间收拾得整洁美观。这个案中出现的称赞可称为正强化物（positive reinforcer）。而反面的一种则可称为负强化物（negative reinforcer）。同样的例子中，女儿对母亲的话置若罔闻，母亲生气了，于是告诉她倘若三天内不收拾妥当，就会取消下周的零用钱，在这些警告下，女儿无可奈何地将房间清理打扫，以免被母亲扣除零用钱，这就是个典型的负强化物的例子。许多人容易将负强化物和惩罚混为一谈，那实在是错误的观念。譬如在这例子中，如果女儿真的不理母亲之忠告，依然懒惰不收拾房间，结果母亲真的取消了她下一周的零用钱，这才是惩罚，它与负强化物是不同的。

○ 敢于自表训练（assertive training）

基本上敢于自表训练关注的问题有二：一是减低焦虑和训练社交

技能。这训练的目的，从观念上看，是要促进当事人的自我尊严和自我尊重。二是从行为角度看，要令当事人可以畅快地表达自己，可以自由作决定，可以与人建立亲密的人际关系，可以享受个人的权益和保护自己等。[17]

由于不能自由表达自己的感受，很多当事人通常未能与他人建立良好的人际关系。在行为治疗过程中，咨询师在提供了一个温暖具安全感的关系后，会进一步鼓励和协助当事人学习去表达自己，然后再要求当事人在咨询室以外也作出自表的尝试。倘若当事人努力作了改变，他会从咨询师和其他人处获得回馈，而这回馈事实上不但减少了他内心的焦虑，同时也会成为他新的行为的增强剂。

一般而言，缺乏自表能力的人，往往倾向于过分礼貌，事事谦让，容许别人占便宜，敢怒却不敢言之余，又小心翼翼地害怕别人生自己的气。不过，部分较外向的，就会倾向于好斗和侵略性的行为。但无论如何，这些人对自己普遍来说都缺乏安全感。故此他们尽量避免面对问题，其实是在逃避面对自己和自己的感受，这实在是令人感到遗憾的。幸而有许多人在经过敢于自表训练之后，无论在自信心和自我形象方面，通常都会有所改进。

在经验中，我发觉不少在自表上有困难的人，往往是在与生命中的重要人物的交往中出现了困难，这种困难随之延伸到生活中的其他层面。我们细察不敢自表的人，会发觉他们总是害怕个人的表达会影响对方，甚至伤害对方。他们总会强调要对谈话的对象的反应负责。尤其在面对父母时，这种牵制特别强烈，倘若再加上为人父母的有意无意要操弄他时，情况就可能很恶劣。一位自表能力极弱的当事人曾告诉我，他父母对他很好，爱护得无微不至，但每逢父母发觉他有异议时就会重复地说："唉！一生为你做牛做马，含辛茹苦养大了你，想不到如今要被你教训……"当事人回顾多年来父母的养育之恩，听他们作出如此无奈的申诉，实在被挑起了极大的内疚与自责，于是乎，要说的话又全吞回肚子去了。面对父母，在"孝顺"的压力下，当事人无可奈何，表面上维持平静，但年岁越长，他内心的挣扎就越强烈；尤其是就业后，由于不能自表的习惯，他往往受人欺负，遭受许多不公平的待遇，于是变得更畏缩和忧郁。幸而在许多的挫折中，当事人与女朋友的感情发展得还不错，于是在适当的安排下，他介绍女朋友与父母认识，岂知事后父母极力反对他们的交往，理由是那女子的面相不好，恐怕不能旺夫益子。在此打击之下，当事人在极度痛苦之中来找我，而终于他在无可选择之时，要具体面对自己自表能力过弱的致命伤。

首先，在咨询的过程中，我设法协助当事人避免被所引发的罪恶感和自责等所控制，同时帮他学习用"我觉得……"作为句子的开头来向父母表达自己。其中关键的表达包括：

"你们说的话令我感到很罪过，也产生很大的自咎。"

"虽然我知道你们很爱我，但我觉得同时你们似乎总要控制我。"

"你们一直要我听你们的话，却从来没有留心听我所说的，我觉得实在有点儿不太公平。"

"我现在已经二十六岁了，但你们仍然把我当作孩子般看待，我觉得你们似乎希望我永远长大不了似的。"

其次，当事人还要学习以坚定的语气来回应父母的责难，例如：

"你们既然说自己清楚我已经二十六岁，那么，你们就应该尊重我。"

"交女朋友是我个人的事，我应该有权自己作决定。"

"我和你们讨论，你们就说我在教训你们，既然你们不想听，我就不再讲下去；不过，我希望你们接纳我和女朋友继续交往下去。"

"妈妈，若你所说的话只是要增加我的内疚，我就不想再听下去了。"

至于另一种句式，重点是作直接陈述，好让当事人改变过去逃避式和拐弯抹角式的表达。例如过去当事人父母发现他沉不住气时，会故意问他："怎么？居然生我们的气了。"为了息事宁人，他就只好按住自己的脾气回答说："不，我怎么会生气呢？今天可能工作太忙，有点累罢了。"既然要达到勇于自表，他的回答就要改为：

"是的，你们的确太不尊重我，太过蛮不讲理，所以我很生气，也感到十分难过。"

○ 脱敏疗法（desensitization）

沃尔普描述了一种以松弛法作为反叛的媒介的技巧来消除当事人的焦虑的方法，是将当事人所陈述的事例中那产生焦虑的刺激（anxiety-producing stimuli）作层次的安排。换言之，是按照当事人的情绪困扰程度定出等级，然后咨询师会教当事人松弛的技巧，随后，咨询师会将引致最少焦虑的情境重述。由是，一方面当事人的感受被增强了，另一方面却可以透过松弛过程而达致脱敏的效果，直到最后所有的焦虑都消失为止。其后，咨询师对其余的焦虑按着从轻微到严重的次序，作出同样的处理，以期消除当事人所有的焦虑和不安。

○ 放松（relaxation）

咨询师会教导当事人如何减少肌肉的紧张，来缓和当事人的态度。这方法通常会和循序脱敏疗法（systematic desensitization）一起应用。放松训练的先决条件是告诉当事人如何将放松法运用到脱敏法中，并解释这方法对他日常的生活有什么好处。同时，让他明白倘若他能在第一时间，或在较早时期就注意到自己紧张的症状，那就有方法可以制止情况的恶化。肌肉放松法是一个很普通的练习，可应用于任何紧张的情境，就如一个学生进入考场后，当主考官派发试卷时，他发觉自己的确有强烈的焦虑，这时他可以马上松弛一下两臂和双腿，好让自己的焦虑减轻。总括来说，放松的基本要求是要当事人达到一种主观的安静状态，有一种安详或幸福的感觉，因为这样的状态正可用来与可能引起焦虑的情境相抗衡。

○ 榜样（modeling）

在行为学习过程中，榜样的地位颇为重要。事实上，在日常生活中，我们许多的行为都是由模仿他人而获致的。在行为治疗中，咨询师会让当事人观察一个榜样，然后引导他仿效对方。例如一个不善社交的男孩，透过观察一个适当的榜样，细察对方如何主动和人接触，如何适当礼貌地表达自己，如何倾诉以表示尊重等，最终也就可以改进社交的态度和技巧。至于社会上通常会表扬一些出身艰苦、白手起家的人物，其实也是在运用榜样的方法来让大众观察；尤其对那些怨天尤人、消极颓废的青少年来说，若他们肯留心观察，然后进行仿效，那将会是极宝贵的学习经历。选择榜样时，我们往往要注意榜样的地位和声望，因为在观察者眼中，榜样的地位和声望具影响力时，他们受感染的机会就会增加。此外，我们要坚正自持，在任何咨询过程中，在正常情况下，当事人通常将咨询师放在较优越的地位，他越信任和尊重咨询师，咨询师就越能发挥榜样的功能。

⑥ 学者们对于行为治疗学派的评论

○ 正由于行为治疗学派的影响和广传性，它也是引起人们争论最多的学派。其中的批评主要为：

- 以人本主义学者为首的许多学者，都指斥行为主义学派的人性观贬低了人的尊严和价值，且否定了人的自由、自主、自决和独立性。他们指出，其中尤以极端行为主义学家的看法最为错误。极端的一派认为人的行为完全是规律性的，可以预知的，在极端派学者设计之下的非人化和冷酷的咨询过程中，当事人的独特性和他所具有的人性特征及内涵，通常都被忽略和否定了，结果当事人变得可以任意被操纵。

- 倘若人的行为完全受制于强化作用和环境的影响，人就不必对自己的行为负责了，但同时人也不能因自己的成功而获得满足与成就感。

- 由于行为治疗相当成功，许多人因此有隐忧。他们恐怕当行为治疗学者要建立乌托邦时，会将他们着意选择和设计的"理想"行为强加在无助的当事人身上，这实在会造成人类极大的危机。

- 此派学者只重视咨询过程中的技巧，却忽略除了手段之外目的应该是同样重要的这一课题。同时，此派咨询的重点是"学习过程"而不是"人"。

- 虽然现代行为治疗家声称他们让当事人自由选择咨询的目标，但可惜事实上并不如此，通常咨询师是预先作好决定的。

- 虽然行为治疗家声称每一个当事人都是独特的，故此需要独特的处理，但由于他们注意的只是当事人的表面症状，因而往往发现当事人的问题大同小异，结果在治疗过程中，当事人的个别性就在不知不觉间被忽略了。

- 行为治疗家对他们所采用的学者的理论，无论在结构和阐释上都不够全面，应用方面亦仍缺乏深入体验。

- 不少学者批评行为治疗为当事人带来的改变往往只是表面症状的消除，结果问题又会以其他形式的行为出现。但对这批评，行为治疗学派的学者纷纷作出辩护，指出那是一种误会。因为实际上，研究已充分证实他们对当事人的治疗并非表面化，而是治本和相当完全的。[18]

- 有学者批评此派理论只能处理复康和修正的问题，不适用于处理一些人生中较高层次的问题。例如对于人生意义的寻觅，自我实现和丰盛生活等课题，行为治疗根本起不了什么作用。[19]的确如此，不过，他指出在种种限制之外，对于一个要求达到自信、自表和独立自主的当事人，此派理论仍具一定的功能。[20]

- 此派理论无法处理一些复杂的个人问题和社会适应的问题，只能适用于一些有既定范围而又外显的行为的问题，例如畏惧症、紧张、遗尿病、毒瘾、酗酒和性问题等。对这批评，学者海涅（Heine）作出反驳。他认为传统的治疗通常被问题的复杂性蒙蔽了，不知道化繁为简的道理，不晓得怎样将复杂的问题分化为可处理的单位，所以不能像行为学派那样透过学习理论来作具体的处理。[21]

○ 由于行为治疗理论有其优越的独特性，它的贡献亦不少，主要包括：

- 由于行为治疗理论无论在方法和技巧上都相当系统化，所以可以进行科学验证。故此长远来说，此派的理论不但可以继续发展，同时更有可能因此而不断作出改善。这一特点是许多学派所欠缺的。

- 行为治疗师不但进行研究，又能将各种已知的知识应用于咨询，是能将咨询带进科学范畴的一个学派。

- 许多学者坚持在人改变的过程中，感受的改变应在行为之前。但一方面由于这目标不易达到，另一方面也由于研究资料未能证实这说法，故相较之下反觉得行为治疗学派所致力的人的行为改变可以成为一种动力，能够进一步导致感受的改变，是具有一定程度的意义的。

- 虽然不少人反对此派的理论，但在咨询过程中他们也不经意地采用了行为治疗派的部分技巧。最常见的就是咨询师的态度和行为，通常会对当事人产生强化和塑形的功能。

- 行为治疗的收效相当快，比其他许多学派可能节省不少时间和人力。

- 行为治疗学派将咨询重点放在外显的行为上，故此对于人们适应不良的行为、失常行为等，收效颇为具体，再加上这学派的理论与技巧具有上述五个优点，故此其不但适用于学校，在教养所、改造中心和监狱等场所，亦广泛地被采用。有些学者就曾指出，这学派在香港是具有一定的实用价值的。[22]

注释

1 L. Ullmann and L. Krasner (eds.), *Case Studies in Behavior Modification* (New York: Holt, Rinehart and Winston, 1965).

2 A. Goldstein, "Behavior Therapy, " in R. Corsini (ed.), *Current Psychotherapies* (Itasca, Illinois: Peacock, 1973), 220.

3 J. Huber and H. Millman (eds.), *Goals and Behavior in Psychotherapy and Counseling* (Columbus, Ohio: Merrill, 1972), 347.

4 W. H. Cormier and L. S. Cormier, *Interviewing Strategies for Helpers: Fundamental Skills and Cognitive Behavioral Interventions*, 2nd ed. (Monterey, Calif.: Brooks/Cole, 1985).

5 T. Ayllon and N. H. Azrin, *The Token Economy: A Motivational System for Therapy and Rehabilitation* (New York: Appleton-Century-Crofts, 1968).

6 Huber and Millman, op. cit., 347.

7 J. Marquis, "Behavior Modification Therapy: B. F. Skinner and Others, " in A. Burton (ed.), *Operational Theories of Personality* (New York: Brunner/Mazel, 1974).

8 Ray E. Hosford, "Behavioral Counseling: A Contemporary Overview, " *The Counseling Psychologist*, 1 (1969), 1-33.

9 Samuel H. Osipow, W. B. Walsh and Donald J. Tosi, *A Survey of Counseling Methods* (Illinois: The Dorsey Press, 1980), 46-47.

10 James C. Hansen, Richard R. Stevic and Richard W. Warner, *Counseling: Theory and Process* (Boston: Allyn and Bacon, 1977), 176.

11 J. D. Krumboltz (ed.), *Revolution in Counseling* (Boston: Houghton Mifflin, 1966); H. B. Pepinsky and Pauline N. Pepinsky, *Counseling: Theory and Practice* (New York: Ronald Press, 1954); J. Dollard and N. E. Miller, *Personality and Psychotherapy* (New York: McGraw-Hill, 1950).

12 J. Wolpe, *Psychotherapy by Reciprocal Inhibition* (Stanford: Stanford University Press, 1958).

13 John D. Krumboltz, "Behavioral Goals of Counseling, " *Journal of Counseling Psychotherapy*, 13 (1966), 153-159.

14 G. J. Blackham and A. Silberman, *Modification of Child and Adolscent Behavior* (Belmont, California: Wadsworth Publishing Co., Inc., 1971).

15 L. Goodstein, "Behavior Views of Counseling, " in B. Stefflre and W. H. Grant (eds.), *Theories of Counseling*, 2nd ed. (New York: McGraw-Hill, 1972), 274.

16 L. Krasner, "The Reinforcement Machine," in B. Berenson and R. Carkhuff (eds.), *Sources of Gain in Counseling and Psychotherapy* (New York: Holt, Rinehart and Winston, 1967), 202-204.

17 V. Binder, A. Binder, and B. Rimland, *Modern Therapies* (New Jersey: Prentice-Hall, 1976), 166.

18 J. Wolpe, *The Practice of Behavior Therapy* (New York: Pergamon Press, 1969); S. Rachman, "Behavior Therapy, " in B. Berenson and R. Carkhuff (eds.), *Sources of Gain in Counseling and Psychotherapy* (New York: Holt, Rinehart and Winston, 1967), 252-255.

19 C. H. Patterson, *Theories of Counseling and Psychotherapy*, 2nd ed. (New York: Harper & Row, 1973), 154; R. Carkhuff and B. Berenson, *Beyond Counseling and Therapy* (New York: Holt, Rinehart and Winston, 1967), 97.

20 Gerald Corey, *Theory and Practice of Counseling and Psychotherapy* (California: Brooks/Cole, 1977), 136-137.

21 R. Heine, *Psychotherapy* (Englewood Cliffs, N. J.: Prentice-Hall, 1971), 123.

22 L. L. Betty Yau, "The Use of Behavioral Counseling in Secondary School in Hong Kong, " *CUHK Education Journal*, 8. 2 (1980), 107-111.

第六节

>>

完形治疗法

完形治疗法（Gestalt therapy）是由19世纪流行的存在主义导引出的一派心理治疗法。当时的思潮鼓励人们思考自己当前的存在，并探讨自己对个人存在具绝对力量的可能性。珀尔斯（Perls）是此派的始创人，他曾接受心理分析学派的训练，后来又接触戈尔茨坦（Goldstein）与完形心理学（又称格式塔心理学），最后终于在存在心理学中找到安身之所。珀氏尝试将理论建基于完形心理学，并统合心理分析理论、语义学和哲学，发展出完形治疗理论。

存在主义所讨论的是人如何去经验自己当前的存在，而珀尔斯的完形治疗法是关心人如何去知觉自己当前的存在。在他的理论中，最主要的假设是每个人都可以成功地处理自己人生的问题与困难，但由于人往往倾向于逃避面对自己，所以人生中往往有许多未完成的事情，以至影响了当前的存在。故此在治疗过程中，咨询师主要的任务是协助当事人了解自己一向逃避与拖延的态度，进一步在咨询师的鼓励之下，清楚自己当前的存在和要经历的挣扎。由于当事人在这过程中不单是谈论这挣扎，而且在咨询师的协助下，他们有机会亲身经历种种的矛盾与冲突，故此个人的自觉领域就会因此加强，而行为的改变也会随之出现。

❶ 目标

完形治疗法最基本观念的就是"完形"（gestalt），是指任何一个人、一件物件或一件事，都要整体地看；若我们只研究其中一部分，就绝对不可能明白事物的全部和真相。而完形治疗派的学者发觉，人类最大的问题是往往将自己分割得支离破碎，人们在这残破的境况下生活，以致出现了很多矛盾、冲突和痛苦。故此他们认为咨询的主要目标是要协助当事人重新成为一个统合的个体，换言之，是将他们过去已失落或否认的部分重新组合，以使他们可以均衡快乐地生活。在治疗过程中，治疗的重点不在分析，而在统合。咨询师逐步协助当事人改进，直到他有力量来促进自己的成长为止。换言之，在治疗过程中，咨询师同时也协助当事人从"环境的支持"转变为"自我支持"。珀尔斯相信一般人在实际生活中只运用了个人的部分潜能，加上缺乏自信，他们认为自己没有用、能力不足，要依赖他人。故此他认为完形治疗的目标应该是令当事人不再依赖他人，而且进一步协助他尽早发现自己的潜质，让他了解人是可以自我调整的，可以在人生中采取主动的，好让他能够做更多的事，更丰盛全面地生活。

完形治疗的另一个目标是指导人不要委屈自己来对社会作出适应。故此，咨询的目标是要协助当事人了解自己是在寻找个人与周围环境的协调与和谐。当事人要学习相信自己是有所需要的，这些需要应该被尊重，不应为了达到适应而要控制这些需要。完形治疗学者认为，正确的处理方法是要设法满足这些需要。在咨询过程中，当事人焦虑的表现通常被视为需要未获满足的反映，而咨询师就会利用当事人的沮丧情绪来协助他们更加清楚自己的情况。同时，在这过程中，为了要协助当事人有更高的自觉，咨询师会着意设计将焦点放在当事人焦虑的事物上，甚至有时还会加强这种感受来达到预期的目的。固然，这过程对当事人来说往往相当痛苦与沮丧，但结果却可以促进个人的成长，十分宝贵。其实，促进当事人的自觉是完形治疗法最基本的目标。完形治疗派学者相信，自觉本身是具有治疗功能的。当事人没有自觉时，他们就欠缺性格改变的工具。相反地，当事人有高度自觉后，他们就有能力去面对和接纳过去自己所否认的事物，有能力去真正接触自己的主观经历，有勇气去面对现实。

❷ 人性观

基于珀尔斯的理论背景，完形治疗派对人的看法是根源于存在主义哲学和现象学的。其中主要的观念与取向包括扩张人的自觉、接纳个人的责任、致力于人的协调统一和探讨自觉受阻的因由等。[1]

珀氏相信人类个体的运作是整体性的，故此他极力反对将人分割来看。在他眼中，健康的人就是那些整个人的各部分都配合得很好，有适当的平衡和协调的人。由于他相信我们要整体性地看一个人，故此，他也认为我们不应该将人抽离了他所身处的环境来看。至于人与环境的分界，根据珀氏所言，只是皮肤之外和皮肤之内的分别而已。

他在谈及自我界限时，用"认同"和"疏离"两个成分来作出解释。他认为当一个人能对自己的家人、朋友及专业有所认同时，他不但会在自我界限之内经历到爱，同时也会感受到合作、团结和归属感。相反地，当一个人感到与自己的家人、朋友和事业等都疏离时，他就会有陌生孤单的感觉，而冲突和不安就会随之出现。

珀氏认为弗洛伊德在人的性格的观念上不够深入。他指出虽然弗氏界定了超我和潜意识，但可惜他始终未能列举出其相反的情况。在珀氏的理论中，他将超我描述为胜利者（topdog），而与其相反的则为失败者（underdog）。前者很正义，很具权威性，也很完美，他以"应该"和"必须"等观念来对个体作出操纵与摆布。同时，珀氏曾经以"米奇老鼠"来形容后者，而以"超级老鼠"来形容前者。[2] 他相信在人内心中，胜利者和失败者其实都在不断挣扎，夺取控制权，而这内在的矛盾与冲突，对人来说是一种持续不断的折磨，极之痛苦。

其实，完形治疗理论的一个基本观念以为，在人生中，社会性生存和生物性生存之间往往产生许多的冲突，令人长久陷于矛盾与挣扎中。而太多人尝试要超越实现自我，要进一步达到社会的要求，结果就因此被许多极难做到的"应该"和"必须"害苦了自己。

总的来说，完形治疗是要协助当事人恢复自觉，同时，也设法改善当事人内在分裂的情况，以求达到统整合一。这是基于此派的学者相信人有能力承担个人的责任，有能力过一个统合、丰富的人生。当事人在成长过程中出现了不少问题和困难，逐渐形成了逃避的习惯，阻碍了个人成长的进程。所以在治疗过程中，咨询师就要作出适当的干扰，同时向当事人挑战，要他面对自己的困难和挣扎，要他清楚阻碍成长的原因。在完形治疗过程中，这部分极其重要。因为完形治疗派学者相信当事人获得新知识及有较强的自觉后，个人的统合和成长就会产生。

❸ 完形治疗法的主要技巧

·咨询师很主动，用很直接的方法来促进当事人对自己整个人的自觉。

·完形治疗并不注重过去与将来，只重视现在。在咨询过程中，焦点是当事人个人当前的情况与经验。因为完形治疗派学者认为，过去只不过是一种记忆，除非与当事人当前的情况有关，否则就毫无意义。同时，他们以为将来只不过是人的幻想。故此在他们心目中最重要的莫过于现在。例如，一位女士在婚前咨询中表现出对婚姻有异常的恐惧，几乎要提出解除婚约，而在咨询过程中，在咨询师引导下，她谈及童年时曾多次目睹父母的争吵打架，最终怀孕的母亲在她十一岁时因父亲的拳打脚踢而流产致死……由于那创伤的经历至今仍影响着她，故此在完形治疗中，这就成为务必要探讨处理的课题了。总之，在完形治疗过程中，"此时此地"最为重要，咨询师很注重协助当事人学习要完全体验和实现这一刻。

·由于完形治疗派的理论基础是把人看作一个整体，故此咨询师很注重要将当事人整个人带进咨询过程中，其中包括人的理性、情绪和生理层面。此外，此派学者强调，在辅导过程中，当事人的许多身体语言是极有意义和不容忽视的部分。例如当事人的坐姿如何，他是否常常紧握双手，身体松弛抑或缩作一团；说话的声调是愉悦抑或悲伤沉痛，说话的速度是否过于缓慢；衣饰是否整齐，还是过分夸张，与身份不符。种种的身体语言，对完形治疗学者来说都很重要。故此他们会尝试对这种种作阐释，希望借此获得更多有关当事人的资料，促进了解。

·由于完形治疗学者相信人们往往有许多未获满足的需要，这种种需要，通常会在梦境和幻想中出现，所以在完形治疗过程中，咨询师常常会运用细心设计的幻想旅程，或者是对当事人的梦境作阐释，去发掘当事人潜意识中的需要和问题。通常咨询师又会用角色扮演来促进当事人将幻想具体呈现。对当事人来说，这也可以帮助他较容易表达自己。

·由于完形治疗学者认为当事人与其他人的人际关系非常重要，故此在咨询时，咨询师的参与相当个人化，他设法谋求与当事人有坦诚的交流。而实际上，在完形治疗学者眼中，咨询师和当事人的分享确实是很重要的。因为他们相信，咨询师在这过程中的经历、知觉和观感，都会为当事人提供一些背景资料作参考。故此咨询师通常会相当主动地和当事人分享个人在咨询过程中此时此地的感受和看法，进一步，他们还会为当事人提供回馈，以协助当事人对自己的一切更加清晰地了解。

·在咨询过程中，咨询师往往会协助当事人觅回与正视自己一向否认的事物。同时，他也会带领当事人了解认识自己性格中的割裂关系。其中一个常见的分裂，就是珀尔斯常常形容的胜利者和失败者此两者的关系。珀氏指出，胜利者与失败者是并存于人性格中的一个现象，其中胜利者很具权威性，他知道什么是最好的；而与此同时，失败者则表现得防卫性很强，并充满歉疚。珀氏相信，我们一旦清楚了自己行为的结构是如前述的胜利者和失败者两者并存而分割的情况，就可以为这两个经常在争战的"小丑"带来友好与协调了。[3]

在完形治疗中，非语言的行为十分重要。咨询师经常会留意当事人的言语和行为是否配合。例如，一位刚刚在闹分居的妇人，一面对咨询师说自己不会责怪丈夫的不忠，一面却有愤怒之色从她脸上显露出来，咨询师就会马上就她的不协调作出对质。又如，一位接受咨询的男学生，一方面用言语设法说服咨询师他已能坦然面对困难，有足够的勇气去面对种种的挑战，但同时咨询师却发觉他将身体缩作一团，声音微弱而颤抖，对于这种不协调，咨询师会进行对质。

❹ 咨询过程中的独特点

○ 个人化

在完形治疗中，个人化是一个重要的技巧。为了减少冲击，当事人很爱用"人们""人人""许多人"或"他们"和"你"等代名词来陈述自己的感受和心态。在咨询过程中，咨询师会着意地协助当事人作出矫正，要求他改用"我"来叙述，以达到个人化的功能。例如，一个学生对咨询师说："每一个父母都期望子女成龙成凤，倘若你读书成绩不好，他们就会骂你愚蠢，说你没有用……"在完形治疗过程中，咨询师会促使该学生将句子改为："我的父母一直期望我成绩好，故此一旦我成绩不理想时，他们就会骂我愚蠢，说我没有用……"又如，大中与美英来往三年后，美英移情别恋，大中失恋后十分颓废消沉，他在咨询过程中对咨询师说："女人真可怕，说变就变的，难怪没有人再相信爱情的永恒性了。唉！只有傻子才会相信女人，结果就免不了要受痛苦。"同样地，咨询师就会指引他将修正为："我觉得美英很可怕，说变就变的；同时，我也生自己的气，因为我觉得自己很傻，一直以来死心塌地爱她，相信她，结果现在就要受痛苦的折磨，唉！说实在话，我再也不敢相信爱情的永恒性了。"固然，当事人要用第一人称很个人化地作叙述，要在过程中很直接和诚实地面对自己及自己内心的感受，往往是很激动很痛苦的，可是这挣扎却十分有价值，可以带引我们对自己有充分的自觉。

○ 责任的承担

我在咨询中往往发现，当事人遇到难题时多数会采用逃避的方法来处理。他们明明是未战先遁，不肯尝试面对，更加不曾尽一分的力量，但在别人面前，他们却会设法令人相信自己是无能为力，极端无助的，以祈别人施以援手。故此完形治疗学者主张咨询师一定要针对当事人这一种表现，运用对质来催迫他正视问题。例如，对于一些在他能力范围以内的事，咨询师会要求他承认自己并非"不能做到"，而是"不愿做"或是"不肯去努力"。透过这一过程，当事人在咨询师的协助下，逐步清楚自己的心态，进一步达致愿意承担责任，而不是继续推卸责任。在完形治疗理论中，一个人开始学习承担责任就是成长的具体表现了。

○ 空椅子

前文曾说明，完形治疗学者认为个体的分割是导致人类痛苦和矛盾的因由，而透过咨询来促进个体的统合性，是完形治疗的主要目标。至于如何达到这目标，完形治疗学者经常采用的方法就是"空椅子"。他们会让当事人坐在一张椅子上，扮演"胜利者"的角色，对假想坐在面前空椅子上的"失败者"说话，说罢随即移到"失败者"的椅子上，对刚才"胜利者"所说的作回应。除了上述的目的外，对于人们的一些"未完成的事务"（unfinished business），这方法也会被用来促使人们给事情带来一个终结。在完形治疗学者看来，我们人生中的未完成的事务常常无尽地在消耗我们宝贵的精力，以至我们没有能力全面洞察当前的境况。倘若一个人未完成的事务很多，就会严重影响个体当前的生活与功能。故此，咨询师就会运用"空椅子"的方法来终止过往的创伤与经历对当事人的影响，然后再进一步协助当事人将个人得以释放后的精神致力于当前的事务和生活。例如，明芝三年前第一次生产，由于是难产，不幸孩子于出世后就死去。但由于她很好胜，表面逞强，装作若无其事，而丈夫也忽略了她心底的创伤，故此明芝从来没有正视自己内心的创伤与悲痛，以致整个人的情绪和生活都十分失调。在这种情形下，我们可以利用"空椅子"方法来促进她直接面对自己，倾诉内心的伤痛。在过程中，辅导员不但协助她尽情哭号，同时，也切切分担她对那悲剧所产生的自责和内疚，这样就可以对那不幸的遭遇作出一个终结。以完形治疗的术语来说，就是最终完成了那"完形"。

　　○ 独特语句

　　在语言技巧方面，完形治疗法是尽量令当事人与此时此地进行中或存在着的一切事物保持接触。咨询师会用不同的问题来协助他达致这一目标。常用的问题包括：

你现在的感受如何？

你是否感觉……（如何如何）？

你现在体验到什么？

另外，咨询师不断修正当事人，提醒他不要用"人人""世界上的人""那些男人""女性"等概括的表达，改用"我"字来表达自己的情绪感受。常用的语句包括：

我发觉……

我留意到……

现在我感到……

透过上述的语句，咨询师可以促进当事人发展自己的感情和自觉。由于当事人通常会习惯性不自觉地逃避不愉快和痛苦的经历，否认痛苦的感受，故此咨询师就要引导他采用上述的语句来学习清楚自己的感受，而这包括欢愉满足的正面感受，以及痛苦、沮丧和失望等负面的感受。完形治疗法特别将焦点放在当事人的自觉上，目的是将当事人的注意和自觉作出统合，好让他能对自己现在的行为、感受和思想负责任。

除了要求当事人用第一人称个人化地表达感受外，咨询师还会指引当事人学习以完整的句子作报告，来代替提问式的语句。例如，当事人说："天气可真炎热，有什么方法可叫人集中精神读书？"咨询师听见后，会向他解释清楚问题所在，然后协助他改正为："我没有办法集中精神读书。"又如，当事人说："小青最爱捉弄人，谁愿意与她合作？"咨询师会协助他正视自己内心的感受，让他知道他刚才所说的其实是在表达自己不愿意和小青合作，而正确的表达语句应该是:"我不愿意和小青合作。"这方法是防止当事人在言语上耍把戏,且协助他停止怨天尤人的态度,学习对自己的一切负责,对自己的问题作直接的处理。

为了避免当事人作冗长的叙述和臆测,咨询师会用"什么"和"如何"等字眼向当事人发问,协助他作重点回应与叙述。常用的语句有:

你如今经验到些什么?

现在你的感应如何?

你想做些什么?

你现在正在做什么?

此外,咨询师还要不断地促进当事人表达自己的感受,同时也鼓励他将这些感受直接与有关的人处理。例如,咨询师发觉当事人很失望,感到咨询师并不了解自己,但口中却说:"唉!要人明白自己,可真难于登天了。"对于当事人这种极其间接的表达,咨询师会表示不能接受,同时,立刻协助当事人改用直接的表达,要他说:"和你谈了半天,你却一点儿不明白我,我实在十分失望。"倘若当事人的感受实际是根由于其他人的影响,咨询师就唯有用"角色扮演"或"空椅子"的方法来进行处理了。

5 总结

建基于完形心理学,珀尔斯发展出完形治疗法。他相信人具统合性。故此,他认为人在行为与生活上也应该是统合的。他相信人有能力自己学习适应,来应付日常生活中发生的事故。当人们忽略和低估了自己的应付能力，而过分依赖外在的事物时，他们就会陷入矛盾与苦恼中。结果不但无法对自己有全面的自觉，也会对自己生活周围的环境欠缺一定的认识。所以完形治疗派学者认为，咨询的目标就是要协助当事人重新对自己和周围的环境有完全的自觉，然后进一步可以与周围的环境达致协调和谐。总括来说，完形治疗的过程是极具动力且富有对质性的，重点放在当事人此时此地的问题、当事人个人责任的承担和当事人当前的经验上。同时，咨询师会运用不同的方法来帮助当事人，一方面让他有机会清楚自己未被满足的需要，另一方面也让他认识到自己的力量和潜质，可以把这些潜能运用在个人每天的生活中，积极地生活。

注释

1 Gerald Corey, *Theory and Practice of Counseling and Psychotherapy* (California: Brooks/Cole, 1977), 72.

2 Frederick S. Perls, *Gestalt Therapy Verbatim* (Lafayette, California: Real People Press, 1969), 18.

3 Ibid., 20.

第
七
节

〉〉

交互分析治疗法

交互分析治疗法（Transactional analysis）的创始人是伯恩（Eric Berne）。他把人类行为分为三种自我，分别是父母式自我、孩童式自我和成人式自我。而在人的性格发展中，无论是正常或不正常的发展，主要是受到父母式自我和孩童式自我的交互关系和行为的影响。同时，基于这交互作用，人会为自己选择个人的人生地位，而且在这抉择下，人会穷一生之力来肯定自己所选的地位。因为事实上人们相信这是唯一可以满足个人抚摸（stroke）需求的途径。可惜，无数人就是因为自己所作的选择和相应出现的人生剧本（life Script），产生不适当的行为和生活方式，以致个人蒙受痛苦、遭受折磨，于是需要咨询师提供帮助。

❶ 人性观

交互分析治疗法的基本哲学是反对决定论的。此派学者相信人有能力胜过早期或现今的经验与环境。同时，他们假设人有能力了解自己过去的决定，有能力重新作抉择，选取新的目标和行为。交互分析治疗法学者认为，在每个人的生命中总会出现一些重要人物，例如父母、兄长、老师等，而这些人对我们的期望和要求，往往产生极大的影响力。尤其是在我们的孩提阶段，由于我们要完全依靠他们，这种影响就更加深远和强烈，甚至延续一生之久。不过，可幸的是，我们对一切可以重新作检讨。一旦发觉早期的决定不再适当，我们就可以作出修改，重新作决定。正如哈里斯（Harris）所言：“我们可以否定以前所作的决定。”[1]

不过，伯恩虽然相信人有能力作选择，但因人很少可以真正达致独立自主的人生而感到遗憾。他慨叹说：“人纵然生而自由，但可惜在人生中他第一样要学习的事情就是做别人叫他做的事，以致一生就听命而行。通常第一个令他成为听命者的就是他的父母，他永远听从他们的指导，唯唯诺诺地过日子；最多只为自己保留了一丁点儿的权利来作个人的选择，而对自己这些微不足道的保留，他会幻想成自己独立自主的能事，并因此感到欣慰。”[2]

伯恩相信人类的个体是由三个不同的自我式状态所组成的，分别是他所创议的“父母式自我”“孩童式自我”和“成人式自我”（见图一）。而有关这三个不同的自我的假设，在伯恩眼中，其实已足以完整地描述出人的心理情况。他认为每一个自我状态，都具有独特的形态、风格和不同的语调模式。例如凌厉的眼神、叉腰伸指头，或是轻抚头顶、叮咛备至等，都是父母式自我的行为；集中注意，坚闭嘴唇强忍痛苦是成人式自我的行为；雀跃欢呼高叫，拍掌叫好或逃避困难等是孩童式自我的行为。在音容语调方面，父母式自我的吞吐较快，语气较严峻，且具有命令的口吻；成人式自我则不疾不徐，相当适当与温和；至于孩童式自我的语调就比较急促、语气冲动，时或装腔撒娇，或者是带有恳求与无助的味道。

图一　　　　　　人的性格：　父母式自我

成人式自我

孩童式自我

　　学者曾指出伯氏所提出的三种形式的自我观与弗洛伊德的很相似。伯氏一方面承认他的观念与弗氏的自我、本我和超我有一定的关系，但另一方面他却指出其中存有极大的差异。他指出弗氏的分类太过抽象和不切合实际，故此自己才主张把人性看成一种更原始、更实际的自我状态。虽然伯氏三个不同的自我状态与弗氏的自我、本我和超我在本质上有相似之处，但前者是经验性的，是社会性的现实，而后者则只是推论式的观念。[3]例如，当一个人处于孩童式自我状态时，旁观者是可以看到和听到他孩童式的行为和言语的。换言之，心理分析思想的焦点是人的潜意识，而交互分析治疗法的焦点却是那些可观察和可以觉识的行为。这一点就清楚显示了两派学者对人的看法的差异。

　　此外，伯氏对人类生物性的驱力和人类求生的基本需要有其独特的看法。他强调上述二者有唇齿相依的关系。同时，他亦强调，人类在日常生活中表现的一举一动都和人类的基本需求息息相关。这些需求包括受爱抚的需求（stroke hunger），被赏识的需求（recognition hunger），兴奋的需求（excitement hunger），组织的需求（structure hunger）和领导的需求（leadership hunger）。伯氏指出人们常常有一种错误的观念，以为只有儿童才需要别人的抚摸。他强调，其实无论男女老少都具有这一种强烈的受抚摸需求。换言之，人是盼望在生理上和情绪上都能从别人那里获得注意和关怀。人往往在这方面得不到满足，导致成长出了问题，无法在身体及情绪上获致健康的发展。

人渴求与别人的接触和他人的爱护，同时，也很需要别人给予承认和重视。可惜，不少人在家庭中却被父母所否定。例如，在现代化的香港，还有部分父母重男轻女，这使得出生在这种家庭的女性长久生活在不被接纳、不被重视和被贬抑的环境中。她的成长，一定会有许多的欠缺，而其中之一，就是在被赏识的需求上得不到满足。至于那些对儿子要求与期望很高的父母，通常觉得儿女的成就不理想，动辄批评责备，这实在是儿女成长的大碍。我在工作中曾见过无数自小被父亲指斥为"没出息"的儿子，到了成人阶段，尽管实际上自己不但家庭幸福且事业有成，但他始终在等待父亲对他拥有的一切作出承认和赏识，始终是惶惶不可终日，实在令人痛心。我们这种需要被赏识的心态，通常目标是指向自己生命中的重要人物的，包括父母、师长、好朋友及爱慕的异性等。当然，除了冀求得到这些关键人物的赏识外，个人的社会地位也相当重要。

与被赏识的要求相关的是领导的需求。论到做领袖，对交互分析治疗法的学者来说，这是人人都具有的一种需求。因为做领袖会令我们产生超然感，感到自己的重要，令我们不但可以发挥一己的特长，同时又可以影响他人，左右他人，实在是一种证实自己价值的具体方法。可是如何令每个人都有机会去经历这种满足，却委实是个不容易解决的问题。

组织的需求，向来就是人类最希望做到却又始终难获完美结果的想望。例如，每天有二十四小时，每周有七天，每年有五十二周，一生平均有六七十年，我们到底该怎样作安排呢？在现今物质主义高涨的香港，不少人在声色犬马中打滚，时间与精力都耗在生物机能的满足上。又有不少人终日劳碌，在高度竞争的社会中争逐名利，再没有时间可以静下来思考一些人之所以为人的课题，以致在忙碌的生活中越来越空虚与失落。的确，人需要懂得适当地调整自己的时间和生活，好让自己可以获得适当的"抚摸"，以促进生命的健康成长。但很可惜，时至今天，这仍是一个令人极其困扰的问题。

至于兴奋的需求，与上一项颇有关联。或者，我们可以把这需求看作上一项的延伸。因为这需求是指以一种最适当的方法来组织和运用个人的时间，使这段时间变得较有趣，较具刺激性和兴奋性。简言之，就是如何可以令日子变得多姿多彩，而不是呆板空泛，了无生气。故此，我们可以说交互分析治疗法是要尝试帮助人去了解人类的行为，并教人如何以一种快乐而兴奋的方法来组织自己的时间。其中包括怎样从他人那里获得爱护与关怀的满足，以及如何由被人否定变为被人赏识、被人重视，最终可以与人建立亲密甜美的人际关系。

❷ 治疗目标

总的来说，交互分析治疗法是协助当事人成为一个统合的成人（integrated adult），其特征有如弗洛伊德的完满发展的人（fully developed person），或如马斯洛所言的自我实现的人（self-actualized person）。

基本上，在交互分析治疗过程中，咨询师设法协助当事人作出新的抉择。例如，一个当事人面临择业的问题时，咨询师首先会让他清楚知道，虽然每个人都拥有选择的自由，但这自由却往往受到限制，而这限制，往往因源于个人本身。故此咨询师接着要协助当事人对自己的生活方式作出反省。在这一反省过程中，当事人很可能就发现自己一直是根据一个自我毁灭的人生剧本来生活，又常常要玩把戏，一方面要操纵摆布人，另一方面要逃避面对自己。最终，当事人要学习作出积极的改变，以一种新的生活方式来取代以往不善的方式，好让个人能变得充满自觉，很自然很自由地生活，且不但对自己具自信自爱，亦可以与他人建立亲密的关系。伯恩也曾具体指出交互分析治疗法的基本目标是促进当事人的独立自主。而一个独立自主的人，应该是蛮有自觉，生活得自由自在，与他人有着良好的关系，能与人亲密和谐地相处的。[4]

詹姆斯和钟沃德（James and Jongeward）亦同意交互分析治疗法的目标是协助当事人达到独立自主的境地，而他们对独立自主所下的定义是："一个人自己管理自己，自己决定个人的命运。一方面对自己的行动和感受负责任，同时，又努力摒弃那些与此时此地生活毫不相干和不适当的行为方式。"[5]的确，在咨询工作中，我曾看见许多人被过去的经历压得透不过气，奄奄一息。但事实上，人是可以独立的，而一个独立的人，就不必再做自己的历史的奴隶，可以超越过往的经历和影响，自由地作出适当和建设性的回应。

论及交互分析治疗法的目标，以下三项因素是基本的成分，现作阐释如下：

自觉　所谓自觉，简单地说，就是指一个人对一切发生在自己身上，并所处环境中的事物，甚至内心的感受，都一一清楚。由于一个自觉强的人能够清楚自己以及自己身处的环境，他的头脑和身体对此时此地所作的回应是一致的、协调的，绝不会反复无常，出尔反尔。钟沃德曾强调人格统合的第一步就是自觉，[6]由此可见此项因素的重要性。

自然　当一个人能很自然地去面对事物时，他会觉得自己的意志自由自在，于是就可以随意对所有"成人""父母"和"孩童"的行为和感受作出适当的选择了。[7]

同时，这样的一个人可以将自己从种种不合理的束缚中解放出来。一方面他要学习对自己的行为负责任，另一方面他要在顾念他人、不侵犯他人权益的情况下作种种个人的决定，也享受种种自己喜欢的事物。由于他不再强迫自己去过一个预定的人生，故此就可以用开放的态度，学习面对新的情境，探讨新的思想途径、新的感受方法，好使自己可以对事物作出不同的回应。透过这种操练，他就可以逐渐把握独立抉择的能力。不过，他不是只会作决定，他也会把所作的决定付诸行动。其实，实践自己所作的决定是十分重要的，因为一个人的内在道德必须与其外在行为相配合，他才称得上是个协调统合的人。

亲密 在童真的表现中，我们通常可以看到人际间所珍贵的真诚、温暖、柔和和亲昵。但可惜的是，现代的人际关系变得越来越疏离冷漠，无论是亲情或友情，都逐渐变得淡薄，完全没有深度。故此不少人已经无法对人有亲密的感受，无法建立亲密的关系，那当然也就无法有亲密温馨的表达了。在交互分析治疗家的观念中，他们相信当一个独立自主的人作了决定后，他会在适当的时候冒险和他人建立友谊，达致亲密的人际关系。

在学习与人建立亲密人际关系的过程中，交互分析治疗家认为一个人首先要学习开放自己。他们相信当一个人在成人式自我状态中的时候，他就可以拥有自觉，因而愿意放下一些面具，多一点儿开放自己。这种真诚的表现，可以让别人多认识自己。一个人能这样乐意让别人踏进自己的"世界"中，与别人的关系自然是紧密了。

此外，独立自主是成人的表现，能使人开放和真诚，使人不但重视自己的此时此地，更加晓得重视和欣赏他人的独特性。故此，能够独立自主的人，我们不必担心他会强迫他人扮演"受害者""拯救者"或"迫害者"的角色，同时，也不必担心他会强迫他人永远扮演"孩童""父母"或"成人"的角色。[8]

上面所阐释的自觉、自然和亲密，都是一个人迈向独立自主的过程中必须要发展的个人能力，也是一个人要发展成人式自我所必须具备的条件。事实上，当人拥有上述几项特质时，他会对别人有深切诚挚的关心，能够委身事人，这是父母式自我的特征。他也会像成人一般有智慧和能力去解决问题。在行为心态上，他也能有如一个健康的孩童般，有创作的能力，有能力去享受生活中的欢愉和乐趣，也可以自然地表达内心的欣悦爱慕和敬畏惊惧。在交互分析治疗家眼中，这才是一个统合的人，这也是在治疗过程中大家努力的目标。

❸ 父母式自我

交互分析治疗派的学者认为，通常在一个人踏进小学时，他的父母式自我差不多已定型。而事实上，由于年幼，孩童没有能力对事物作出任何评估和解释，故此对于自己所看见、所听见和所经验的一切，都没有选择地摄收，储存于脑海中。其中甚至连父母的争吵和打架，他们也毫无保留地作了记录，但这记录是没有加上任何注释的。例如，他看见母亲怒掴父亲，却没有能力看到背后的因由，于是母亲怒气冲冲的表情，挥手掌掴的冲动行为，以及父亲畏缩不敢发一言的表情，都只如照相般录入他脑海中成为"父母"的资料。当然，在另一种情况下，父母婚姻美满，彼此之间的亲密和谐与欢愉表现也会记录在一个人的"父母"资料档案中。

不过，我们要留意，除了真正的父母，在现代化的香港，许多孩童要经历几个不同的"父母"，最普遍的莫如电视机。事实上，在电视机前成长的一代，除了生身的父母外，电视机中所传播的暴力、色情和血腥场面，也不折不扣地被收进"父母的记录"。现在香港一般的家庭，父母往往与子女一同观看所有的电视节目，这样的情形极可能导致十分恶劣的后果，而那些将电视当作保姆的父母，更有必要深刻反思。

现在，且让我们看看父母式行为的特点。最明显的一点是，父母式行为通常是带有命令性质的，在语言表达方面，典型用语包括"绝对不可以""一定不准""应该""不应该""千万不要忘记"等。在孩童时期，一个人往往根据父母命令式的说话来行事为人。长大后，倘若他选取以父母式自我的身份来生活的话，他就会像从前一样，不晓得将当前的情境和资料作评估，而只是根据过去"父母"的命令来引导自己的行为。换言之，当他以父母式自我的身份生活时，他就仍是根据自己孩童时期所认识的"父母"的意愿来感受、思考、谈话和行动。而父母昔日权威性的语言，也往往成为他今日行为的指标，其中例如：

"人不为己，天诛地灭，你以为做善事有好报吗？傻孩子！"

"给别人打一拳有什么关系，忍让是美德呀。"

"千万不要轻易相信人，尤其是女人！要记着：难测妇人心，我一生受够女人的苦，你可要小心！"

"做人要安分，因为'命里有时终须有'，强求只不过是自讨苦吃。"

"金钱万能，有钱则万事足！"

"人生要有理想，积极进取。"

"助人为快乐之本。"

"做人不能自私，要顾念到其他人的好处。"

"君子一诺千金，言出必行。"

"敬人者人恒敬之。"

上述十个句子，无论是前面五句负面的，或是后面五句正面的，在孩子对"父母"的记录中既然出现，就成为"真理"，也就可能直接成为一个孩子所有道德规范的来源。假设一个孩子为"父母"所作的记录句句都如前五句般负面与消极，而这孩子又不能突破"父母式自我"，则他在整个人生中所持的处世态度，就必然会斤斤计较、对人欠缺信任、自私自利……他的生活会因而变得灰暗，了无生气。

我们详细分析孩子对"父母"所作的记录后，会发觉那是极其复杂的。这是由于父亲或母亲都各自拥有三个不同的自我，即是说，孩子所作的记录，是根据六个不同的自我情况综合而成的（见图二）。其中的命令如："说话斯文些，声音放轻一点。""我已告诉你多少次，先坐下才准拿筷子。""花裙子配小格衬衣，你看看多不顺眼，快去换一件素色衬衣再来见我！""言多必失，千万不要多言。"这些就是从父母的父母式自我记录而来的。

图二

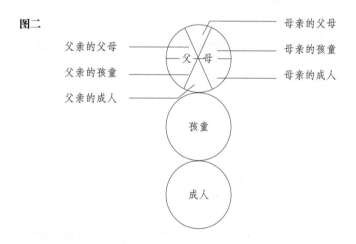

父亲的父母 —— 母亲的父母
父亲的孩童 —— 父 母 —— 母亲的孩童
父亲的成人 —— 母亲的成人

孩童

成人

固然，每一个孩子都需要一些"禁令"和方向的指导，一方面可以保护他们免受伤害，另一方面也可以协助他们达致社会化。此外，通常要透过这些命令，孩子才可以有所根据地来肯定父母对自己的关注和爱护。⁹不过，过分偏激和过多不必要的禁制，的确会压制孩童的成长。其实，在我们的周围，也往往可以看到许多严厉的父母，虽然是基于爱护才致力管教约束，但不幸却扼杀了他们子女人生中的欢乐和创造能力，这实在是十分可惜的。

除了以父母式自我来生活外，父母在某些时间和场合中，又会以自己的孩童式自我来说话行事。例如，他们有时遇事会逃避退缩，有时会摆布别人，此外，他们也会嬉戏、开玩笑和捉弄人。由此观之，孩子为"父母"所作的记录，的确错综复杂，而其中不协调之处俯拾即是。故此当一个人长大成人后，若这"父母式自我"依然一成不变，则往往成为生活中适应不良的主因。

不过，随着年龄的增长，孩子会开始对外面的世界作探索。在新的经验和环境的冲击下，他往往会对先前的经验，包括父母的命令，作出质疑和评估，而这就是"成人式自我"成形的起步。常见的例子如父母通常会禁止孩子玩火，但不少孩子最终会趁父母不留意时作出尝试。邻家的大刚才两岁半，但最令祖母头痛的就是他总爱趁祖母忙碌的时候跑到厨房去，一下子将石油气炉的开关扭开，看见熊熊的火光，就拍手叫好。虽然大刚这行动极其危险，但从我们的论点来看，他是在运用自己的评核能力，而这事实上就是"成人式自我"的行为，有其重要的意义。

固然，早期的成人式自我是极之脆弱的，很容易被父母的命令和孩童的情绪所凌驾，但在适当的环境中，随着年龄的增长和生活面的扩阔，成人式自我就有机会逐渐发展。对一个迈向自我实现的人来说，成人式自我并不像父母和孩童式自我般静止，而是经常在改变着的。同时，在改变过程中，他有能力对"父母"和"孩童"的资料作复核，然后决定应否支持。不过，这做法不等于"成人"要成为独裁者，来约束限制个人性格的发展。相反地，这种做法极具建设性，一方面可以保持父母式自我和孩童式自我的活跃，另一方面又可以使一个人的自我发展适中，行为有一定程度的均衡协调。

❹ 孩童式自我

浩明在办公时被上司责备了几句，怀着满肚子的气，一踏进家门，就向太太发脾气，太太回他一句，他就无限冤屈地怪太太不体谅他，纠缠到最后，太太无奈地又如往昔般先作让步，先说对不起，他才作罢。在这事例中，浩明的冲动发脾气，他的固执和摆布太太的行径，都是他孩童式自我的表现。其实，在我们日常生活中，当我们的行为言语无论是主观、自私、冲动、挑剔、抱怨、发牢骚，或者是好奇、嬉玩、亲切和激情时，那都是我们基于孩童式自我对事物所作的回应。

一个人的孩童式自我，是由改装儿童（the adapted child）、天然儿童（the natural child）和小教授（little professor）组合而成的。

天然的儿童是孩童式自我中年轻、冲动和表达情绪的部分，很像一个自我中心、一心只寻求个体满足的婴孩。当需要得到满足时，他会喜形于色；但倘若需要得不到满足，他就会发脾气，哭哭闹闹。总之在事情不如己意时，他就不顾一切地要达到目的。例如不肯吃饭，拳打脚踢，或者是躺在地上要赖，对大人讲的道理充耳不闻等，都是常见的情形。而这种任性妄为的行为，目的只是求取自己的快乐。不过，天然的儿童也有其极可爱的一面，他无邪的笑脸、发自内心的喝彩，或者是遇意外时目瞪口呆的神情，处处都显露出人类最原始而珍贵的一面。

改装儿童是"儿童"与"父母"相交的产品，较易受控制。一个人在创伤、磨炼和受教育过程中，对自己天然的冲动会逐渐作出修改。不过，更主要的是，权威人物如父母的命令和要求，对他产生极大的影响。例如，孩子在父母的命令和训练下，不再以自我为中心地生活，他开始学习到要与其他小朋友分享一包糖果，也懂得排队、轮流玩秋千。其实，对孩子来说，这也是社会化过程的开始。

至于小教授，是孩子天赋的智慧，往往见诸孩子对事物所产生的直觉。同时，孩子通常就凭这直觉来作决定。例如，小咪根据父母眼神和面部表情就可以作决定：何时该哭叫，何时该安静，如何吸引妈妈的注意，如何叫大人来拥抱自己。

除了直觉之外，创造力和摆布操纵人等也是小教授的特点。这些特点不单出现在我们婴孩儿童期，在我们长大成人后，还是照样会出现的。例如，李先生看见自己的女秘书若芝无精打采，双眉紧锁地独坐不语，李先生直觉地以为若芝又是恋爱触礁了。但可惜这回他的"小教授"出错了，其实若芝与男朋友的关系完全没有问题，只不过若芝日前作了全身检查，医生怀疑她的肾脏有毛病，要她详细再作复查，若芝就是为了这事而担心，以至忧形于色而已。

在创造力方面，人们通常会着意地将小教授与成人式自我配合，而结果往往产生一个很好的组合。在忠诚合作下，他们可以设计家居布置，可以吟诗，可以写作，可以创作出美妙的曲调，可以发展新的数学方程式，也可以改善人际关系。事实上，小教授极富幻想能力，而幻想是创造的最基本元素。同时，我们要知道小教授的幻想不一定是不实际的。例如，明恩取得会考成绩通知后，获知考取了三优五良，高兴之余，她似乎看到父母欣慰与兴奋的神情，而她这一幻想，是非常实际的，因为后来父母得知喜讯时，的确是表现得欣慰与兴奋。不过，小教授部分的幻想却是可能脱离现实的。例如，一位自小就被遗弃的孤女惠玲，常常渴望找到亲生父母，她幻想父母亦渴望与自己重聚，幻想着若全家团聚，人生就会美满幸福。可惜这想法很不实际，一方面人海茫茫，难望重逢；另一方面，父母昔日将她遗弃在电梯间，是否真会如她想象般重视骨肉之亲？故此，她这幻想，很可能徒然带给自己无尽的失落与苦痛而已。

人一出生，就要设法求存，结果逐渐发展出不同的方法来操纵和摆布种种人和物。最基本的就是要吸引成人的注意，例如，肚子饿了该如何哭叫来向母亲传达讯息；或者，在某一次生病时，他骤然发觉生病可以促使父母多作看顾。这一切资料，都成为小教授摆布母亲的伎俩。当孩子渐渐长大，他又一直能对父母操纵自如的话，很可能就会自视过高，以为自己万能，于是常以胜利者的姿态（topdog position）来操纵他人。例如，在工作中，虽然大家地位职权相等，但由于他以为自己有特权，又具过人智慧，故在此假象中，他就要操纵人，要别人听命于他。至于另一个极端，是那些感到完全无助的人，他们自卑自怜，却也喜欢以失败者的身份（poor me）来摆布他人，扮演可怜人和受害者的角色，要他人无限度地帮助、支持与照顾，但同时自己却不愿意对当前的境况和无助承担责任。要作决定时，他们总是优柔寡断，三心二意。其实他们最终是希望有人可以替自己作主，于是自己又可以不必负任何责任。可惜的是，操纵摆布他人并不能改善他们的生活，相反地，到头来他们只是一事无成，老大徒伤悲！

不过，我们要留意的是，在每个人的正常发展历程中，孩童式自我的地位非常重要。而事实上，我们正是以孩童式自我来作基础以建立自我形象的。正如伯恩所言，由于孩童式自我是我们个性中最有价值的部分，故此每个人都需要认识自己的"儿童"。[10] 在日常生活中，我们看到有趣的事物时所自然流露的欢欣，所作的高呼与惊叫；遇到令自己叹服的人与事时所表现的击节赞赏，拍案叫绝；或者是两个恋人相遇时那甜美的笑容和逗人的眼神；又或是烹调新菜式或设计新针织花样所凭借的创意，一一皆是孩童式自我的特征。但由于这些表现通常既难预测，而且又极具动力，往往被成人社会批判为"不成熟"，以致扼杀了人们在这方面健康的发展。虽然，在运动场，在慈善义卖会，或是在舞会等场合，我们似乎可以"合法"地表现自己的孩童式自我，但整体而言，种种的禁制最终令不少人变得拘谨和装模作样，在许许多多的框框中无法享受生命中应有的自由、兴奋与欢乐，实在令人感到遗憾。

5 人生四个基本模式

伯恩认为，在人生中不同的阶段，"家长""儿童"和"成人"

是可以并存的。不过，人与人之间的沟通受这几个心理形态的影响着实很大。例如，许多夫妇之所以产生冲突和误会，就是因为某一方永远要自己扮演"家长"，而要配偶做"孩童"。下面是一些典型的例子：

妻子（对丈夫）：好哇，今早怎么劝你也不肯多带件毛衣，现在冻病了，感冒可够辛苦吧，看你以后还敢不敢逞强！

丈夫（对妻子）：亲爱的，不要再哭了，衣服烫焦了就算了，我马上和你去买一件更好的！

丈夫（对妻子）：换个灯泡居然也会跌伤，真是笨得要死！

在上述三个例子中，由于两个人的关系是"家长←→孩童"，而不是"成人←→成人"的平等地位，不但许多矛盾和问题会出现，同时，这会阻碍彼此有美好的成长。就如上面列举的第一个例子，倘若妻子与丈夫永远都如例子中一般是"父母←→孩童"的关系，做丈夫的可能永远就是一个长不大的"孩子"，事事需要妻子妥帖安排和照顾，而自己的人生剧本中就充满了无用、无助、失败等字眼。

说到人生剧本，交互分析治疗家认为，在孩童时期父母的教导和个人的决定就写好了人一生的剧本，而在这些剧本中就已注明了人们在成人阶段生活中所采用的是四个基本处世态度中的哪一个：

"我好，你也好。"

"我好，你不好。"

"我不好，你好。"

"我不好，你也不好。"

要是一个人不断接受不健康的父母式管教，在人生地位的决定上，他就很可能会选择"我不好"的人生剧本，于是，他就只有穷一生之力，致力扮演剧本中的角色，自卑自怜。若我们能选择"我好，你也好"的人生剧本，我们就会生活得悠然自在，会活得很快乐。要是我们放弃这地位而选择"我不好，你好"的模式，那人生就不但再没有欢愉和色彩，同时，亦难有正常和美好的发展了。要是人们作出了"我好，你不好"的选择，就会将自己的人生放进一个充满惊惧和忧心的境地中，叫自己惶惶不可终日，长久下去，更会因此导致反社会的行为。第四个"我不好，你也不好"模式，会导致一个人的人生变得充满失望与无助，由于这些人的行为全无侵略性，故绝对不会给他人带来任何不便与麻烦；但遗憾的是，在全无进取的心态中，那种无奈与惶惑，使这类人对自己及对生命都产生不了任何向往与憧憬。因此，他们的人生只是一片灰白，根本就没有快乐可言了。

6 总结

总括来说，在交互分析治疗过程中，咨询师相当注意当事人的感受，他处于教练和训练者的地位，目的是要协助当事人学习以成人式自我的心态来对自己老早根据孩童式自我所订定的人生剧本作出新的评核。在过程中，咨询师非常投入地帮助当事人改变自我，除了引导当事人省阅人生剧本外，他亦指引当事人以"成人"的心理状态对过去和今天的生活作检讨，并以"成人"的身份来开创新的人生。

注释

1 Thomas A. Harris, *I'm OK-You're OK* (New York: Harper & Row, 1969), 66.

2 Eric Berne, *Sex in Human Loving* (New York: Simon & Schuster, 1970), 194.

3 Eric Berne, *Principles of Group Treatment* (New York: oxford University Press, 1966), 220.

4 Eric Berne, *Games People Play* (New York: Grove Press, 1964), 178.

5 M. James and D. Jongeward, *Born to Win: Transactional Analysis with Gestalt Experiments* (Mass.: Addison-Wesley, 1971), 263.

6 Ibid., 265.

7 Ibid., 265-266.

8 Ibid., 265-266.

9 Eric H. Erikson, "Identity and the Life Cycle," *Psychological Issues* (monograph), Vol. 1, No. 1, (New York: International University Press), 68.

10 Eric Berne, *What Do You Say After You Say Hello*? (New York: Bantam, 1972), 12.

第
八
节

现实治疗法

格拉瑟（Glasser）原是一位精神病学家，在20世纪50年代发展出现实治疗法（Reality therapy）理论。这理论对于行为或情绪上有问题的个人或小组，都可适用，很能协助当事人达到"自我认同"的目标。在格氏的著作《心理健康还是精神病？》(*Mental Health or Mental Illness?*)[1]中，他否定了精神病这一观念，认为那不过是人不负责任的表现。在其他的文章中，他一再提出这一观念。[2]他再三强调这一点，目的是要求人对自己的行为和人生负起责任。而事实上，这就是现实治疗法的主要目标。在格氏看来，人要改变自己的行为，第一步要做的就是弄清楚到底我们要改变哪些行为。他提出人必须面对现实，因为我们一定要承认自己无法重写个人的历史；但同时我们要知道，无论过去的经历如何恶劣，如何凄惨，都不足以成为现今不负责任的行为的借口。格氏强调，除非一个人可以接纳自己，要对自己所做的负责这一事实，否则就没有办法为他提供咨询。一旦开始了咨询，咨询师就会努力将焦点集中在当事人的"现在"和"行为"之上，引导他在不伤害自己和别人的原则下，去看清楚自己，面对现实，努力满足自己的需要。[3]

❶ 目标

现实治疗法的主要目标是，一方面减少当事人不负责任和自我毁灭的行为，另一方面则协助当事人发展一个积极正面的自我形象。在咨询过程中，咨询师透过自己和当事人的相交，首先协助他澄清和界定生活的目标，然后进一步协助他看清楚其中的障碍，并探讨出达致目标的不同途径。制订计划后，就付诸实行。在这实行过程中，当事人可以在自己负责任的行为中经历成功，故此就有机会感到自我存在的价值。而事实上，在咨询过程中，透过咨询师的帮助，当事人的自觉增强时，他就会较有效地运用自己的潜质来过一个充实而有生命力的人生。

在《现实治疗法》(Reality Therapy) 一书中，格氏指出，自己在发展现实治疗法理论的过程中注意到，通常人有生理和心理的需求。而其中心理上的两种基本需求，其一是需要被爱和付出爱，其二是冀望自己和他人都觉得自己有价值。为了要达到自己有价值这目标，人们就要努力去对自己的行为维持一个相当令人满意的程度。同时，格氏又指出近年来由于经济的发达，在西方世界，对许多人来说，生存已不再成为一个问题。而自1950年以来，西方社会就已经踏进一个以角色决定身份的时代。人们尝试努力肯定自己的身份，那些无法达到这一目标的，就会被视为失败者。换言之，是"认同"的追求失败了。这种自我迷失的失败感，令人无法彰显个人的独特性，逐渐会致使人作出一些不负责任的行为，甚至在人的心态上发展成一种不良症状，令当事人和周围的人都蒙受痛苦和损失。格氏曾强调，现实治疗法其实就是为那些不负责任或失败的人着意设计的，目的是要协助他们获致并维持一个成功的身份。[4]

总括来说，现实治疗法的焦点集中在当事人现在的行为上，咨询师尝试发挥有如教师或有如模范的功能。同时，他会不断对当事人进行对质，促使他去面对现实，接着更导引他去探讨出满足自己基本需要的方法。现实治疗法的重心是协助当事人接纳个人的责任，而在格氏的眼中，当一个人肯对自己承担责任时，他就等于获致心理健康了。

❷ 人性观

现实治疗法假设人生最终是自主的，强调人要对自己的行为和其所导致的结果负责。换句话说，人有选择自己生活方式的机会和权利，而他希望自己怎样，就会成为一个怎样的人。其实我们也不难觉察，人是有能力对自己负责，并且可以丰盛地过一个统合的人生的。

现实治疗法假设人有一个贯彻于整个人生的心理需要，就是需要肯定自己个人的身份，其中包括可以感受到个人的独特性。这种要肯定自己是与众不同的需要，格氏认为就是人类行为的动力，超越了文化，是普世性的。同时，现实治疗派的学者相信人有一种"成长的动力"，这种动力时时鞭策我们为自己的成功身份作出努力。正如格氏与他的同行曾指出："我们相信每一个人都有一种健康的成长动力，而基本上人人都希望在生活中能到满足，可以享受一个成功的身份，都可以有负责任的行为和表现，同时，也都能享受有意义的人际关系。"[5]

根据现实治疗法学者的看法，我们最好是以"成功的认同"和"失败的认同"作对比来研究人的身份。在我们每个人身份的成形过程中，透过我们与他人的关系，透过自己对自己的看法，我们会产生成功或失败的感觉。同时，在澄清和了解自己身份的过程中，其他人扮演了相当重要的角色，尤其是别人对自己的爱与接纳，会直接影响我们身份的定型。根据格氏所言，现实治疗法就是要帮助当事人满足其心理需要，包括被爱和付出爱的需要，以及要求感到自己对别人、对自己都有价值的需要。[6]

❸ 咨询师和当事人之间的治疗关系

若要咨询有成效，现实治疗法的学者认为，咨询师一定要重视自己和当事人的关系，让对方可以清楚感受到自己的关注和爱护。故此，在咨询过程中，咨询师是相当投入的，很个人化地和当事人相处，表现出自己的温情、友善和关注。而事实上，咨询师在这关系中的投入其实就是现实治疗法的基石。[7]格氏认为，在咨询过程中，咨询师要尽早协助当事人看到人生中除了失败的悲痛和困扰的问题外，还有许多美好的事物存在，可供自己选择和享用。同时，咨询师也要协助当事人感受到有人真正关心他，愿意与他讨论人生，讨论任何与他有关的事物，甚至，可以陪伴他在人生的遭遇中挣扎，面对挑战。

制订计划　在现实治疗学者眼中，制订计划和实行计划是很基本的活动。在咨询过程中，咨询师很着意地协助当事人选定咨询方法，好让他能够将失败的行为改变为成功的行为。在这一过程中，当事人固然要主动地自己作决定，但咨询师也一定要从旁辅助，以免当事人选定的计划超越了自己的能力和各种客观条件的限制。换言之，咨询师要留意计划的实际可行性；同时，可鼓励当事人将计划以合同的形式书写成文，以便付诸实行。不过，订好的计划，却并非一成不变的。事实上，计划中通常包括形形色色的解决问题的方法，以便当一个方法行不通时，经检讨后就可以采用其他的途径来进行，直到计划能得以完成为止。透过这样的一个历程，当事人可以获取一些成功的经验，使其成为人生中宝贵的一页。

承诺　现实治疗派学者提出了承诺（Committment）这一个观念，同时，他们十分重视这观念，认为这是咨询过程中另一基石。环视咨询众学派，只有现实治疗理论中才有这观念，这的确是相当特别的。现实治疗派学者强调，当事人作出行动计划固然重要，但还是不足够的，还要加上最重要的一步，就是当事人要对自己订定的计划作一个承诺。作出承诺表示愿意在日常生活中将计划贯彻始终地实行和完成。格氏等指出，倘若一个人没有决心去实行计划，则一切计划都只不过是白费功夫而已。同时，他们发现"那些拥有失败身份的人，他们的其中一个特征就是很不愿意对任何事物作承诺"。[8]其实，当事人将计划完全实行之后，自己就可以感受到自我价值的重要了。

不接纳借口　一旦当事人对计划作出承诺，咨询师就不会再接纳任何的借口，不会让他推卸责任。例如，一个十六岁的女孩希望可以改善和母亲之间的关系，而且已经计划妥当，要自己在一周内主动向母亲问早安三次，但结果只能做到一次。她可能会向咨询师解释许多原因，例如早上妈妈很迟起床，而自己很早就出门，或者说近来太忙，故此忘记了这件事……在咨询师来说这些借口都是不能接纳的。这种种解释，要穷究其因由，只是在浪费时间。重要的问题是，事实上计划并没有如期实行。那么，倒不如少讲话，马上动脑筋，另行订定新计划，那还来得有意义。由此可见，当事人对计划作出承诺，不等于就一定可以实行，真正有困难和阻碍时，计划就可能要作修改。换言之，当承诺的事项不能完成时，咨询师首先就要协助当事人对自己最基本的价值判断重新进行验证，若价值观是正确的，就应该细心地对计划作全面的评核，看看有没有漏洞或不足之处。对一个再经验证的计划，当事人通常会有两个选择，一个就是对计划重新作出承诺，一个就是决定中断或放弃对计划曾作出的承诺。当他表明放弃的态度后，就不必再对该计划负责了。这样交代清楚的行为，也是当事人要学习的负责任的行为之一。

不用惩罚　对于当事人的再承诺，咨询师要给予更多的支持，他会不断要求当事人尊重自己的承诺行动。不过，咨询师绝对不能用任何规条或惩罚来迫使当事人承诺，因为现实治疗派的学者并不相信外在的压力是有效的。格氏就曾强调，当一个咨询师要采用现实治疗法时，就先要有能力去坚持不接纳当事人的任何借口；其次，他指出咨询师并不会专挑毛病，也不会像侦探一般去搜集证据和理由。当然，其中的关键点是咨询师和当事人之间的治疗性关系，而基于这关系，我们不接受借口，正是表达关心的一个有效方法。他同时指出："我们接纳当事人的借口时，可能带给他们一个暂时的释放，但结果却会导致更多的失败经验，最后就更加令当事人肯定自己的失败身份。"[9]

总的来说，倘若咨询师能不接纳当事人推卸责任的借口，也不采用惩罚，而是在一个具治疗功能的关系中，协助对方建立合理的价值判断，并且根据当事人的价值判断制订计划，协助当事人完成计划，那么，这咨询师就可算是完成了工作，可算是有效地协助当事人获得了成功的认同。

❹ 治疗过程中的主要原则

除了上述的几点外，格氏及其同仁指出，在现实治疗过程中还有以下五个原则，[10]咨询师可以将这些理论架构作为参考与指引，以决定咨询过程中采用的方法和技巧。

○ 个人化

现实治疗派的学者很重视具治疗性的关系，故此他们主张，在咨询过程中咨询师应该很真诚地和当事人相处，而咨询师在这关系中提供的温暖、体谅和关心，他们视之为咨询过程的三个基石。为了促进关系的建立与个人化的相交，咨询师不但鼓励当事人用"我"和"我们"等字眼，而他自己亦采用这些个人化的亲密用语。所谓个人化，在现实治疗派学者眼中，是指咨询师很乐意和当事人交往，而且在适当的时候，会和当事人分享个人的经验，同时，他不会处处表现自己是强者，相反地，他会承认自己的不完全，故此不介意对方向自己的价值观提出疑问。

所谓个人化，是指咨询师让对方知道自己对人有积极的信念，相信对方有能力改善自己，也有能力生活得更加快乐。而其中的关键，是导引当事人较为负责任地去发挥个人的功能，好让他的生活可以更成功和更具满足感。其实，在现实治疗过程中，要达到个人化，目的是希望当事人可以有机会与别人发展有意义的关系，在彼此的投入中，当事人可以认识到自己不必永远将人生的焦点集中在过往不幸的事故和自己不负责任的行为上。而当他的眼光扩阔之后，他就自然可以发现人生中原来有那许多可爱美好的事物，这一点可进而促使他对人生产生新的取向。

○ 焦点集中于当前的行为上

现实治疗派学者认为除非我们很清楚自己当前的行为，否则就无法作出改变，达致一个成功的身份。人们通常相信当自己心情好的时候，就能做到更多的事，但格氏却指出这想法有不正确之处，值得讨论。他指出人的感受与行为不但彼此互相关联，而且有彼此促进的功能。全面看来，人在心情好的时候，可以做较具建设性的事，而当他们工作做得好时，心情会更加好，以至又做得更好更多……换言之，我们完成工作时，会感到很愉快，而我们心境愉快时，工作就做得更多、更有效，而问题的争论点就在此。格氏指出，问题是人们倾向于相信我们可以较容易令自己心情好转，以至工作更有效，同时，人们以为我们很难令人先有所行动，最后导致心情转好。他强调这是一个错误的观念，从工作经验中，他相信要影响一个人作出行动，远较改善一个人的感受更容易。

此外，现实治疗法的其中一个大前提是，人只能有限地控制自己的思想和感受，而同时，比较而言，人的确是较容易控制自己的行为。故此在治疗过程中，咨询师应该集中精力在当事人的行为上。不过，要说明的一点是，现实治疗派学者并非不重视感受，他们其实深知感受的重要性，同时，也清楚感受和行动二者关系密切，只不过他们主张要先协助当事人探讨自己的一切行动，协助他们有较好的行为，而最终就自然可以给他们带来愉快满足的感受。

○ 焦点集中于"现在"

对于过去已经发生的事，我们绝对无法改变，故此现实治疗派学者主张咨询的重点应该放在当事人当前的行为上。例如，当一个当事人向咨询师形容数年前经历的一个危机时，咨询师就会向他询问那事件与当前行为和生活的关系何在。传统的心理分析通常注重一个人的创伤性经验，而一直以来，心理健康专业的训练，都过分集中在人的失败、人的困苦和创伤性的经验上，取向偏于负面。相反地，用在衡量一个人的力量和积极优美的特征上的时间和精力，实在少之又少。故此，格氏指出，心理治疗训练似乎只在教导专业人士去找出人的失败，而不是去发掘人的力量。格氏之言甚为有理，细思之令人感慨不已。故此现实治疗法尝试正视一个问题：我们既然无法重写个人的历史，倒不如集中力量，处理当前的行为，探讨与这些行为有关的力量和潜能。

○ 价值判断

现实治疗派学者深信，在一个人可以接受他人的帮助之前，他自己首先要对自己的行为作出批判，同时对自己失败的因由先作评核。因为当他对自己的行为清晰后，他才可以用批判的态度来评定到底自己的行为是否有建设性。所以在咨询过程中，咨询师会要求当事人对自己的价值作出判断，一方面看看到底自己的行为是不是负责任的行为，另一方面也看看自己的行为对于自己，以及对生活在自己周围的重要人物是否有好处。倘若他肯定自己的行为是不负责任的，他就需要作出改变。

对许多带有失败身份的人来说，他们对自己的看法通常有许多假象，总以为自己已经尽力而为，无法做得更好。但在咨询过程中，让他的咨询师不容许他再放松自己，会坚持让他对自己的行为彻底作自省，让他看看自己所做的是否能对自己产生建设性功能。换言之，咨询师始终要催迫他对自己不负责任的行为作出修正，好让他在采纳新的行为后，不但不再误己误人，同时更可以因此变得快乐，变得积极向上。在这过程中，咨询师通常很小心，避免为当事人作任何价值的判断，以免令他有机会逃避个人责任的承担。

○ 计划

在咨询过程中，咨询师会用相当多的时间来协助当事人作出详尽的计划，以便有效地将失败的行为改变为成功的行为。现实治疗派的学者强调，这不但是咨询师的要务，同时也是父母、传道人、教师和雇主应该注意的事。他们也提醒大家千万不要有过分的要求，以致制订出太过复杂困难，而失败机会相当高的计划。他们认为倒不如脚踏实地地制订较为简单可行的计划，以保证当事人可以透过这一次的经验和学习获得成功感，从而增强个人成功身份的信心。换言之，我们要小心衡量当事人的实力和现况，不要期望过高。例如，我有一个当事人，他已经五年没有和父亲有任何的沟通，在他制订计划时，曾充满信心地说要以后每周和父亲倾谈心事五次，而每次最少十分钟。但我看那是过高的要求，倒不如循序渐进，在头两周内，他要达到的只是重新建造沟通的桥梁。最后，当事人计划在最先的两周内，每周最少三次主动和父亲在早晨问安，由于这计划要求不太高，结果他能够愉快地履行计划。

🔢 现实治疗理论的特点

现实治疗理论特点相当多，除了在咨询过程中不运用惩罚，尽量将焦点集中在现在的行为上，以及强调价值判断的重要性外，还有下列六个特别之处：

▪ 现实治疗法否定了心理健康的观念。此派学者主张，行为异常只不过是人不负责任的表现。而所谓"心理健康"，在此派学者看来，等同于对行为负责任的态度。

▪ 咨询师会和当事人探讨生活中的每一个范畴，包括他个人的期望、恐惧、价值和理想等。现实治疗派学者强调，在咨询过程中我们不应只留意到当事人的悲痛失败和负面的症状，而是要将重点放在当事人的力量、潜质、成功和积极等良好的品质上，正如格氏鼓励咨询师要把当事人看作一个有广阔潜质的人。[11]

▪ 现实治疗法理论不重视移情作用。由于此派很重视咨询师和当事人的关系，主张在咨询过程中咨询师是真挚诚恳地和当事人相处，故不主张使用移情作用。因为在移情作用中，咨询师通常会着意地隐藏自己本身，于是与当事人就没有一种真正的关系存在了。格氏认为当事人不会希望自己再重演过去失败的经历，相反地，当事人都希望在现今的存在中，能与其他人有一个令人满足的人际活动和发展良好的关系。

▪ 现实治疗派学者不强调潜意识，只强调意识层面的思维与活动，与心理分析理论正好是相反的。此派的重点是指出当事人行为的错误所在，并探讨现在他的行动为何不能为自己带来满足。此外，亦重视协助当事人学习对一个可以导致成功行为的计划进行承诺，而这计划的实行，目的是让当事人学习对自己的行为负责，也借此获取成功的经验。

▪ 此理论十分重视责任这个观念，强调这是现实治疗法的核心所在。格氏界定责任是"一种满足自己需要的能力，同时是一种不会剥夺他人而去满足自己需要的能力"。他还指出，我们每个人都要学习负责任，而且这学习是个一生中不容间断的过程。他又主张人应该学习，当自己做错事的时候，会愿意作出改正；而当自己做得好时，会欣赏和称赞自己。[12] 为了要改进自己的那些低于标准的行为，格氏建议我们要常常对自己作出评核，或请他人给自己作评核。故此在咨询过程中，基本上会牵涉到许多道德课题，包括行为标准与价值判断等，因为在格氏眼中，这一切都与我们的生活息息相关，与我们要满足自我价值的需要这课题有着密切的关系。

▪ 现实治疗派学者很强调咨询过程中教导的功能。由于人有异于动物，并不是被本能所支配，同时，又有能力去学习，而且可以承担个人的责任，故此在现实治疗过程中，咨询师很重视自己的教育功能。他要指引当事人透过特别的教导过程，学习面对现实，同时也要学习以较好和较有效的方法来满足自己的需要。此外，在过程中，当事人也学习掌握解决问题的有效途径。

❻ 对现实治疗法的一点儿个人的体会

有人可能会问："在众多心理治疗学派中，为何你会选择现实治疗法呢？"这确是一个很有意义的问题。事实上，我的确花了不少心思来决定本书应包含的学派。现实治疗学派的学说相对而言是一套相当新的理论，我选择这理论，正如科里所言，因为它与理性情绪治疗理论一样，提供了一个与其他大部分学说相当不同的论点。另外在美国社会中，这学派近年来在小学和中学的学校咨询师、教师、校长和康复工作者中，受到广泛的接纳和欢迎，被公认为一个相当有效的方法。同时，这理论引发出咨询工作中许多基本的课题，包括：什么是现实？咨询师应否教导他的当事人？若这些问题的答案是正面的，则其他问题会随之出现，例如，咨询师应该给当事人教些什么？咨询师应该提供什么模范？他应该灌输怎样的一套哲学？在咨询过程中价值观扮演着什么角色？[13]

事实上，我在多年的工作中，的确时常碰到以上的问题，尤其在应否教导、应否作典范和价值观等课题上，咨询专业界的同仁常常感到困惑。我很盼望能透过格氏的论点，给大家一点儿冲击，这样或能进一步得到新的领悟。

在现实治疗理论中，有几点是我相当欣赏的。其一是格氏很重视投身这原则，他相信这原则应用在学校中，将会成为影响学生达致成功身份的关键。他曾指出，学校中人与人之间实在太过冷漠，以至完全要靠外在的媒介来引发学生学习的动机，可惜结果相当失败。其实，这现象在20世纪80年代的香港，何尝不是一样严重？众多的研究都显示了当代学生的孤单，例如，"中学生学校生活调查"显示中学生当中最严重的问题之一就是"疏离感"，其中包括"无能感""无意义感""无规范感""孤独感"和"自我疏远"，而调查报告指出这问题在私校中特别严重。同时，调查亦显示学生的"疏离感"与学生明白老师的授课内容程度有反比关系。[14]面对日益恶劣的青少年问题，学生品行和学业成绩的普遍下降，不少关心教育的人士都纷纷提出解决的途径。而对于此等问题，格氏所提出的"投身"的观念，的确十分宝贵。他强调教师和学生之间是一种很个人的关系，而且他进一步指出，在教师和学生的关系中，彼此的投身是关键。在《没有失败的学校》(Schools Without Failure)一书中，他大力抨击学校欠缺适当的课程，即使有，也往往没有教导学生如何运用所学的来与学校以外的生活拉上关系。[15]因此他建议学校应该致力于设计适当的、具现实生活体验和学习机会的课程，好让学生能因此建立成功的身份。事实上，格氏所指斥的，也就是我们的教育的症结所在。自1978年香港教育踏进普及九年免费教育的阶段，不少在这制度下的学生都无心向学，而中途退学的学生也日益增多，这令教育工作者产生强烈的挫折感和无助感。固然，要处理这问题，牵连的课题相当多，但其中课程设计一项乃是关键。我们当如何达到因材施教的理想？如何令学生感到学习与生活的统合性，从而对学习产生兴趣？这些问题的解决，都是当务之急，是不容忽略或拖延的。

格氏认为针对这问题的主要做法是让学生参与和投入，借此谋求课程的适当性，这一点很值得我们的教育工作者重视和参考。由于格氏深信这是实际有效可行的方法，故此他特别将为实行这原则而设计的主要的活动——"班级会议"的本质、结构和功能等详细在书中列举，并说明如何可以促进"班级会议"的运作，以期在教师和学生全然的合作和投入中，能发展出一套有意义的课程。

至于另一项个人很欣赏的重点是格氏提出的个人责任的承担。在不少咨询理论中，人被假设为相当的无助，被视为对生命中许多的遭遇，要处于被动的境况。但事实上，我相信人并不会完全失却自主的。固然，在人生某些遭遇中，人会因着客观环境的因素而处于失却控制的情况。但同时，在人生许多的情况中，人若相信和尊重本身的力量和他的潜能，又能努力争取当前的机会和权利，他实在是有能力去掌握自己的人生，朝着自己的期望与理想迈进的。而在这一过程中，关键点往往是人是否愿意对自己的行为负责，对自己的一生负责。在现实治疗理论中，格氏鲜明地强调了许多学派都忽略的责任问题，这的确是相当珍贵的。

再谈到当代的香港青少年，固然，由于城市生活的加速，物质主义的高涨和家庭功能的动摇与解体，他们往往成为无辜的受害者，然而，当他们面对成长这一课题时，是否就因而要极端消极地来看自己的一生呢？就因为个人的遭遇成了他们放弃生活的最大借口，结果他们变得怨天尤人，浑浑噩噩地生活，思之令人黯然。其实，正如上文所说，人有许多限制，却又不像这些青少年眼中的那般灰暗。幸而在实际生活中，也还喜见部分青少年能一方面接纳现实的残酷，另一方面尝试努力达致生命的突破，以至人生得以转向，得以经历生活的丰富和统合性。故此，对于格氏所创议的承担责任，他所相信的成长动力，他所主张的对成功身份的追寻等，我有极深的认同，深信这些信念不但有助我们处理青少年个案，就是在任何咨询过程中，这些也都是具有深远影响力的。

最后要指出的一点，就是现实治疗法拥有一个公认的优点，那就是节省时间。正如科里曾指出的，这理论很适用于简短的危机咨询情况，也很适用于针对有犯罪行为的青少年和成人的咨询。[16]的确，当咨询师采用现实治疗法来进行咨询时，通常在较短的疗程中就已经可以收到实效，而这长处，在生活节奏急迫的当下，正是相当重要的。例如，在学校中，有不少教师有心推行咨询，却又欠缺充足的时间，对于冗长的面谈，实在无法负担。固然，我们清楚不能企求"即食面"式的咨询，但从实际角度来看，时间的需求较少时，总比较实际，单从这角度来看，现实治疗法就很值得推介了。

注释

1 William Glasser, *Mental Health or Mental Illness?* (New York: Harper & Row, 1961).

2 William Glasser, "Reality Therapy," in V. Binder, A. Binder and B. Rimland, *Modern Therapies* (New Jersey: Prentice-Hall, 1976), 52.

3 William Glasser and L. Zunin, "Reality Therapy," in R. Corsini (ed.), *Current Psychotherapies* (Itasca, Illinois: Peacock, 1973), 287.

4 Glasser, "Reality Therapy," in *Modern Therapies,* 52.

5 Glasser and Zunin, "Reality Therapy," in R. Corsini (ed.), 297.

6 William Glasser, *Reality Therapy* (New York: Harper & Row, 1965), 9.

7 Glasser, "Reality Therapy," in *Modern Therapies,* 53.

8 Glasser and Zunin, "Reality Therapy," in R. Corsini (ed.), 302.

9 Ibid., 61-62.

10 Glasser and Zunin, "Reality Therapy," in R. Corsini (ed.), 298-302.

11 Glasser, *Reality Therapy* (1965), 31.

12 Ibid., 10-13.

13 Gerald Corey, *Theory and Practice of Counseling and Psychotherapy* (California: Brooks/Cole, 1977), 157.

14 中文大学学生会："中学生学校生活调查"报告，一九八一年十月。

15 William Glasser, *Schools Without Failure* (New York: Harper & Row, 1969).

16 Corey, op. cit., 167.

第
九
节

>>

选择和建立一套个人的咨询理论

在本章中，我介绍了八个咨询学派的理论，供读者参考。或者有
人会问，我并不打算从事专业咨询，更不想做专家，理论对我来说，
似乎没有什么意义。这种看法，我认为很有问题，事实上咨询理论对
任何一个尝试做咨询的人来说都极之重要。因为咨询的行为其实体现
了一个人所持的哲学观点、理论取向、技巧和自我形象等，整个过程
不但复杂，而且极其严肃。贝克（Beck）列举了下面各项哲学性的问
题，认为它们是每一位参与咨询的人所必须面对和思考的重要课题：

现实的本质是什么？

在宇宙中，人的地位如何？

什么是知识？

人是否是自由的？

什么事物、什么人物是最有价值的？

对社会和对个人来说，是否有托管式及既定的目标？[1]

的确，在个人工作经验中，往往在咨询进行的时候，以上种种哲学性的问题会随时出现。而个人对各个问题的看法，就会直接影响咨询的取向和效果。固然，我并不要求人人马上可以给这些问题找到一个答案，但对它们加以重视和思考，的确是不容忽视的。而且，话说回来，就算我们现在对以上的问题有了个人的答案，在我们日后的工作中出现的冲击和经验，都有可能促使我们再作反省。故此，挣扎与修改，都是可预期的，不必惊讶。

　　以上我肯定地表示我们一定需要有咨询理论作为工作的根据，原因是什么呢？具体来说，有下列四大点：

　　▪ 有了理论根据，咨询师才可以订出咨询和治疗计划。不同的理论和学派对人有不同的假设和看法。例如，有些理论把人看作纯理性的，亦有视之为情感性、理性、知性、历史性或是行为性的。因此大家对人的行为亦各有不同的解释。此外，不同的理论亦因上述不同的人性观，对咨询过程中一个咨询师所应该扮演的角色有不同的界定，最基本的问题如咨询师应该主动抑或被动，是权威角色抑或当事人的同伴。总的来说，不同的理论会对咨询师有一定的要求，也有既定的方法供采用，各循其轨企求有效地协助当事人有积极的改变。

　　▪ 每个理论通常对人的行为都有其独特的分析，因而制订不同的架构，以便咨询师可以更容易了解当事人的行为和心态。在咨询过程中，咨询师以个人采纳的理论作基础，透过行为资料的搜集，和对行为的假设及证验，往往会较容易了解当事人的行为，而且也较易促进咨询的效果。

　　▪ 每个理论都给我们提供咨询过程中所需要采用的技巧。例如，当一位咨询师采纳了认知性的理论时，往往在咨询过程中他就会应用很多逻辑性、理性和直截了当的技巧；相反地，要是一位咨询师采纳了情感性的理论，他在帮助当事人的时候，就会采用情感取向的回应来反映当事人的情绪状态。

- 理论协助我们界定咨询目标，这不但对当事人有帮助，同时亦方便我们对工作有所根据地作出评估。[2] 这评估包括对整个咨询过程的评估或是对短期目标的评估。例如，理性情绪治疗法建议的目标是以理性取代当事人的非理性，于是咨询师就要协助当事人整理和训练自己作有纪律的思考；而心理分析学派则致力于将当事人潜意识中的事物提升到意识层面，目标是重整当事人的性格；至于一些现象学取向的学派，基本的设计是要帮助当事人加强对自己的认识和了解，以期可以发挥自己的潜能，达致自我实现。于是在咨询过程中，在效果的评估上、在行为改变的策略上和整个咨询的取向上，咨询师所作的决定，都会因着个人所采纳的理论而有所差异。

素沙和斯通曾经指出，在咨询理论的选择过程中，最基本的问题是咨询师或治疗师对本身的了解是否足够。因为事实上，对抉择最具影响的要素是他们本身过往的经验、所持的人性观和他们的性格。换言之，咨询理论一定要配合咨询师整个人的性情和修养，否则就无法有流畅的运作。固然，我们通常很难对某一理论全盘地接受，素氏和斯氏认为纵使大家对某一理论中的某些细节有所保留，但只要对基本要义是认同的，也就不成问题了。同时他们还指出，一个咨询师早期所作的决定，往往是尝试性质的，通常要在实际工作中有充分的考验后，他才逐渐肯定那是不是正确的选择，有必要时，可作出适当的改变。[3]

林耀鸿尝试从另一个角度来看这个问题。他指出，对个别的咨询工作者来说，在建立切合实际的咨询理论模式之前，应该先对现有的咨询模式取得较为全面的了解，这样才能以开放的态度，从中探讨选择。他反对大家以"尝试错误法"（trial and error）的态度去试用各种咨询方法。尤其对初学咨询的人来说，更加应该尽早对各种理论有所认识，进而选择一种或综合数种适合自己使用的方法，然后融会贯通，将选定的一套咨询方法应用在适合该方法的当事人个案中。[4]

注释

1 Carlton E. Beck, *Philosophical Foundations of Guidance* (Englewood Cliffs, New Jersey: Prentice-Hall, 1963), 96.

2 Samuel H. Osipow, W. B. Walsh, and D. J. Tosi, *A Survey of Counseling Methods* (Illinois: The Dorsey Press, 1980), 25-26.

3 Bruce Shertzer and Shelley Stone, *Fundamentals of Counseling* (Boston: Houghton Mifflin, 1980), 245-256.

4 林耀鸿：《辅导员与辅导理论》，载《突破辅导中心辅导简讯》，第一卷第二期（一九七九年夏季），第一页。

第四章　具有治疗功能的咨询关系

咨询是一个关系，也是一个助人的过程，其中最主要的是几个具治疗功能的条件。这些条件并不是一些技巧，而是咨询师的态度。本章首先和大家整体地探讨一下这关系的大概情况，然后分别详细地和大家讨论同感、尊重、真诚和简洁具体等几个具治疗功能的基本条件，同时，也简单地介绍这过程中极为重要的技巧——对质。此外，在多年的咨询训练中，我发觉在咨询的探讨感应阶段，咨询师的困难和偏误较多，故此特别跟大家谈谈"探讨感应阶段咨询师常犯的毛病"，作为一点提醒。同时，许多人曾经向我表示，在咨询过程的发展中出现困难的主因之一是词语贫乏，由此影响了同感的表达，而且，很难达致简洁具体。故此我提供了两个词汇表，第一个罗列形容感受和态度的词，而第二个则列举了一些有关人的性格与行为的词，方便大家采用。

在咨询过程的进行中，咨询步骤和进度的评估是相当重要的，故此希望可以透过对咨询评估重点中的各要目的讨论，给大家在进行评估时作为参考。最后的一节是几个基本条件的练习，是我多年以来在训练咨询学员时经常采用的练习方法。一般大家的反应十分正面，认为单从理论入手，往往很难掌握个中的含义与精神所在，但在练习当中，他们通常很快就可以产生较深入的体会。故此，在此特别选录了其中的一部分给大家进行练习。

第
一
节

》

咨询关系与过程

在《超越咨询与治疗》（*Beyond Counseling and Therapy*）一书中，卡可夫和贝伦森（Berenson）断言，咨询的效果与咨询师的理论取向和技巧是无关的。[1]他们认为成功的咨询师主要是能在咨询关系中提供一定程度的促进条件，包括同感、尊重、真诚和简洁具体。同时他们相信无论是不是咨询师，任何一个为人提供帮助的人，都需要拥有这些品质。

而卡氏的弟子特鲁瓦克斯（Truax）则用研究印证：在咨询过程中，前述四项条件中最低限度出现其中两项时，就能产生有效的咨询。此外，特氏认可三项重要的条件，他称为真诚，非占有式的温暖，以及准确的同感和了解。[2]事实上，他所认可的与卡氏及贝氏所提出的相当接近，主要来说只是剔除了简洁具体一项。

至于行为治疗派学者方面，奥利里（O'Leary）和威尔逊（Wilson）在他们的《行为治疗》（*Behavior Therapy*）一书中，清楚提出了几项咨询师的特质，就是：

- 同感的了解，在咨询过程的开始阶段，这特质尤其重要。

- 有能力协助当事人构建一套积极正面的期望。

- 一种适当的、贯彻在咨询过程中、具有治疗功能的吸引力。

- 有能力根据当事人的需要，担任不同的角色模范。[3]

　　论到咨询关系，当然不能忽略罗杰斯的假设。罗氏强调，在咨询过程中，有一些条件是必需的，而且又是可以促进当事人的性格改变的。他指出，除非当事人有机会处身于一个具有治疗功能的关系中，否则就难以改变和发展自己。而他所指的具治疗功能的关系，包括下列三项基本条件：

- 真诚

- 正确的同感

- 无条件的绝对尊重

　　罗氏以上所作的假设，至今在咨询领域仍备受注意。事实上，罗氏强调这三个条件的重要性，同时将个人的理论建基于这三个条件之上，正是他对咨询的最大贡献。不过，实际说起来，在学者们多年以来所作的理论假设中，我们会发现各人的意见虽有所差异，但亦颇多相同之处。表一尝试将各学者的假设作一比较，大家会发现纵然在字眼上或有不同，但罗氏所强调的三项基本条件是明显重叠出现的。

　　在罗氏的跟随者中，特鲁瓦克斯和卡可夫对咨询关系所继续作出的研究最多，其中值得重视的包括以下各项：

表一

罗杰斯-1961 (Rogers)	阿德勒-1929 (Adler)	霍尼-1942 (Horney)	多拉德与米勒-1950 (Dollard & Miller)	巴雷特-伦纳德-1959 (Barrett-Lennard)	特鲁瓦克斯-1963 (Truax)	梅-1966 (May)	沃尔普-1967 (Wolpe)	卡可夫与贝伦森-1967 (Carkhuff & Berenson)	德莱尼与艾森伯格-1977 (Delaney & Eisenberg)	加兹达-1973 (Gazda)	素沙与斯通-1974 (Shertzer & Stone)	帕特森-1985 (Patterson)
真诚				真诚	真诚			真诚	真诚和诚实	真诚	真诚	真诚
正确的同感			同感	同感的了解	正确的同感	同感	同感	同感	同感的了解	同感	同感	同感
无条件的绝对尊重		了解	接纳	无条件的绝对尊重、尊重的层次	非占有式的温暖	没有威胁、安全的气氛	尊重	尊重	温暖和接纳	尊重和温暖	关注	尊重和温暖
	友善的方法	友善的兴趣	精神上的自由	愿意被人认识	简洁具体		让对方知道自己乐意服务	简洁具体	专业资格	简洁具体	融洽和谐的关系	简洁具体
	直觉的猜测							个人分享		个人分享		
								对质		对质		
								即时此地		即时此地		

227

• 特鲁瓦克斯发现，在三个基本条件中，似乎真诚通常最早出现于两人的关系中。换言之，真诚是关系的基础。同时，他指出若期望当事人有进步，则在咨询关系中最少要有基本条件中的两项出现，否则就难以期望当事人有所改变。

• 罗杰斯认为咨询的三个基本条件都属于咨询师的特性，或者说，都是咨询师所应持有的态度。但卡可夫则稍作修改，认为那些基本条件实在具有技巧的成分。例如在接纳与尊重方面，卡氏提出了关注（attending）这一技巧，就是说咨询师透过使用语言和非语言的沟通，让当事人感到自己被接纳和被尊重，例如，在咨询时咨询师眼睛的注视，坐时身体的倾前、坐姿的开放自然，以及留心的聆听和不中断当事人的叙述等。

• 特鲁瓦克斯和米切尔（Mitchell）表示，虽然正如罗氏所言，咨询师的态度的确是咨询关系中最具决定性的因素，但这并不意味着他持有了某种态度便一定可以对当事人有所帮助。因为透过研究，特氏和米氏发现，咨询关系亦可以导致相反的效果。那就是说，在咨询过程中，当事人有时会退步，有时甚至会蒙受伤害。这一发现，无疑是加强了咨询师的专业责任，固然会令许多咨询师感到不安，但又是每一位重视这专业的人不容忽视的问题。因为事实上，在一个如此亲密的咨询关系中，咨询师对当事人的影响是必然的。我们关注的是那些影响务必尽力保持正面，否则当咨询师不能帮助当事人的时候，就必然会伤害当事人。故此，从事咨询专业者，一定要能承担责任，谨慎忠心地从事这项严肃的职业。

• 卡氏在研究中发现，虽然在决定咨询关系的取向上，咨询师本身所负的责任最大，但同时我们不要忽略当事人对这关系的取向亦具有相当的影响力。例如，一些善于玩弄人、摆布人的当事人，就经常会影响咨询师的态度和行为。故此，在专业上，咨询师又加增了责任，就是要小心监察，看看自己是否受制于当事人，而咨询过程的取向是否具有建设性等。

▪ 在"同感"方面，特氏改用了"正确同感的了解"，目的是强调这基本条件的成效在于咨询师是否能准确地将自己对当事人的了解与对方沟通。[4]

此外，学者们对罗杰斯的假设亦纷纷提出意见。例如，在尊重这范围内，学者对于罗氏所用的"无条件的绝对尊重"就有不同的看法。例如，伊根不但像罗氏一般，相信当事人有能力更成功地生活，同时他更坚信即使当事人选择去过那种具破坏性和伤害性的生活，他也应绝对尊重当事人的抉择。[5]此外，贝尔金（Belkin）虽然同意"尊重"包括对当事人一种真挚和诚恳的接纳，但他就曾经指出罗氏用的字眼太富争论性，因而备受学者批评，故此他建议取消"无条件"等字眼。[6]而亦有学者提出，在咨询的过程中，咨询师固然要对当事人保持尊重，但并不等于自始至终都要保持"无条件"的尊重。因为在整个咨询过程中，当事人畅所欲言地表达自己的想法后，极可能出现一些咨询师不能苟同的见解，而在一个具有高度信任和尊重的关系中，咨询师为了要帮助当事人有积极的改变，在他有言与无言的反应中，他自然会表现出同意与不同意的态度，否则，就违反了真诚的原则。[7]换言之，学者们同意咨询师一定要自始至终尊重当事人，但当咨询师对当事人的认识加深后，很可能尊重的程度就会改变，极不可能像罗氏假设的理想状态那般。况且，尊重并不等于永远认同当事人的意愿。

其实，在这些争议中，我们要留意这并非是能够与否的问题，因为我们在咨询过程中对当事人尊重的程度，是牵涉咨询师对人的根本看法的。若一位咨询师持有如罗氏所拥护的绝对正面和乐观的人生观，他当然有可能做到"无条件的绝对尊重"；但对于一些不如罗氏般绝对乐观的咨询师来说，就自然会在过程中作出调适；至于那些持有相当负面和消极人生观的咨询师，情况就更加大异了。故此读者在处理这一项基本条件时，应该详细作出省察，以期一方面可以较易决定自己的立场，另一方面也可以清楚自己作决定的因由。

德莱尼曾经尝试对治疗关系中咨询师和当事人之间的态度清楚地作出解释。首先他指出这关系包括：咨询师对当事人的感受和看法，当事人明白咨询师对他的态度，当事人对咨询师的感受和看法。下表是要说明这些看法和感受的特征。

表二

咨询师对当事人	当事人对咨询师
同感的了解	知道咨询师明白我的感受
温暖和接纳	知道咨询师尊重我，他很仁慈，一点儿也不苛刻，是完完全全地接纳我，故此我不会感到有威胁
真挚和诚实	知道咨询师并不虚伪，也没有戴假面具，而且是表里一致地和我相交
专业能力	知道咨询师有能力帮助我处理我的问题

德氏指出，除非咨询师可以很清楚地感受到自己所拥有的基本条件，否则他就不可能自由舒畅地表达。能够舒畅地表达，咨询师才

可以清楚地与当事人沟通，才能够让对方知道咨询师对自己的态度和看法。当事人的反应，实在是与咨询师的沟通能力有很大关系。同时，德氏还指出，当事人对咨询师的印象，是与咨询师的行为直接有关的。[8]

罗杰斯在审阅不同的研究后作出总结，他认为对当事人有帮助和对当事人没有帮助的关系各具特征，故此他建议咨询师在进入一个咨询关系前，应先对下列十个问题作出自省：

- 在当事人眼中，我是否很值得信赖及表里一致？

- 我能否毫不含糊地表达真正的自己？

- 我可以对别人抱有积极的态度——能对别人表现温暖、爱护、喜悦、关怀及尊敬吗？

- 我能否敢于与人分别出来？

- 当别人抱有他独特的见解时，我会感到不安吗？

- 我可否容许自己完全投入别人的感受，设身处地为人着想？

- 我能否接纳别人，并且表达出这个态度？

- 我能否敏于事而慎于言，言谈举止不致对人构成威胁？

- 我能否不妄下批判，能否使人感到安全和自由自在？

- 我能否不被自己或当事人的过去所束缚，而只是与这一刻存在的当事人相交？[9]

总结来说，咨询是一个相当复杂的过程（见表三及表四），咨询师务必要建立一个良好的人际关系，以期对当事人产生治疗性的功能。在这过程中，咨询师需要留意和用心促进当事人的个人成长，为了要达到促进成长的效果，咨询师务必对当事人的感受有敏锐的觉察，要尝试深入了解对方。此外，咨询师对当事人的尊重、接纳、温暖和关注，是促进成长过程中最基本的条件。倘若咨询师真正能产生促进的作用，当事人就可以善用自己的潜能来达到最美好的成长了。[10]

就我在理论学习与工作实践上的所见所知，我相信咨询的过程其实就是一个良好的人际关系。在这关系中，尊重、真诚、富于同感和表达简洁具体是咨询效果的关键。因为这四项基本条件，不但能促进咨询师和当事人之间关系的建立，同时，其本身就具有治疗的功能。当咨询师和当事人彼此交接，而一个具治疗功能的关系能够出现时，咨询的过程就可以开始和发展了，由此当事人可以得到帮助，进而改变与成长。

在表三与表四中，我展示了自己的咨询模式。首先，我要指出，模式的基础就是那四项具治疗功能的基本条件，纵使这些条件的投进在程度上会有差异，但基本上，它们是必须自始至终地贯彻于整个咨询过程中的，否则就会影响咨询进展和咨询的效果。其次，我尝试将整个咨询过程划分为四个阶段：预备阶段、探讨感应阶段、行动阶段和跟进阶段。在预备阶段，咨询师要注意当事人的生理和心理状态，表示关心。同时，也要留心聆听，表示对他的尊重和信任。至于当事人，则必须要有一个希望改变的动机和心志，愿意参与这个咨询过程。而基于这个动机，他愿意与咨询师见面和交接，而且会尝试开放自己和表达自己。如果这一点能够成功的话，咨询的关系就已经有了一个好的开始，可以自然地踏进探讨感应的阶段了。

在探讨感应过程中，咨询师最重要的任务是协助当事人作自由尽情的舒泄，以便找出问题的症结所在。故此，我建议咨询师不要采取主动，除了为作适当的感应或为促进探讨而在语言上有所表达外，不应该主动发问和节外生枝地开创话题。其实，在探讨问题症结的过程中，咨询师往往应该处于被动的地位，做当事人的跟随者和支援者。在个人的经验中，我发觉当事人受困扰的问题的症结，就像一个他自己所埋藏的宝藏，只有他才知道所在地。故此，在探讨感应的过程中，我会尽力留心聆听，以便作出适当的感应，协助他继续深入探讨。同时，若有需要，我也会协助他作出澄清与了解统合，或者是提供资料消息，以便他早日可以清楚自己的境况，并发掘出问题的症结。

在个人的模式中，当当事人找出问题的症结时，咨询过程就到了一个重要转折点。因为在随后的行动阶段，不但当事人要较前更活跃，甚至咨询师也有别于前一阶段，变得活跃起来，在必要时，甚至可能会适当地采取主动。例如，在为未成年的青少年和儿童进行咨询时，在关注他们美好发展的大前提下，咨询师总是难以避免要作出观念和价值观的修正，以及适当的指引和教导。尤其在教育场所进行咨询工作时，无论就教育宗旨或学生家长的期望来看，可以说这都是不争的事实。不过，这些指导性的成分绝对不应该过重，同时，要随着当事人年岁的递增而减少，好让他们可以逐渐学习为个人行为承担责任和锻炼独立自主的能力。但无论如何，我要强调的一点是，以上的论点，并不表示我们可以随便剥夺当事人的权利而任意给出意见和代作决定。总的来说，在我看来，尊重、同感、真诚和简洁具体这四项基本条件，的确是对任何人都会产生治疗性的效果的。但在行动阶段，在面对不同的当事人时，咨询师就有必要按个别的差异而作出适当的调整和处理。最终的目的，都是为了要协助对方在咨询关系中获

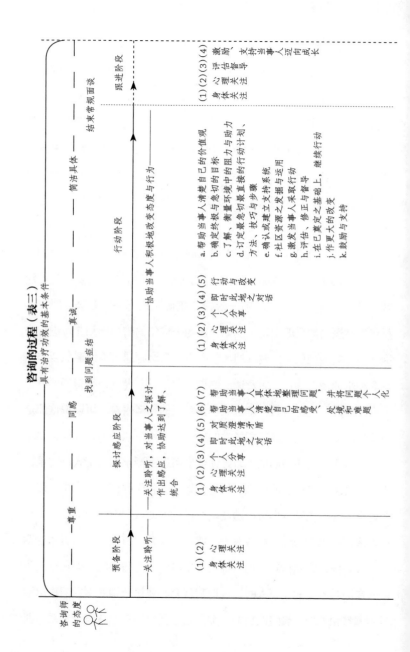

咨询的过程（表三）

具有治疗功效的基本条件

咨询师的态度：尊重 — 同感 — 真诚 — 简洁具体

预备阶段	探讨感应阶段	找到问题症结	行动阶段	结束 常规面谈	跟进阶段

关注聆听 — 关注聆听，对当事人之探讨作出感应，协助达到了解、统合 — 帮助当事人清楚地整理自己的感受，处境和难题，并将问题个人化 — 协助当事人积极地改变态度与行为

预备阶段
(1)(2)
心理关注
身体关注

探讨感应阶段
(1)(2)(3)(4)(5)(6)(7)
心理关注
身体关注
即时即地之分享对话
帮助当事人质疑澄清之矛盾对话
帮助当事人清楚地整理自己的感受，处境和难题，并将问题个人化

行动阶段
(1)(2)(3)(4)(5)
心理关注
身体关注
即时即地之分享对话
行动与改变

a. 帮助当事人清楚自己的价值观
b. 确定终极目标与急切目标
c. 了解、衡量环境中的阻力与助力
d. 讨定急切景急直接地改变的行动计划、方法、技巧与步骤
e. 确认或建立支持系统
f. 社区资源之发据与运用
g. 激发当事人采取行动
h. 评估、修正与督导
i. 在已变定之基础上，继续行动
j. 作更大的改变
k. 鼓励与支持

跟进阶段
(1)(2)(3)(4)
心理关注
身体关注
评估督导
激励、支持当事人迈向成长

234

咨询的过程（表四）
—— 具有治疗功效的基本条件

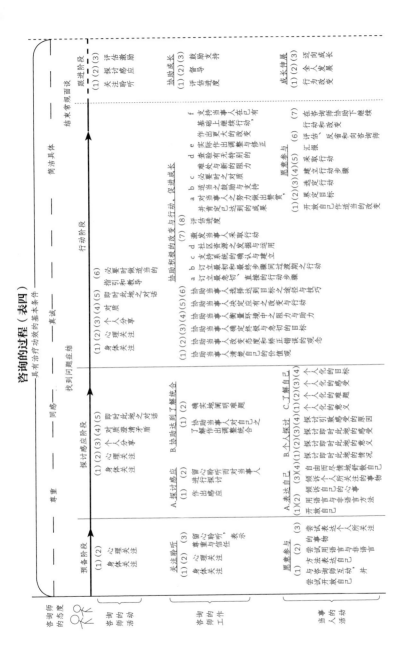

咨询师的态度	尊重	同感	真诚	简洁具体

	预备阶段	探讨感应阶段	找到问题症结	行动阶段	结束常规面谈	跟进阶段
咨询师活动	(1)(2) 身体心理关注	(1)(2)(3)(4)(5) 身体心理关注 个人分享 对质 澄清 即时地之对话	(1)(2)(3)(4)(5)(6) 个人分享 对质 澄清 即时地 指引 必要时做适当的教导之对话	协助累积的改变与行动(7)(8)		(1)(2)(3) 探讨 邀励 关注聆听感应

| **咨询师的工作** | 关注聆听 (1)(2)(3) 身体心理关注聆听 尊重表达信任与表示 | A.探讨感应 (1)(2) 作出留心的探讨感应 进行探讨与商讨 B.协助达到了解综合 (1)(2) 确实地阐明问题 了解协助当事人作出调整 综合统合自己 C.了解自己 (1)(2)(3)(4) 个人化的感受 个人化的难题 个人化的目标 | (1)(2)(3)(4)(5)(6) 协助当事人清楚觉察自己已改变了的价值观 协助当事人衡量极急的需求和矫正错误的观念 协助当事人确定有效的改变与行动 协助当事人选择改变之途径与行动 协助当事人决定采取行动之具体技巧 | a 订立最切合实际的行动步骤 b 直接确认改变之进度 c 支持系统资源的发掘与运用 协助累积的改变与行动(7)(8) a 激励当事人采取社会区的资源去采取行动 b c 查验有无特殊任务 实际作出改变行动 d e 困难时鼓励支持 必须对当事人之质疑做出回应 f 基础上继续行动，对改变出现阻力的调整与修正 愿意参与(4)(5) 建立行动和步骤 采取行动 评估、反省与向咨询师汇报 (6)(7) 在咨询师协助下继续行动和改变 | 协助成长 (1)(2)(3) 评估进度 督导支持 |
| **当事人的活动** | 愿意参与 (3) 尝试与咨询师互动，尝试用语言与非语言方法表达自己的事物及关注 开放自己并 | A.表达自己 (1)(2) 开放自己 倾听 自由地倾诉自己所想之心事 以语言与非语言方法表达自己的心事与物 B.个人探讨 (1)(2)(3)(4) 探讨即时此地个人化的情况与原因 探讨即时此地个人化的意义 探讨即时此地个人化的感受 | (1)(2)(3)(4)(5)(6) 协助当事人衡量改变态度和急切的需求 协助当事人确定有效的目标之间 协助当事人清晰改变已改变了的价值观 | | | 成长伸展 (1)(2)(3) 迈向成长 全人发展 行为改变 |

得最大的益处，取得积极的改变，使其有机会迈向成长的大道。

"成长"一词在我的模式中极为重要，故在此我会作一点解释。在不少人眼中，"成长"似乎是一个相当抽象的名词。不过，在咨询过程中，我觉得这个词是相当具体的。由于咨询师是一位受过咨询专业训练的人，在他的协助下，我会假设当事人尝试改变的取向应该是正确而具有建设性的。故此，在行动阶段，倘若当事人在态度和行为上有所改变，这些改变就是成长。

$$\frac{方向正确、具建设性}{态度和行为改变} = 成长$$

透过咨询关系，当事人在咨询师的协助下，通常会更加认识和了解自己、肯定自己，同时，他也有机会发挥自己的潜能，有效地面对困扰和处理问题，而这些改变和学习就为他提供了成长的一课。不过，当这课程终结时，他的自主权应该交还给他。换言之，当当事人认为咨询过程可以告一段落时，我们就可以结束常规性的面谈。一周一次或一周两次的常规面谈虽然已经停止，但是为了保证当事人可以继续改变与成长，一般来说，咨询师最好是能够安排一段跟进阶段。至于这阶段的长短，仍然要就个案的性质和情况来厘定。例如，我们可以以三个月或一年为限，每隔一个月或两个月听一次简短的汇报和进行面谈，然后作出评估，看看是否要加以督导，或者是给予适当的鼓励和支持。在许多实际情况中，这期限是相当有弹性的，通常咨询师会按照当事人的稳定程度和进步情况而随时调整，硬性死板的期限不一定有意义。

注释

1 Robert R. Carkhuff and Benard G. Berenson, *Beyond Counseling and Therapy* (New York: Holt, Rinehart and Winston, 1967).

2 Charles B. Truax and Kevin M. Mitchell, "Research on Certain Therapist Interpersonal Skills in Relation to Process and Outcomes," in *Handbook of Psychotherapy and Behavior Change* (New York: John Wiley & Sons, 1971).

3 K. Daniel O'Leary and G. Terence Wilson, *Behavior Therapy* (Englewood Cliffs, N. J.: Prentice-Hall, 1975), 342-345.

4 Charles B. Truax, Robert R. Carkhuff, *Toward Effective Counseling and Psychotherapy* (Chicago: Aldine, 1967), 23-79.

5 Gerard Egan, *The Skilled Helper* (Monterey, California: Brooks/Cole, 1975), 96.

6 Gary Belkin, *Practical Counseling in the Schools* (Iowa: William C. Brown, 1975), 114.

7 Lawrence M. Brammer, *The Helping Relationships* (Englewood Cliffs, New Jersey: Prentice-Hall, 1973), 34.

8 Daniel J. Delaney and Sheldon Eisenberg, *The Counseling Process* (Chicago: Rand McNally, 1977), 51

9 Carl R. Rogers, "The Characteristics of a Helping Relationship, " *Personnel and Guidance Journal*, 37 (1958), 6-16.

10 John J. Pietrofesa, George E. Leonard and William Van Hoose, *The Authentic Counselor* (Chicago: Rand McNally, 1978), 52.

第二节

》》

具有治疗功能的基本条件

🚹 同感

春望

国破山河在，城春草木深。感时花溅泪，恨别鸟惊心。

烽火连三月，家书抵万金。白头搔更短，浑欲不胜簪。[1]

以上这首诗是诗人杜甫于唐肃宗至德二载的春天创作的，那时作者已流落长安两年，而当时长安城已陷入安禄山之手。杜甫在一个美好的春日里，登高远望而感伤国事，于是写下这首表达了忧国忧民之心的诗。读者读了杜甫这首诗，自己有什么感受呢？当我再略述作者当时的处境后，你可否代入其中，尝试感受一下当时诗人的情怀感受呢？

司马光曾说："古人为诗，贵乎意在言外，使人思而得之。如

《春望》诗'国破山河在',明无遗物矣;'城春草木深',明无人迹矣。花鸟平时乃可娱之物,见之而泣,闻之而悲,则时可知矣。"的确,中国的诗词之美,往往是贵在意在言外。就以此诗而言,短短八句,四十个字,但读后我们很能感受到诗人的感伤时局,以及对家人的深切挂念,忧伤与焦急之情,洋溢于文字间。至于著名的元曲,亦具同样的特质,例如马致远的《天净沙》:

> 枯藤老树昏鸦,小桥流水人家,古道西风瘦马,
> 夕阳西下,断肠人在天涯。[2]

马氏小令多清远,此曲亦如是,其作风如以淡墨秃笔作小幅山水,虽寥寥数笔而意境无尽,苍茫萧瑟,韵味无穷,读之令人深深感受到游子浪迹天涯的那份落寞凄怆的心境,读者很自然地就会被作者心头那份沉重感染。

正如前文所说,中国诗词贵乎意在言外,而且往往不外露,含蓄蕴藏其中,往往寓意于物,或寓情于景,让读者自己细心去领悟。事实上,这一切不单是中国诗词的特质,同时也是中国人沟通的特征。在多年咨询的工作中,我经常发现国人在表达个人心意或个人感受时,都深受中国文化的影响,若与西方人作比较,的确是偏于含蓄;而寓意于物与寓情于景的做法,更是我们经常采纳的表达方式。例如,一个人遭遇了一个很大的意外,在这大冲击中感到很震惊、彷徨,有措手不及的感受,但在咨询师的协助下作探讨时,若咨询师要他诉说自己的感受,他可能只是简单地说:"我真感到晴天霹雳似

的！"又如，一位年轻人很不满意自己的境况，很想改进，当咨询师与他澄清个人的动机时，他也很可能只是说："我当然是希望自己可以流芳百世，而绝对不愿意遗臭万年的。"

对于前述的两个当事人所作的回应，身为咨询师，若要达到同感，可真不太简单。固然，倘若我们对自己的文化有一定的认识，是会有相当的帮助的，不过为了达到同感，我建议大家继续引导当事人将"晴天霹雳""流芳百世""遗臭万年"等词语作出详细具体的描述。换言之，是要求当事人具体地说出这些词语背后所代表的感受。在咨询过程中，我发觉这是一个很重要的程序。一位当事人用一些词语概括自己的感受时，往往是相当粗略和含糊的，若要求他们具体简洁地详细再作叙述，可以帮助他对自己的感受有更清晰的了解，同时，也可令他的感受更加个人化。那就是说，他可以具体把握那些复杂却又实在的感受。而对咨询师来说，经过了这一步骤，我们要达到正确的同感就比较容易了。

不过，从另一个角度来看，"意在言外"的沟通方法却并非只是中国人才用的。上文的讨论，只是想说明那是中国人较多接纳的方法而已。事实上，任何一个人在进行沟通时，很难做到百分之百的显透。换言之，在任何人的言语沟通和非语言沟通之外，往往有不尽之言。而人们的沟通之所以如是，有时是故意，但往往是无意识下造成的。故此在咨询中，身为咨询师，要进行全面的聆听时，我们就绝对不能不敏锐地观察——看看有没有言外之意和未尽之言。这样，我们才能全面地了解当事人的感受和看法，才能达致同感的了解，然后才可以有效地将我们的同感传达给对方。

○ 什么是同感?

有许多人将同感和普通的了解（understanding）混为一谈，故帕特森曾就此详细解释两者的不同。他指出，了解是我们对一些事物主观的认识，至于同感，则并不只是对当事人有一定认识，而是能体会到他的感受，体察他的思想，了解他如何看待自己、如何看待周围的世界。帕氏更加强调，同感的了解不从客观或外在的参照标准来看待事物，而是咨询师放下自己个人的参照标准，设身处地以当事人的参照标准来看事物。[3]

共鸣同感并不包括与当事人认同，这一点在罗杰斯的定义里很清楚。他说："同感是对当事人的内心世界有准确以至于有如亲验的了解，要感受当事人的内心世界，如感受自己的一样，这就是共鸣同感了。"[4]

而特鲁瓦克斯和卡可夫则指出，同感是心理治疗过程中最主要的成分。所谓同感，就是在咨询过程中，治疗师不但有能力正确地了解当事人的感受，以及那些感受包含的意义，同时还可以将他这种体认向病人传达，而因此就能够促进当事人对自己个人的感受和经验达致更深的自觉和认识。[5]

论到同感，德莱尼和艾森伯格表示，那是指咨询师可以从当事人的话推断出他内心的感受、信念和态度。[6]而巴雷特－伦纳德（Barrett-Lennard）的看法与德氏、艾氏的很一致，强调言语背后所隐藏的信息。他清楚地提出，咨询师必须要有能力从当事人的说话中归纳出言语背后所包含的意义。[7]

巴杜费沙和他的同僚在谈到同感这一课题时，指出同感的过程是发生在一个很敏感和亲密的关系中，其后随着咨询过程的发展，咨询师逐渐增加对当事人内心世界的认识。换言之，无论是当事人当前经历的感受和观感，还是当前被压抑和被否定的感受，并其中所牵涉的个人意义，咨询师都应要取得相当的体认，他还要懂得就这一切与当事人沟通，好让对方可以对自己有更正确的认识。[8]布洛克就从一个新的角度来看同感，指出在咨询关系中，同感包括智性和情感的成分。他认为同感这观念，包括咨询师有能力去体会当事人的感受，也可以敏锐、正确地了解这些感受所代表的意义，而更重要的就是，他要有能力将这些从治疗过程中所得的了解传达给当事人。这种同感的了解，就会促进当事人对自己作出更实际透彻的探讨，以达致最后能对自己产生更大的自觉，因而增加对自己的认识。[9]

要达致同感的了解，我认为咨询师或治疗师首先要能够放下自己的参照标准，而将自己放在当事人的地位和处境中来尝试感受他的喜怒哀乐，经历他面对的压力，并体会他作决定和导致行动表现的因由。随着咨询过程的发展，咨询师对当事人的内心世界应逐步有更深切和正确的了解，犹如感受自己内心的一切。在整个过程中，最困难的一点是咨询师要有能力去了解当事人的感受，了解他所述说的事件，以及这些事件对他当今的人生处境和将来生活所可能产生的影响。除了理解之外，咨询师还要有能力透过不同的沟通方式，将自己取得的同感传达给对方。

在咨询关系中同感的了解的确十分重要。因为在同感的了解当中，我们不仅是在尝试了解当事人，与他产生同样的感受和体验，同时，我们也是在协助他进行自我表达、自我探索和自我了解。因为若我们的回应是具有同感的，通常当事人会感到我们很明白他，从而有一种舒畅和满足感，而这种感受会促进他继续作表达和剖白。情形就像好友重逢时，话语投机，在很深的默契中倾谈，自然就会出现酒逢知己千杯少的情况。不过很可惜，我们往往习惯了主观地看待事物，往往以自己的经验和感受来作判断，结果就会对他人的所为所思作许多批评，同时也因为先入为主的缘故，我们早已有许多既定的标准，以至很少能够接纳当事人的看法和立场。故此，我们应该留意自己不能达到同感的原因。例如，我们可作点自省的功夫，尝试问问自己：

- 我是否主观性很强？

- 我是否很封闭，抑或有开放接纳的态度？

- 我是否对当事人有适当的关怀，是否愿意进入他的内心世界去分享分担他的人生悲喜？

- 文化传统、社会习尚、伦理道德和法律条文等，是否成为我生活的许多框框——我自己被困其中，同时我也不让我的当事人有所超越？

- 为了可以帮助当事人，我能否放下自己个人的参照标准，进到他的内心深处来尝试达致最大的同感？

事实上，要关怀一个人，就要了解他。但要达到了解，就必须先进入他的情绪和思想领域中，以他的眼光去看"他的世界"，以他的心情去体会他的心情，并且，也以他的思想推理来思考他的一切。当然，要能这样做，不是容易的事，却是必需的。例如，一位十八岁的美丽少女来见你，在咨询过程中，她愤愤不平地诉说自己的母亲蛮不讲理，干预她与一位四十二岁的经理结婚。听了她的叙述，我们可能很难相信她会爱上一位比她年长二十多岁的男子，可能会感到很怪。但倘若我们尝试投入她的处境和身份当中——自己是一位早年丧父的女孩，长期渴望父爱，而这位经理，不但以男友身份出现，同时他的稳重慈祥，他对女孩的细心呵护，都恰巧满足了女孩的期望与需要……当我们放下主观的看法，设身处地投入时，同感的了解往往就会自然出现了。

最后，在同感的认识上，我们要有能力分辨同感与同情（sympathy）的差异。除了上述各学者对同感的解释中已指出的之外，若将二者作比较，我们当发觉同感还有一个特别处——当同感出现时，给予者与接受者的地位是相等的，并无高低之分，同时，彼此不一定有所认同。至于同情，则施与受双方往往是处于不同的位置上的。例如，我可以告诉你虽然我在理性上知道无限制地收留越南难民是不可能的事，但我仍然很同情他们的遭遇。我能告诉你我同情他们，首先我是认同和分享了他们的苦难，而同时我又处于一个较优越的地位，因为只有这样我才有"资格"去同情他们。

不过，在此有一个文化上的差异，我是要顺带一提的。那就是在英文中，"sympathy"的意义纯是同情，但中文的"同情"却是包含了同情和怜悯双重的意义，大家一定要加以留意。亦就因这一点，我们更该弄清楚在咨询过程中我们极需要培育同感，但绝对不要有同情的出现。因为当一个人在危难痛苦中，他所需要的是同感的了解，而绝对不是同情与怜悯。有些人带有错误的观念，以为当事人很渴望咨询师的同情，其实不然。因为当事人要别人帮助时，通常在那一段时期自我形象会偏低，而且常常过分敏感，害怕别人轻视他。身为咨询师，倘若我们带有同情怜悯的心态，对咨询关系是有损无益的。在近代的社会服务工作中，无论是政府还是志愿机构，大多数已改变过往不收费的方法，而代之以收取廉宜合理的费用，其中一个主要的意义就是避免当事人产生负面的心态，希望他们在付出少量金钱后，不会有接受施舍的感觉，而可以安然地享受他付出代价后应得的权利和机会。

○ 同感的传达

在上文中我指出咨询师只是明白当事人的感受、信念和价值观是不够的。同样重要的另一点是，他要懂得将他的观察所得传达给对方。

例如，一位十六岁的男孩满脸愁容地来找学校的社工，告诉社工自小父亲就不知所终，他一直以来与母亲相依为命，但不料最近母亲被证实患了癌症，要住院，医生还说她的病情相当严重，预计将不久于人世。相信负责这个个案的社工在作探讨感应之后，会明白当事人内心很伤痛、很无助，但他除了明白了解外，还有更重要的一步，就是要准确地将所感受了解的一切传达给当事人。故此，面对这将要丧失慈母的青年，咨询师可以说："这意想不到的打击一定令你感到恐惧不安。我明白你现在很痛苦，想设法挽救，却又似乎无能为力，故此感到很无奈。在孤单无告中，你内心一定还有许多的愤怒，因为你觉得上天很不公平，很快连你唯一亲爱的母亲也要被夺去。"咨询师这番话，对当事人来说，很具促进作用，因为他清楚地表达了自己同感的了解，这对当事人来说，是极为宝贵的。尤其像这个个案中的青年，实在是在无告中充满孤单感，如果突然出现一个如此了解、体谅他的成年人，愿意陪伴他一同去经历和面对人生的苦难，实在会令他感到温暖和安慰。这具治疗功能的过程，会帮助他产生较大的力量来面对当前的苦难。

有人可能会说："我也相信准确的同感功能很大，但什么是准确的同感呢？"这是一个很好的问题，但若要解释得清楚，却不是容易的事。相信若采用卡可夫的尺度来加以说明，会较易明白。其实，在1961年，特鲁瓦克斯首先发展了一套实验式的计算尺度来测量同感的正确度。[10]其后卡可夫将其作了修改，改变为一个五个层次的工具来测量咨询关系中咨询师所达到的同感了解。[11]

咨询师	同感的层次	五个不同的层次	感受	程度	内容
一	5	↑ 你一向成绩很好，从来没想过会会考不及格，故此特别感到失望与难过，也有点儿气愤；与父母商谈后，似乎非重读不可，但自己实在有点儿不甘心，故此内心很矛盾。	√	√	√
二	4	↑ 因为会考不及格，所以你感到很失望、很难过，也不清楚前面的路该如何走，心中很混乱。	√	√	√
三	3	↑ 因为会考不及格，所以你感到很失望、很难过。	√	○	√
四	2	↑ 你一向成绩很好，但想不到会考却失败了。	○	○	√
五	1	↑ 你为什么感到如此悲伤呢？	○	○	○

从卡氏的尺度来看，在第一层次的回应中，咨询师似乎根本没有留意当事人所说的话。而他问当事人为什么感到如此悲伤，这是个十分不适切的问题，充分反映了他不但没有留心倾听，而且还完全忽略了当事人所表达的重要感受。

在第二个层次，咨询师的回应虽然在内容上是和当事人表面所言一致，但可惜他只领略当事人十分表面的感受，故此在回应中就只有内容上的复述，缺乏了感情的要素。而他的回应充分反映出他的聆听不很准确，以至了解得不够全面。

卡氏曾经指出，若要在咨询过程中产生治疗性的功效，治疗师最低限度要能达到第三层次的共鸣同感。而在这例子中，我们可以看见，咨询师在此一层次的回应是与当事人所表达的意义和感受协调一致的。他的回应显示他对当事人表达的表面感受有正确的了解。但他仍未能对当事人较深的感受作出回应。大致来说，第三位咨询师虽然没有能力对隐藏于言语背后的感受作回应，确有不足之处，但基本上，他的回应已对当事人产生了治疗性的功能。

至于第二位咨询师，由于他达到的同感相当深，故此在他的回应中，他所表达的感受深于当事人所能表达的。换言之，由于咨询师可以将当事人深藏于言语背后的感受也表达出来，故此，当事人因此可以经历和表达早期未察觉和未能表达的感受，同时，也因此可以掌握这些感受背后的含义。

第一位咨询师做到了最准确的共鸣同感。他的回应，无论在表面还是在深入的感受上，都很准确。在这例子中，他不但明白当事人很失望难过这表面的感受，甚至是对很深入的感受，如气愤、不甘心和矛盾等，也作了准确的回应。卡氏表示，在这层次作回应的咨询师可说是已经和当事人混成一体了。或者又可以说，他已和当事人完全调准了频道，以至可以掌握并向当事人传达全面而正确的同感了解。[12]

在咨询关系中，很可能有时我们不太肯定自己的了解是否正确，是否达到真正的同感。若有这种情况出现，我们可以用尝试性、探索性的语气来表达，同时亦可邀请当事人作出修正。罗杰斯也曾表示，为了保证自己的同感正确，产生治疗性的效果，他建议咨询师应在咨询过程中经常向当事人查验自己所把握的同感是否正确，以便随时作出调整。[13]下面是一个典型的例子：

咨询师：我虽然不敢肯定，但倘若我没有听错，似乎你对妈妈的啰唆态度相当反感，但又敢怒不敢言，对不对？

当事人：不！我不同意你的说法……我们的关系并不如此差。

咨询师：噢！对不起，我可能听错了，但由于这一点很重要，我希望你能具体举些例子，好让我更清楚你对妈妈的感受。

（在咨询师的协助下，当事人列举了几个与母亲相处的例子，于是咨询师对他的同感了解便得以加强了。）

有一部分咨询师，基于自信不足，害怕这种表白会令当事人对他失去信心，于是就算自己对所拥有的同感了解有所存疑，也不敢表达，但其实这是不必要的。因为倘若我们要求自己在整个咨询过程中每一时刻都完全有同感，实在是过高的理想。若我们不肯面对自己的一知半解，固然达不到真诚的要求，这本身就已是一个弊点了。若我们肯坦诚地表达，就可以澄清一些误解和偏差的地方，于是就可以帮助自己在这过程中对当事人认识得更清楚，促进对他的同感了。而且，事实告诉我们，若我们表达得当，当事人不但有机会指出我们误解或忽略的地方，同时，他们会欣赏我们的那份真诚，以至彼此的信任加强，关系更加密切。

○ 如何促进同感？

要达致同感，包括以下三个步骤和条件：

▪ 当事人乐意让咨询师或治疗师进入他的内心世界，而且尝试将他个人的看法和感受向咨询师传达。同时，咨询师亦必须对他所传达的内容抱着接受的态度。

▪ 咨询师愿意站在当事人的位置，扮演当事人的角色。故此，他可以准确地感受到当事人的内心世界，可以从当事人的观点角度来看待事物和感受事物。

▪ 透过语言或非语言的表达，咨询师必须能表达自己对当事人的了解。[14]

帕特森曾经指出，咨询师和当事人之间的差异往往是达到同感的阻碍。他认为，彼此在性别、年龄、宗教、社会经济地位、教育水平，以及文化上的种种差异都会阻碍同感的发展。不过，他也提出人生经验的丰富，生活面的宽广，都可以促进我们对不同的人产生同感。记得在我起初接受咨询训练的时候，帕氏就已经提醒我们每一位同学，在繁重的课业以外，还要尽量抽时间看电视、看电影、阅读报章和畅销小说，同时，对于诗歌等文学作品，以及社会的政治、经济、文化状况都要努力有所涉猎，以期拓阔自己的生活面，加深自己对社会和人性的体会。帕氏的一番教诲，到今天我自己工作多年后，更加令人觉得实在和宝贵。因为要咨询工作有效果，除了在专业上要有钻研和心得之外，我们本身的人生阅历与我们本身生活的深度和广度，实在都是很重要的因素。再者，我也发觉大学四年中国文学的培训，尤其在诗、词、歌、赋方面的训练，的确有助于自己对事物的观察和体会，有助于自己领略到当事人的言外之意，促进同感的出现。

咨询师的人生经验丰富，对他的工作有许多实际的助益。他除了可以较易明白当事人之外，也通常不会将人定型。因为他知道世界有如万花筒，千奇百怪的人都有，而且，每个人的经历遭遇都不相同，以至人人都有独特的性格、行为和心态。这样的一个领悟，很能帮助咨询师接纳和尊重当事人，使他在不作批判的情况下有同感的产生。不过，年轻的咨询师可不必为此而感到不安，要留意的还是我们要有高度的自觉，自知之明会帮助我们设法补足个人的欠缺。例如，一位出身富裕家庭的社会工作者，若要有能力在工人阶级中做咨询工作，他很需要预先作一点儿准备工作，对工作对象的生活有较全面的认识和体验。谈到这课题，有人建议工作者亲身体会，例如，在这例子中，前述的社会工作者就应该到工人阶级的家庭中寄居一段时期，以便设身处地来感受。这虽是可行的方法，但流于过分理想。就如我们都知道咨询师和当事人的年龄越相近，经验越相近，就越容易促进彼此的了解。但这假设一方面本身有许多流弊，另一方面也是理想化的意念，因为事实上我们无法坚持这个原则。当然，倘若已肯定自己会在某特定的群体中工作时，我们可以作这种理想的准备。但相信在一般情况下，我们在一般的问题上透过不同的途径来充实自己，再在某些特殊范围加倍努力作体认和涉猎，该是较实际的方法。

○ 欠缺同感的流弊

倘若咨询师不能达到同感，换言之，倘若他不了解当事人，咨询的过程就一定会受阻，最常见的是：

▪ 要是当事人觉得咨询师不明白自己，就会觉得他并不关心自己，于是会感到很失望、很没趣，自我表达就会减弱，甚至中止。

▪ 咨询师没有同感，往往是未能放下主观，结果就会产生对当事人作出批评的情形，导致当事人的反感和受伤害，以至咨询关系不能继续发展。

▪ 当咨询师不能充分了解当事人时，他会作出不适当的回应，影响当事人的自我探讨，结果往往将他扯离重要的课题，无法促进他的自我了解。

▪ 基于主观和缺乏了解，咨询师可能为当事人提供不适当的方向和资料。

▪ 倘若当事人察觉咨询师对他没有同感的了解，很可能以后他就不再来接受咨询。

○ 观察能力与敏感度的训练

为了避免咨询关系受阻，咨询师一定要努力操练自己，以期在咨询工作中可以产生高度的同感，来促进治疗的功能。针对这个问题，德莱尼等提议咨询师致力在观察力方面作练习。他们有以下的建议：

▪ 从当事人的行为，包括他的语言与非语言的表达来找寻线索，是促进了解的有效途径。

▪ 从当事人的说话，特别是用词方面着手，我们对当事人会有较准确的了解。例如，要是一个当事人在言谈中表现得很消极，而且还用了很多负面的字眼，如"无可奈何""听天由命""生不如死"和"残酷""可怕"等，我们就应该敏锐地对他的情绪状况有一定的掌握。

- 加强和丰富个人的词汇，以便对各种感受有更清楚的体认。

- 留意当事人语调的缓急高低，逐渐地，你会懂得作出一些归纳。例如，一个人愤怒时，音量会很大，吐字会很急，有时甚至会叫喊；而那些抑郁的人，其声调通常很轻柔无力，甚至难以分辨。不过，这些归纳只是一般性的，在面对不同的当事人时，咨询师一定要留意每个人的独特性。而事实上，的确有些人是例外的。我就曾经碰见过好几个当事人，在他们发怒时，他们的声调是最平板的，而音量较平时还要低。此外，也有人在狂怒中是默不作声的，不但不会有侵略性的行为，相反地，还会表现得很退缩，甚至孤立自己。

- 对当事人非语言行为的观察，可以促进我们对当事人的了解。当事人的面部表情、眼神、手部动作和坐姿等，都是很好的线索。例如，抑郁的人的头部往往下垂，不但眼神呆滞，而且双目会死盯着地板某一点，不作移动。至于焦虑者和紧张者，通常就会不断绞扭双手，或在椅子中扭动，坐立不安似的。

- 学习作有逻辑的推断。例如，一位少年告诉咨询师，由于父亲又再酗酒，他就下决心搬离了家庭。倘若除了这些资料外，再没有其他资源，我们就以手头所拥有的资料，也可以想象得到那孩子必定感到恐惧、失望、伤心和失落。因为情理上，在类似的情况下，人们往往会产生这种种的感受。[15]

此外，在日常生活中，我们若能争取机会，在不同的环境中操练自己的敏感度和自觉，以加强对人和事物的敏锐洞察力，也是增强个人同感能力的有效方法。同时，透过对同感的了解，不少受训学员认为可以因此而减少对他人和对事物随便作出主观批判与责难，有助于对人的接纳和尊重。

○ 咨询师本身与同感的关系

最后，我想讨论一下咨询师本身和同感的关系。罗杰斯认为，一个有较好统合性格的人通常能为当事人提供较深层次的同感。他认为咨询师要身心舒畅，相信自己可以与人相处。[16]而林斯（Lins）的研究也支持罗氏的说法。他的研究显示，咨询师的自信和他能提供的同感与其他治疗条件有密切的关系。[17]

古尔曼（Gurman）在1972年的研究亦指出，那些心境愉快的咨询师是更加能够促进当事人的改变的。同时，那些对自己的人生感到满足的咨询师，亦较能正确地了解他们的当事人。[18]

论到咨询师的资历，马伦和埃伯利斯（Mullen and Abeles）曾指出，咨询工作经验的累积有助咨询师在咨询关系中提供较高层次的同感。[19]至于海登（Hayden）和巴雷特－伦纳德，也都发现，经验丰富的咨询师可以为当事人提供最高层次的同感，同时也可以很准确精细地将自己的同感传达给当事人，以令他们可以产生最大的改变。[20]基于上述各学者的看法和研究结果，我们知道经验的累积可以切实帮助我们加深共鸣同感。故此，工作不久的咨询师千万不要急躁，也不要对自己有什么苛求，工作的阅历会逐渐加强我们在这方面的能力。只要我们按部就班，尽力而为，就应该可以心安理得了。另外，上面的论述，也再一次提醒我们注意自己的人生成长。因为无论各理论所强调的是统合性格，是身心舒畅，是对自己人生感到满足，还是拥有自信，总的来说，都是在要求我们身为咨询师要有健康美好的成长。面对这挑战，你的回应是什么呢？

❷ 尊重

在尝试建立一个良好咨询关系的过程中，不少咨询师发觉关键在于自己是否能够接纳当事人和能否尊重对方。不错，许多学者都曾指出尊重的重要性。例如伊根就曾强调尊重当事人是咨询师要做的第一步工作，十分重要。同时，他提出"尊重不单是一个态度，不单是对人的看法的一种，尊重是一种价值，换言之是用行为表达出来的一种态度"。[21]而巴杜费沙等亦就价值这个重点提出他们的看法，他们强调在促进尊重这个课题上，咨询师第一步应该做的就是相信当事人的价值和潜能。[22]我很欣赏学者们这种说法，但亦因此看到这个课题对许多咨询师来说是一个极大的挑战。例如香港的教师在如今的普及性教育制度下工作，面临最大的考验之一，就是在面对一些品学俱劣的学生时，自己怎样可以相信和尊重他们的价值和潜质，如何可以做到有教无类。而在专业咨询师中，许多人亦表示，工作过程中最大的冲击就是如何坚信每一个当事人独特的价值，相信每一个当事人都具有个人的潜质，并可以发挥。

斯科菲尔德（Schofield）指出："对当事人的接纳是咨询师的一种态度，相当复杂，包括对当事人的尊重，尊重他是一个个体，尊重他的性格、潜质、温暖、仁爱。同时，无论当事人的问题与失败是什么，咨询师都乐意去帮助他。最重要的是，咨询师这种接纳的态度，该表现为当自己与当事人交流时，不会有批评、论断和惩罚的一种态度。"[23]而德莱尼和艾森伯格就具体地作出说明，他们认为当咨询师接纳当事人时，要让对方感受到自己所持的态度是："我接纳你，我看你是一个有价值的人。纵使我不同意你所重视的一些意见，我却仍然尊重你。"[24]刘易斯（Lewis）则指出："接纳是指咨询师企图让当事人知道自己重视他是一个人，好让他可以因此尽量自由地表达自己。"[25]

论到尊重的重要性。罗杰斯在他1957年发表的论文里创议了一个更加正面的名称，就是"无条件的尊重"。他将"无条件的尊重"列为使当事人性格产生建设性改变的其中一个关键条件。他强调"尊重是要无条件的，意思是说这份尊重并不决定于当事人的行为，因为当我们接纳一个人时，是整体的接纳，不但包括他的长处，连短处也都一起包括在内"[26]。的确，在咨询中，有时我们看了当事人的行为，实在很难不产生反感。例如，当你清楚当事人是明知故犯，或是冥顽不灵地一再犯错时，就可能发觉自己不容易接纳他。但倘若我们不着眼于他是一个"怎么样的人"，而只重视他是一个"人"，我们就可能会较容易接纳他了。在我的工作经验中，我发觉这方法对我有很大的帮助，当我尝试将目光放在他这个"人"的身上时，当我只是尝试看"他是谁"的时候，我的答案是："他是一个人，同时，他是向我求助的一个当事人；而在这一刻，我们有机会碰在一起，他尊重我的专业身份，过来接受帮助，这就已经证实了他在期望亦在要求自己有所改进，故此，无论他的行为如何，他这一份努力和向上的心志，就已值得我去尊重他了……"有一位常常为学生提供咨询的老师对我说：

"当我问自己'他是谁'的时候，我不但肯定了他是一个人，是我的一个当事人，同时，我还再一次提醒自己，他是我的学生。而在此反省过程中，一方面我可以将目光从他的学业行为移开，而将焦点放在他那个'人'身上；另一方面，我还发觉他所拥有的不但是人权，而且从当事人的身份和学生的身份来看，他也拥有独特的权利，在我的职责上，是不可以随意剥夺的。"我很欣赏他这一说法，认为这很值得老师们去深思。

帕特森指出，关怀、看重、重视和喜爱等都是表示尊重的词语。同时，他强调尊重是一种"非占有式"的关怀，当事人被视作有价值的人，因而受到尊重。而咨询师的态度是非评估性、非审判性和非批评性的，他对当事人不作嘲笑、贬抑，并且能够无保留地关怀当事人。[27]

其他许多学者则相当强调接纳为尊重的先决条件，并且就此作出不少讨论。泰勒认为："接纳主要包含了两样东西，其一是我们愿意承认每一个个体在任何一方面都是不同的。其二就是认识到每个人的人生过程都是一个很复杂的奋斗、思想和感受的模式。"[28]

而巴杜费沙与他的同仁就指出，接纳是咨询师表达出对当事人的尊重，而透过接纳，咨询师在咨询过程中给当事人营造一个安全的环境，让他可以自由探讨自己的内心世界。另外，巴氏等表示，关心是对他人表示尊重的另一方法，但关心却是超过了尊重、温暖和接纳的，因为在关心之中咨询师似乎是更个人化地投入，往往容易与爱相混淆。而且，关心是一个极端个人化的外展，可以令咨询师在情绪上很投入，以致干扰了咨询过程的进行。可是巴氏等又指出："咨询师固然一方面要认识到可能发生的危险，而另一方面也要知道关心可以帮助当事人重新感到自己有价值，同时也可以帮助双方在彼此之间建立一种关系，是我们要帮助人所必需的先决条件。"[29]雷恩（Wrenn）也相信咨询师的关心会令当事人接纳他。他强调一个咨询师可能行为有错误，可能用了不适当的字眼，但当他对当事人表示出关心的时候，当事人就会欣然接纳他。[30]我盼望在我们的咨询的工作中，无论面对的当事人是一个怎么样的人，我们都可以接纳他。因为我们不可能要求他先改变，先变得完美，方才接纳他。而事实上，我们的接纳，倒是令他们产生积极改变的动力哩。

卡可夫形容温暖是表达尊重的重要条件之一，故此应视之为尊重的一部分。[31]罗杰斯在谈及无条件接纳的同时，也很同意咨询师应对当事人有温暖的表现。他指出我们要感受自己对当事人有温暖的态度，要喜欢他、关心他，并且尊重他。他建议咨询师可以透过对以下问题的反省，来省察自己对当事人是否有以上那些正面的态度。

我可以接纳这个人吗？

我可以向他传达我的态度吗？

抑或，我是有条件的接纳，只接纳他感受的某些部分，却同时暗地里或公开地否定其他部分？

他继续指出在自己的经验中，倘若自己的尊重和接纳是有条件的，那么，在他所不能完全接纳的事情上，当事人就无法作出改变，无法成长了。[32]

加兹达（Gazda）则将温暖视为建立咨询关系的一个促进因素。他对温暖的界定如下："是一个以身体表达同感（了解）和尊重（关心）的方法，通常是透过不同的媒介来传达，例如身体手足的姿态、声调、抚摸和面部表情等。"[33]他更警告咨询师，在表达温暖时应小心考虑到在不同的文化中，同一的非语言沟通会具有不同的意义。我十分欣赏他这个提醒，因为事实上现在有不少咨询师忽略了自己要正视文化的差异，故此没有作出应有的调适，结果便可能令当事人产生误会而致使咨询关系受破坏，终致一事无成。事实上，我们要知道东方人的确较西方人含蓄，在表达自己的感受时，往往会采取与西方人截然不同的方法。例如身体的接触仍只限于在最亲爱的人之间。故此一个在西方接受训练的咨询师，不应该将西方人习惯的拥抱、抚摸，甚至轻吻等照用不误地向当事人表达亲切和温暖，以免产生不良的后果。在这个课题上，我相信倘若我们身为咨询师的，能对中国传统的文化和香港当代的社会情况有较透彻的认识，然后加上对不同当事人的性别、年龄、性格、背景等有适切的衡估，那么在我们要向当事人表达温暖时，就一定不会有差错了，而且还会收事半功倍之效哩。

我相信温暖在咨询过程中的确具有很独特的功能，因为温暖是咨询师向当事人表示尊重的积极表现。当咨询师表达出温暖和亲切时，当事人就会在咨询关系中感到安全稳定，以至于可以积极地面对自己和面对人生了。

我们若能尊重当事人，当然是好事，但同时还要懂得表达，才可算完成了这一项要务。表达尊重，主要是透过咨询师对当事人的关注聆听以及回应行为实现。[34]其中要包括对身体的关注和对心理的关注，才可以达到全面的、正确的了解。此外，我们还要设法向对方传递那一份了解。我们也该可以体认到，当一个人被我们了解时，他会切切实实地感到我们对他的尊重，会产生一种满足的感受。所谓关注，主要是我们要全神贯注，集中留意当事人的一言一动。在这个过程中，我们的眼睛要注视当事人，要有视线上的接触，切忌东张西望或看其他东西。而在聆听方面，我们要心无旁骛，才可以专心一意地达致全面的聆听，才不至于只听到对方语言的表达，而是连他内心的情绪我们也可以有深切的体会。这样才可以统合出当事人最正确的表达，才可以产生同感的了解。其他要留意的如：我们要诚实地分享，要有开放的态度，而脸部表情、语调和用语等都要适当，好让对方能真正体会我们对他的接纳和尊重。不过，以上各点能否达成，还取决于我们进行咨询时的实际环境。故此在可能的范围内，我们要在工作场所的设计上预先作妥当的准备。例如，最基本的是要有一间安静、不受他人打扰的房间，若有可能，能够免除电话的骚扰就更好了。

我们也要留意，我们先要对当事人做到尊重，才可以谈沟通的方法。咨询师首先要自己能体认到对当事人的接纳和关心，才可以做第二步沟通的工作。面对这个问题，许多学习咨询的人多少会感到一点儿为难。因为在工作中，我们要面对各色人等，而其中往往出现一些我们难以接纳的人。可能他们的价值观、人生观或生活方式都与我们相差很远；又可能他们所持的见解相当无稽，却又要固执地坚持己见。试着想一想，当一位重视婚姻的咨询师，碰到了一位对妻子不忠的当事人，而那当事人不但看不到自己行为的不当，还要怪妻子多生事端，令他被岳父岳母留难；或者一位对生活一向积极和努力的咨询师，却要为一个不事生产、浑浑噩噩地生活、事事怨天尤人的当事人进行咨询。在这种情况下，咨询师实在很可能在交谈不久后，就对当事人产生抗拒，极端者甚至会出现反感和厌恶的心理，感到难以忍受。那么，我们还怎么谈接纳和尊重呢？固然，处理的方法不少，但学者认为最佳的处理方法是首先对自己的价值观有清楚的认识，如是在咨询过程中，就可以自由地以真正的自己和当事人交流，可以对自己在感受和态度上的反应有高度敏锐的自觉，而且，也可知道自己的价值观、态度和信念等对当事人可能产生的影响，从而也就可以及时作出处理。[35]经过处理之后，有可能我们会很快重新投入当事人的立场和处境，而重新产生同感，于是就可以基于了解体谅而对当事人予以接纳；不过，亦有可能我们无法处理自己对当事人的负面感受，在此情况下，我们就要细心省察，看看我们的这些感受是否会影响咨询的过程，倘若答案是肯定的，为了当事人的福利，我们应该作出适当的转介，好让当事人可以得到帮助。此外，还有一个可行的方法，就是假若咨询师认为自己与当事人的关系相当良好，彼此很信任，而当事人又有那份成熟度，可以尝试适当地表达自己的感受。固然这方法不宜随便使用，因为危机出现的机会颇大；不过，亦有不少咨询师成功地达到目的，不但自己可以接纳当事人，他与当事人的关系也因而变得更好。

当一位咨询师无法接纳当事人，甚至对当事人反感和憎厌时，他心中会出现很复杂的情绪。尤其是当他觉察到自己这些感受，要尝试进行处理，却又不能妥当处理时，他的确会很为难。在矛盾中他通常会感到内疚和自责，同时还会怀疑自己的能力和器量，感到惭愧不安。不过，这是不必要的反应，因为咨询师本身也是人，和普通人一样有个人的喜好和价值取向，偶然出现这种情况，我们就要学习接纳自己。但是，在生活中我们或许也有这样的经历，就是发现某些人令自己产生"虽无过犯，面目可憎"的感觉，要解释嘛，却又极难清楚条列因由，对不对？这本来是个一般现象，但倘若一位咨询师发觉许多当事人都是"虽无过犯，面目可憎"，他就会频频否定他的当事人，时常表现出抗拒和讨厌的态度，这可就真是问题了。我相信这样的一位咨询师应该细心地反省，谋求改进，或者可以向其他咨询师求助，作彻底的处理，否则他根本不可能进行有效的咨询。

还有一点是我们应该留意的，我们不同意当事人的意见和看法，并不等于我们否定了他。其实，在日常生活中，我们与好朋友交谈时，亦会有意见的分歧。由此可见，我们不能认同对方的观点，并不等于我们对对方失了尊重，而深厚的情谊，亦不会因此而有所影响。在咨询过程中，我们不能同意当事人的看法，这是常见而无可避免的事。故此我们一定要有能力分辨二者。只要我们处理得当，纵使我们不同意当事人的看法，也无损咨询的进程；但倘若我们实在是否定了当事人，咨询过程就不得不因此中止了。可见两者是完全不相同的。不过，我们也的确要注意如何去表达自己相异于当事人的意见。倘若咨询的关系良好而巩固，再加上我们所运用的字眼和语调得当，当事人通常是能够容忍歧见，愿意大家再进一步作讨论和协商的。

论及是否应该表达有异于当事人的意见，学者们的看法相当一致，答案是肯定的。不过，不少咨询师就考虑到时间的问题，他们会疑虑在咨询过程的早期，是否不宜进行。但我认为那不是时间或阶段的问题，主要还是在于咨询关系的深浅能否承受这可能导致危机的行动。换言之，倘若大家的关系很好就可以进行；否则，就算咨询过程已开始了一段时间，也还是不宜直说的。对我这种看法，可能有人怀疑这样做违背了咨询师真诚的原则，其实，这种疑问反映出部分咨询师对真诚的观念仍未清楚。实际上真诚并不等于要咨询师毫无禁忌地表达自己的感受，[36]大家要知道"被人否定"是极难抵受的打击，那很可能会使自尊大受创伤。因此，为了尽量避免当事人蒙受伤害，为当事人着想，我们纵然有强烈的反感，也要禁制自己，这是无可厚非之事。在我看来，我们不能因为坚持真诚原则就随意地、直率地表达所有的感受，因为在以当事人的福利为依归的大前提下，那是不容掉以轻心的事。若我们要坚守真诚原则，倒是该多留意在整个咨询关系中我们的每一句话、每一个表达，都应是真实的，没有半点儿虚伪。我们要记着原则是死的，人却是活的。在咨询过程中，为了帮助当事人，我们应该透过自己敏锐的观察和正确的判断，在必要时容许自己灵活变通地作出适当的处理，我相信大家不会将这做法与"圆滑"混为一谈吧。

在这课题上，德莱尼曾提出一个意见供我们参考。他指出，在我们作决定的过程中，应该看清楚咨询师和当事人双方是否有能力将意见与秉持意见的人分辨清楚。那就是说，在不同意对方的意见并非等于否定对方这一观念上，大家是否清晰。他认为倘若双方都有正确的观念，则咨询师坦诚的表达是可能的。倘若任何一方有误解，就要首先作出澄清和学习，然后再进一步作表达。同时，他还指出，倘若当事人的观念不正确，咨询师应该耐心导引他矫正，好让他能将二者区分，这是很有价值的。特别该考虑到在咨询的后期，咨询师常常会提出一些他不同意的地方与当事人对质，若能及早协助当事人培养区分的能力，绝对是有利而无害的。[37]

最后，谈到咨询的功能，卡可夫相信，倘若咨询师能够将他对当事人最深挚的尊重传达给对方，让当事人感到自己是个有价值的人，是个有潜质的自由个体，那么当事人就真正能够进步了。[38] 而加兹达则具体说明："如果咨询师能够相信当事人是有价值的，同时又能够将自己的信任传达给当事人，当事人便会因此觉得自己是有价值的，会开始重拾信心，克服自己的失败和不足，改正先前那种错误的看法。这样他才可以和咨询师合作，才可以投入接受帮助和解决问题的过程中。"[39]

除此之外，还有一点是值得我们讨论的，那就是咨询师的人性观，这往往决定了他对当事人的接纳和尊重。固然有不少咨询师或心理治疗学者，是对人抱着积极的看法的，但即使如此，程度上也会颇不相同。有些咨询师或治疗师相信当事人有内在的潜质去改变、行动和面对挑战与成长，于是很尊重当事人个人的决定和意向，对其一言一动没有半点儿意见和批判；有些虽则同样相信当事人有能力改变，但认为那能力有限制，故此需要咨询师或治疗师的辅助扶持，于是他们虽然尊重当事人的自决，但亦以为不得不加以督导和提醒；亦有些相信当事人有能力应付日常生活的琐事，但在人生的重大抉择上，就要仰赖专业人士为他们作正确的决定；此外，还有那些不相信人是具有内在潜力的，有那些认为人自然的倾向是消极负面的……形形色色的人性观，都影响着咨询师在咨询过程中的行为和态度。而其中受影响最大的一项，就是对当事人的尊重与接纳。

换句话说，每个咨询师对当事人的信任和尊重程度，关键在于咨询师所持的人性观。一位对人的看法完全负面和极端悲观的咨询师，极难对当事人产生信任和尊重。况且在咨询过程中，通常出现的都是人生的幽暗面，甚至会不时出现一些"死结"，在这种情况下，咨询师就更不容易相信当事人会有能力去面对和克胜困阻了。同时，这一类咨询师也会较难接纳当事人的失败和错误，于是很自然地，自己对当事人的态度就会受到影响，以致无法产生有效的咨询，这的确是很可惜的。故此在咨询训练中，我往往要求咨询学员首先要省察和处理个人的人性观，因为倘若一个人在这最重要的课题上没有起码的积极信念，根本就不可能在咨询专业中有效地帮助人。

我相信咨询师要具有积极、正面的人性观，最起码要相信人的可塑性与可改变性，才能配合我们工作的本质。对于有些社会工作者给自己的当事人扣上"自甘堕落"的帽子，而部分教师相信那些问题学生是自暴自弃，我都有所保留。因为在这些标签的背后，通常包含了对当事人的人性绝对的否定，那么，又怎能期望他们改变呢？在个人的工作中，我发觉对这一课题需要不断地反省和自觉，才能在尊重当事人方面处理得当。深盼大家不但对自己目前所持的人性观有很清楚的概念，同时，在日后也要能继续再三思考，反复的思虑通常会引起个人内心的冲击，因为无论在理性还是在情绪上，这都不是一个轻省的功课。

❸ 真诚

多年以来，"真诚"一直被公认为咨询关系中最基本的要素。罗杰斯就曾表示，自己常常在想，真诚是不是影响咨询关系的唯一要素。[40]而学者们都同意，除非咨询师能够在咨询过程中显示出一定程度的真诚，否则当事人就不可能有所改变。特鲁瓦克斯曾具体指出，在咨询关系中，咨询师必须是一个统合的、真诚而可靠的人。因为倘若欠缺了这一种真诚，信任的关系就很难会出现，而治疗的结果就会因而大受影响。同时，特氏等亦为真诚作了界定。他们认为所谓真诚，就是在咨询的接触中，咨询师应该以"真正的我"出现，不会有防御/防卫式的伪装，不会将自己隐藏在专业角色的后面，更不会像一个技师般在完成例行的工作；相反地，他会很开放、很自由而又自我地投入整个关系中。[41]加兹达指出真诚是真实（real）、诚实（honest）和真实可靠（authentic）的同义词。一个真挚诚恳的咨询师不会戴假面具，不会作种种的防御来保护自己。他很开明，很愿意开放自己，更会统合自己进入咨询关系中的人性历程。[42]而弗达（Felder）就强调，我们需要以一个完整的个体来与当事人交流。他说："你应该清楚自己的回应是未经审慎考虑的，是直觉的，包含了感觉的你、亲密的你、社会性的你、肉身的你、一个在大体上尚未拥有自觉的你，也包括精神性的你。事实上，长久以来，我已经感到无论是对我的病人还是对我的孩子们来说，很重要和很关键性的一点就是，他们要知道我是一个怎么样的人。"[43]

针对这一课题，梅（May）曾有下面的阐释：咨询师该把自己和当事人之间的关系看作一个真实的关系，他要以真正的自己来与对方交流。在咨询过程中，他虽然在假设上是个专家，但他必须首先以一般人的心态与当事人相处，否则他的专长不但派不上用场，同时还可能带来弊害。[44]

汉森（Hansen）的看法则是，真诚是指咨询师在咨询关系中能够以真正的我出现，他不必戴假面具，同时，他也容许自己的感受适当地在咨询过程中运作。[45]

而德莱尼等就从另一角度来作界定，真诚是指咨询师清楚知道自己的价值和信念，所以在咨询的过程中，他是心口一致、言行一致的，咨询的取向不会与自己的价值和信念相违背。[46]

其实，对于这个课题，罗杰斯早在1957年就已经提出了他的假设，他认为咨询师在咨询关系中必须要协调一致（congruence），或说，要有统合（integration）的表现。根本的意思就是在一个咨询关系中，咨询师要自由地表达真正的自己。[47]而帕特森则对真诚作这样的阐释，他以为咨询师该以一个真正的人出现在关系中。这就是说，他在咨询关系中表现得开放、诚实。他不是一面镜子，不是一块共鸣板，也不是一块空白的银幕。而且，他不戴假面具，也不伪装，他不是在扮演角色，而是表里一致、真实可靠地以真正的自己，投入到一个真正的关系当中。[48]

在讨论这个课题时，伯恩只是提出一个重点，就是强调咨询师不是扮演角色，而是肯定自己是个咨询师。为了表示自己对这问题有着恳切的关注，伯氏更具体提出，在心理治疗的训练过程中，其中一项要务是将那些仅是想扮演咨询师角色的学员和那些想切实做一个咨询师的人加以区分。[49]关于部分咨询师在扮演角色的问题，伊根也有很深的感受。他曾表示一个真挚诚恳的咨询师不会将自己隐藏在专业角色的背后，同时他认为帮助他人其实是生活的一部分，而非临时扮演的一个角色或戴上又脱下的一个面具。[50]贝尔金也指出，当我们重视真诚的重要性时，我们就要对自己生活中别人期望我们扮演的各种角色具有敏感。他认为那种种角色其实都是社会性的面具。倘若一个咨询师只是戴上一个咨询师的面具，换言之，只是一心在扮演咨询师这专业角色，他就不能避免好像总是在对当事人说："千万别忘了，我是咨询师，而你是当事人。"在这情况之下，当事人往往会默许了他担任咨询师的角色，于是在整个过程中，他就只能以这个角色的身份来作回应了。[51]

卡可夫曾说："人在自己人生上和在帮助他人上的追求，其实都是对真诚的一种寻觅，这其中包括个人内省和与他人交流两方面的真诚。"[52]的确，在精神文明远远落后于科学文明的今天，人类关系出现了许多严重的问题。人在静思之中，往往会惊觉自己那一种深沉的孤单感，因而会问自己：

为什么我与他人是如此的疏离？

我对自己如此陌生，是不是自我疏离的结果？

为什么我们总是要隐藏自己？

为什么我们不能彼此变得真实而可靠？

为什么我们会对他人产生恐惧感？

为什么我们之间总要保持一定的距离，而不能彼此承诺？

要得到这一连串问题的答案，并非简单的事。但更困难的是如何在实践中处理这些严重影响我们、令我们不快乐和成长受阻的问题。

事实上，这些问题源远流长，是长年累月积聚而成的。我们首先从学习社会化的这方面作点儿讨论吧。

在人的成长中，社会化是一个必经的过程，也是一个十分重要的历程。不过，在高度都市化的生活中，似乎社会化过程逐渐成了一个学习保卫自己、隐藏自己，以及对己对人都疏离的过程。无论在学校还是其他社交场所，甚至在家中，许多人从年幼时就感受到成年人之间缺乏真诚，他们往往彼此欺骗，虚伪地交往；同时，也自幼就亲身经历他人对自己的缺乏真诚。结果，一种圆滑虚伪的信念深入人心，令许多人不敢开放自己，更不敢表里一致地和人交流，以免吃亏。这种想法，不但为成年人所抱守，就是成长中的青少年，很多都有这种观念。记得在教中学时，我曾经与学生谈及真诚是一个人最宝贵的美德，也是我自己愿意努力学习的一种操守。岂知课后几位十五六岁的学生来找我倾谈，主要是劝我不要太理想，以免吃亏。我还清楚记得当时一位男学生激动地对我说："林老师，若你要坚持待人以诚，我看会很难在香港社会立足，而且我担心有一天你要做乞丐哩！"我听后有许多复杂的感受，一方面我高兴那学生可以如此坦诚地与我说话，但又震惊于他那相当负面的看法。固然，那学生的看法很极端，但它再次提醒我去正视社会中种种病毒对青少年的恶劣影响。

当人与人的交流缺乏真诚的时候，当人与人的交际流于表面化和非人化的时候，人的共处就不会再有促进成长的功能，相反地，还会产生负面的效果，导致人的衰残伤损。马斯洛就曾指出，当人际关系缺乏真诚的时候，就无可避免地会产生疾病。[53]

很可惜，人的自我疏离和缺乏真诚的交流，已成为一种生活方式,而很多时候,人们自己也无法觉察。人们更忽略了这种生活方式给自己、他人和整个人类社会带来的破坏力。其实,人不能诚实相交,是因为彼此不信任,彼此之间有很多批评论断,却太少体谅与饶恕,导致人人都为自己设下防线,放出烟幕,以维持表面的平静与和谐。此前有位学生,由于在升中学的第一年成绩太差要留级,因为怕父母责难,他冒制了父母的印鉴来应付学校,隐瞒了整整三年。但在那三年当中,他整个人变得郁郁寡欢,了无生气,十分痛苦。而就在十六岁那一年,由于学校揭穿了他的谎言,他在恐惧与无告中,不敢向父母表白真相,自杀身亡。在这个个案中,我很怕去想象这位十多岁的少年几年来的生活。在他的生活中,无论在家中,还是在学校,都不再有真,也不再有诚。他永远要瑟缩在自己所设的假面具后面呻吟痛苦。正如马斯洛所说的,他不再有健康的人生,而且他内心的疾病很重,以致最后自杀身亡。

另外,我很痛心这孩子的父母没有为孩子提供一个安全的关系,以至他不能坦诚地向父母表露真实的自己。的确,不少父母只懂得欣赏聪明俊美的儿女,却从来不肯接纳儿女的不足和失败。许多人在整个成长过程中,甚至在至亲的父母跟前,为了避免被否定而要作出种种伪装,结果影响了整个人的发展。朱拉德就曾经清楚指出,人与人之间不健康的动力令人类整体受苦,这也是人类一个严重的病态。他说:

> 我相信,而许多人也同样相信,人类有病——不单单是那些精神病和心理病人,而是包括了所谓"正常"人——因为在人们

与他人的交往中，都要将自己的真我隐藏起来。[54]

人若不能诚实交流，人若戴上假面具，就要花许多心思来维持种种伪装，要用很大的精力来遮掩真正的自己，这无形中消耗了许多精力，以至于没有足够的精力来建设性地成长。就以前文的中学生为例，为了要在父母面前不露出破绽，他要处处作出掩饰，设法不让父母知道自己所读的班级，于是他要小心收藏自己所有的书籍簿册。他一言一动都要谨慎，以免露出马脚，同时，他还要尽量避免父母与学校接触，要避免父母认识自己的同学……试想想，种种的设计和努力，都是要费尽心力的，很可能这少年十之八九的精力都用来应付那一个在生活中要处处提防败露的谎言。那么，剩下的微小力量，又如何能应付其他许多生活的必需呢？故此，长久以来，他出现性格不协调和神经官能症，以致最后自杀而死，虽然令人痛心，却又是一个无可避免的结果。

伪装和戴假面具，除了大量消耗人的精力之外，还会令人产生极大的焦虑。现代有许多人酗酒、吸毒和服用镇静剂，除了表面的问题外，人们其实是借此来逃避面对自己，逃避面对内心的焦虑和许多莫名的恐惧。但他们不知道这种自欺欺人的行为，代价是相当惊人的。

咨询学者们肯定了虚伪是一种极不健康的生活方式，会给人带来许多方面的伤害。故此，在咨询过程中，咨询师很重视协助当事人重新建立一种真诚信实的态度。而事实上，在咨询关系中，咨询师的真诚、尊重和同感的了解，确可以为当事人提供一个安全自由的关系，能够让当事人知道自己可以坦白表露自己的软弱、失败与过错而无须顾忌。这是因为在过程中当事人切实感受到自己被接纳和信任。另外，咨询师本身的真诚坦白，也实在可以作为一个良好的模范供他仿效。他或因此可以逐渐放下伪装，学习像咨询师一般开放，以真我来和咨询师交流，自由自在地畅快表达自己心中的喜悦、兴奋，或者伤痛与失望。他或者因而可以发现认识真正的自己，乃至进一步在咨询师的扶持下，面对和改进自己。不少学者都曾强调咨询师做示范的重要。例如有些学者指出，咨询师在咨询关系中所作的个人分享有助于当事人加强对咨询师的信任，也因为有此信任，在咨询关系中他可以自由自在地讨论适当的话题，表达他想要别人分担分享的心声。当咨询师和当事人都能开放和表里一致时，彼此之间就可能达成理想的沟通。这种沟通，正是咨询得以成功的重要因素之一。[55]

至于如何表达真诚，学者纷纷提出了不同的途径。朱拉德就提出，咨询师要做到表里一致，才能让当事人感受到咨询师的真诚。他认为咨询师的表里一致，最大的功能就是可为当事人提供示范，供对方仿效。[56]若再详细分析，我们可以看到这样的咨询态度可以很有效地促进咨询过程的发展，因为咨询师的表里一致会鼓励当事人同样作出表里一致的行为，而他这个改变，会令咨询过程减少许多混淆和含糊不清的情况，由是双方的沟通便会更加清晰和理想。而与此同时，表里一致也可促进双方的自我沟通。换言之，大家对自己当时的处境和心情，会有一定程度的自觉。这一点也会令彼此的沟通较流畅和有效。前文我曾提及虚伪地做人会浪费我们许多精力，同样地，在咨询关系中，虚伪会令咨询师和当事人花费气力来欺骗对方，而同时会使双方内心有许多焦虑和不安。故此，在咨询过程中，真诚是必需的，一方面可以防止浪费精力，另一方面又可以切切实实地提升咨询的效果。可能有人会问：我们怎样可以知道自己是否焦虑呢？朱拉德提供了一个指标，他认为当自己面对当事人，表现得很机械化和非人化时，他就清楚知道自己内心是有焦虑了。同时，他还主张在适当的情形下，应该可以和当事人分享。[57] 而罗杰斯也同意他的看法。罗氏指出咨询师要表达感受，目的不只是为了让自己有机会去表达，而是不想欺骗自己和当事人。而事实上，当某些感受的出现妨碍了咨询的进程时，咨询师的确有必要讲出来，彼此作讨论和处理。[58]

我很同意朱氏和罗氏的看法。因为据我的经验，若我发觉在咨询过程中自己内心有焦虑不安而不加处理，往往就会影响咨询的进度。经过几次的教训后，我就尝试勇敢地正视内心的感受，并作积极的处理。有一次我给一位二十一岁的文员作咨询，她求助的原因是自己在工作中多次遭受男同事的骚扰。我极为体谅她的心情，但在几次交谈之后，我发觉自己内心有许多烦躁不安和焦虑。细察之下，我明白这是因为我很不喜欢当事人的行动举止，一方面，她说话时的那种矫揉造作，那种身体的不断扭动和那挑逗的眼神，令我感到浑身不自在，另一方面，我想到那些小动作可能就是令她感受到骚扰的主因。虽然我有这体验，却没有说出来，故此在要伪装接纳的情形下，自己内心就失却了安稳。结果，经过反省后，我衡估了自己与对方的关系，发觉关系相当稳固，于是就坦白却又婉转地向她表达。起初，当事人相当愕然，亦表现得很难受，但后来她主动感谢我对她的提醒。多年来只有一位好友敢对她作出诚实的批评，但因为只有一个人这样说，她就不以为意。而现在基于对我的信任，她决定要着力改善，要求我与她对这问题作详尽的探讨，找出原因，彻底作出改进。当时我不但为她的反应而欣慰，而且也真有如释重负之感。在后来的几次咨询中，我发觉我坦诚的表白不但没有破坏我们的关系，而且还促进了她对我的信任，以至咨询的效果得以加强。当然，在这次经历之后，我就更加认同罗氏所说的，倘若某些感受阻碍了咨询的进程，必须及早处理。在此我建议大家记着巴杜费沙所说的："当咨询师要保留和控制'真正的自己'时，就要花费精力来维持'骗局'，而这种情况，往往会导致咨询师本身的紧张，令他把自己弄得精疲力竭。相反的是，咨询师的开放和自然是预防浪费精力的好方法。"[59]

在咨询过程中，真诚的意义是指咨询师的言语和行动前后一致，而他内心所想的和所表现的行为也协调一致。换言之，咨询师是很自然地和当事人相处。不过，真正要做到表里一致，对咨询师来说，实在是一个很高的要求，同时也是一项重大的挑战。因为咨询师首先要有健康的自我形象，要有一定的自信，才能达到这要求。我曾经见过不少咨询师，他们虽然意愿很强，却因为本身的限制，始终未能正确地看待自己，结果在咨询工作中，因欠缺自信，他们虽有知识，却总没有能力在与当事人的相处中表现得真诚无伪，这真十分令人遗憾。就此问题，我又要重申咨询师本身成长的重要性：在咨询训练中，重点不单是咨询专业知识的摄取，受训者本身的发展与成长更重要。要能顾及这一点，受训者就可以有能力将自身所学应用和表现出来。就这个课题，耶茨（Yates）指出，咨询师对自己的了解和接纳十分重要，因为那是自信的基础，一个有安全感的咨询师可以很自在地透过咨询关系来协助当事人改变、成长。由于这样的一个咨询师不必分散精神，也不必花费精力来作防御和保护，因此就可以用尽全力来发挥咨询的功能。由于他不必伪装，故此咨询的关系会发展得很自然和流畅，不会令当事人产生混淆和错觉。[60]

个人十分同意耶茨的说法，咨询师的自我接纳和自信的培育确实极为重要。在我的经验中，我从未见过一位缺乏自信而工作却具效果的咨询师。至于缺乏自信，却仍坚持长期担任咨询工作的，我实在担心他们工作的实质和成效。我建议缺乏自信的咨询师勇敢地正视自己的问题，首先是设法加强自觉，然后找寻自己自我形象偏低的原因，积极彻底地作出改进。在这个过程中，能够自助的，固然可以自己努力谋求改进，但倘若问题较严重和复杂，则千万不要讳疾忌医。因为除非我们不尊重自己的专业，否则必定要正视自身成长的问题，要致力使自己能够做到不徇情面，不讨他人欢喜，不趋时顺俗，在以当事人的福利为依归的大前提下，真诚地和当事人相处。

欠缺自信除了会令我们不敢真诚地和当事人相处外，还有一些与其相关，却又可以独立处理的课题。例如，不少咨询师对自己要求过高，或要求自己十全十美，这也是可能会出现问题的。尤其是刚刚任职的咨询师，他们有时会对自己有许多不实际的期望，例如期望自己扮演神一般的全能角色，期望自己上至天文、下至地理，都无所不知，以至于可以在咨询时有问必答。这是因为他们误以为咨询师要有这种表现才能使当事人敬服。可惜，这想法很有问题。首先，当事人重视的并非这些；其次，世界上绝对不可能有全知全能的人。而身为咨询师，更必须要接纳自己的局限，必须要承认自己有时会犯错，然后才能够容受当事人犯错，才能够接纳对方的不完美。其实，我们要学习信任当事人本身的能力，他们并不会一碰就破碎的。无论从哪一个角度来看，我们都可以放心坦诚地以一个不完美的我、有限制的我和当事人交流。经验告诉我，当我肯坦白地以真我和对方交流时，通常总可以缩短大家的距离。因为在面对着一位"完美无瑕"的咨询师时，许多当事人会发觉彼此相距很远，难以接触和沟通，这也就影响了咨询的进行。

从另一个角度来说，倘若我们时刻要保持自己的"专业形象"，那就要消耗掉不少的精力，结果就只剩下些微的精力来帮助当事人，这样，真诚的、具治疗功能的关系又怎么会出现呢？记得有一次，一位当事人的问题是始源自一个深奥的哲学课题的，对这个课题，我只懂得皮毛，但由于要维持自己的"专业形象"，我便硬撑下去，以为可以应付过去。岂知对方在这方面学养相当深，很快就从我的回应中发觉了我的伪装，结果他对我失了信任，以后也不再来继续面谈。想来真是惭愧。但那一次痛苦的经验，却给我上了宝贵的一课，我领略到该努力学习，以真诚来和我的当事人交往。在另一次的会谈中，由于我聆听不够全面，于是在回应中出了错误，当事人十分愤怒，后来我请他作出解释，而在那澄清的过程中，我透过自省和详细的评核，发觉自己的回应的确有欠公允，结果我立刻向当事人致歉。当时我并不觉得羞惭，相反地，我为自己可以向当事人承认错处而感到欣慰。因为我知道在真诚这一课题上，自己是有了进步。而且，我的行动不但促进了我与当事人的关系，而且同时加强了整个咨询关系的效果。

针对部分咨询师所犯的错，帕特森指出，咨询师在面对真诚这一课题时，常常有些不正确的观念。他强调真诚并不等于什么都可以随意说出来，故此咨询师不应误以为自己可以任意行事。[61]他说明真诚并不是要求咨询师去表达他所有的感受，而只是要求他所讲的全部真实。巴杜费沙等亦指出，咨询师的真诚并不等于可以容许自己完全自由地表达，除非我们所说的有助于当事人的成长，否则不必将所有知觉到的思想和感受与对方分享。[62]的确，我们要记着咨询过程的目标是为了当事人的好处，故此对于一些可能会伤害当事人的话，我们不必说出来。或者，有一些话，要是坦白说明会对当事人有帮助，可以找一个适当的时机，作出适当的表达和对质。事实上，咨询过程中需要的是具治疗功能的真诚，故此我们要小心，否则，出现了具破坏性的真诚，是有百害而无一利的。

有些咨询师会在咨询过程中大发谬论，或者，作冗长的个人分享和任意发泄自己的情绪，这都是错误的做法。因为最基本的，我们要记着，这种咨询关系是为当事人而建立的，所有的时间是该由他享有的，我们不能随意剥夺。倘若我们的行为言语对当事人无助，而只是对我们自己有作用，那么我们的做法对当事人就不怎么公平了。假设有一位离了婚的女咨询师，在咨询过程中，当事人的表达勾起了她的伤心事，于是她花了三十多分钟，无限激动地向当事人叙述四年前她丈夫如何变心，她自己如何受尽屈辱，带着幼女苦苦哀求却最终无效……固然咨询师是有感而发、真情流露，是极真诚的分享，但可惜她忘记了那时间不是为她而设的，她不应占去当事人的时间。另外，那段时间不是要给她提供发泄的机会。她的发泄，一方面似乎是强迫当事人去听，另一方面也可能会给当事人带来负面的影响。故此，我们要记着，真诚并非是永远都具治疗功能的。正如卡可夫所说的，虽然真诚是咨询师人际关系的基础，但倘若单单拥有真诚，却也并不会收获最好的治疗效果。不过，卡氏同时强调，倘若咨询师没有真诚的态度，就根本不可能产生治疗功能。[63]我们当记着，要时刻训练自己的自觉和敏锐能力。一些特别的问题和感受出现时，不妨给自己一个冷静思考的机会来界定和掌握那些感受，同时也要作出判断，看看若要表达，到底是为当事人还是为自己的好处。

到此可能有人想知道，倘若我们在咨询时出现了上述那位女咨询师的情况，换言之，如果当事人的问题触发了我们个人的伤痛，要是不可以立刻说出来，那又该如何处理呢？首先我会重复上述的原则，就是要凭着自己的敏锐洞察力，在第一时间察觉到自己激动的情绪，然后尝试冷静下来，控制自己，也告诉自己这不是个人发泄的时间。在调节自己的心情后，逐渐将注意力重新集中于当事人。不过，我还会建议这位咨询师事后马上找好朋友，或者是自己的咨询师来协助自己彻底处理。其次，我要提醒大家，身为一位咨询师，我们的确要有勇气面对自己的遭遇。就以上述的女咨询师为例，四年前的婚变，到今天仍未作妥善之处理，实在有点儿问题。试想想，倘若我们不能勇敢面对人生的苦痛，又怎能期望自己可以协助他人迎接生命的挑战呢？

总的来说，真诚是成功咨询的关键因素；但真诚是不能强求的，是咨询过程中自发的一种自然表现。同时，真诚也不是用一些手段和计策来操弄当事人，而是对当事人有一种真实而可靠的关心和爱护。故此，对咨询师来说，我们首先要加强自己的自觉和敏感度，然后在自省中察觉自己对当事人是否有一份出于真心的喜爱，是否对人有着乐观的看法，抱着基本的信任。此外，还要看看自己是否可以接纳自己、欣赏自己，是否可以有一定的自信，又不至于要求自己全知全能，更不会要求自己完美无缺。倘若对于上面的问题，你的答案都是正面的，那你才可能要求自己言行一致，才可以表里如一地和当事人相处。

❹ 简洁具体

在咨询过程中，无论咨询师或当事人，说话都应该做到简洁具体（concreteness）。但咨询师要先作模范，当事人才能加以仿效。简洁具体是指我们在咨询过程中，用字措辞不但要适当，还一定要简单和清楚。例如要避免含糊不清、模棱两可的用语，以避免下列的流弊：

- 不够精细和过分概括化；

- 使探讨变得杂乱无章，费时失事；

- 阻碍咨询过程的发展。

在咨询过程中，我们要做到简洁具体，目的是要帮助当事人分辨他的感受和经验。故此，无论是处理当事人的感受、经验，还是处理其行为，我们身为咨询师，都要协助当事人避免运用一些太普遍太宽泛的字眼，如"烦""闷"等。因为这些字所包含的意思通常相当复杂，故此当我听见当事人用这些字眼时，我就会引导他加以阐释。结果我发觉大家对这些字眼的阐释有相当大的差异。例如，有一位当事人将他所说的"烦"字解释为：觉得很无聊，明明知道有许多待完成的工作，却又提不起劲儿去做，于是内心有很重的焦虑。而另一位的解释是：想要求父亲让自己到加拿大上学，却总是鼓不起勇气向他提出，但距申请截止时日无多，自己心中很是焦急，却始终欠缺行动，于是唯有生自己的气，骂自己没有用……

由于当事人往往以咨询师做模范，故此我们说话时应尽量采用具体、清楚、准确和特殊的字眼，以便协助当事人去清楚分辨不同的感受和经验。我们谈话时，在回应的语句中，应该针对当事人特殊的、独一无二的困难和情况，这样当事人才可以继续对问题作更深入、更准确的探讨，对自己的问题有正确、深入和实际的了解。可惜不少咨询师在咨询过程中往往会用一些常见的和普遍性的词语，或者随便给当事人贴标签，将当事人分门别类，以期加速咨询的进程。例如，咨询师有时会对当事人这样说：

"我觉得你过分高举女权了。"

"你虽然是男性，但个性却太过内向了。"

"你的想法有点盲目地'反传统'，实在不必哩。"

"真可惜，年纪轻轻就是一个悲观主义者。"

以上回应中的"高举女权""内向"和"反传统"等，不但大而无当，而且可以有很不同的理解，所以不但会阻碍对当事人的独特问题作出分析，而且还很容易使人产生错觉，以为问题已经获得解决，可见流弊之大。以下是一个典型的例子：

当事人：我与明明已经来往一段时间，彼此都很喜欢对方，但父亲最不喜欢上海人，我有什么办法呢？其实，他不应该随便说上海人野蛮的，不过，我有什么办法呢？我曾经提出来和他讨论，他只是大发脾气地骂人……我只好勉强忍耐着，好几天没有见明明了，但今早终于忍不住又去找她。唉！我该怎么办呢？

咨询师：你的确很听父亲的话，真是一位孝顺儿子哩！

在这个例子中，当事人的表达很不具体，亦欠个人化。但遗憾的是，咨询师不但没有准确回应他的感受，还用一些过于概括浮泛的词语来分析和形容当事人的性格，结果中断了当事人的感受。同时，他下了那评语后，似乎感到该课题已经了结，似乎也不必再说下去了。其实正确回应是：

咨询师：父亲对上海人的成见很深，以至极不喜欢明明。你虽然很喜欢明明，但由于说服不了父亲，心中感到很矛盾和难受，不知如何是好。

当事人在叙述自己的经验和意见时，往往倾向于将事物概括化。以下是一位男学生对咨询师的倾诉："我觉得男老师总是对女同学偏心的，她们犯事，就不必受罚，而我们只要稍有差池，就要受严重的处分……所以我觉得那些男老师很不公平！哼！女孩子有什么好呢？什么都不懂，就只会向老师撒娇！"

在这个例子中，当事人用了太多概括性的词。咨询师应该协助他将叙述个人化，导引他具体地将自己受罚的事情说清楚，然后，再整理其中牵涉到的对某位老师和某些女同学的特殊感受和看法。

另外，当事人的话往往相当杂乱和空泛，咨询师应该抽丝剥茧地协助他作出具体和清楚的摘要。有一位成绩平平的大学预科学生来见咨询师说：

"有时，我不明白自己为什么内心这样烦乱的，真是莫名其妙！

明明知道还有几个月就要'决一死战'，但每天晚上对着课本和笔记，就只是胡思乱想，想到什么科目都未曾温习好，时间又有限，父母还在日夜提醒我，把我催促得快要得神经病了。我真的不知道该如何是好。人家有兄弟姊妹的多好，至少可以有人倾诉一下……有时我怕父母来烦我，就索性溜出去玩一两个小时的电子游戏，或者在那里还有可能碰到一两个熟人跟我聊聊天哩！"

若将当事人说的话加以整理，有五件很重要的事情就可以清晰地列出来：

具体的时间：大学入学考试前两个月。

具体的环境：晚上独自在家中温习。

具体的感受：焦虑、烦躁、恐惧、孤单、无奈。

具体的行动反应：避开父母，溜到街上，到电子游戏机中心玩电子游戏。

具体的期望：渴望可以有倾诉的对象。

卡可夫和贝伦森曾经列举了简洁具体的三种功能，就是：

- 可以使咨询师的回应尽量和当事人的感受和经验接近；

- 促进咨询师对当事人有准确的同感了解，由是当事人可以在最快的时间内对错误的地方作出修正；

- 鼓励和帮助当事人透过不断的探讨而清楚了解他个人特殊的问题或困难，同时，也了解自己当前的感受。[64]

除了上述三项之外，帕特森还指出，在咨询的早期，简洁具体通常还可以促进同感了解的产生。[65]

5 对质

对质（confrontation）的使用，有一定的先决条件。在咨询关系中，我们要肯定已经有接纳、尊重、同感、真诚和温暖的出现，才可以运用对质的技巧。帕特森认为，当咨询师发觉当事人的言行有不一致的地方时，向他指出提问，这便是对质。[66] 而卡可夫把对质分成三大类，现分列于下表：

A	B
1．当事人形容的自己	他心目中理想的自己
（真我、自我观与理想的我的对比）	
2．当事人口中所形容的自己	他实际的行为
（自觉的我或所具有的自我认识）	（咨询师所观察到的或当事人自己所报告的）
3．当事人的自我体验	咨询师对他的体验和印象

卡氏认为当A与B之间出现不一致和矛盾时，就需要进行对质，以作出澄清。[67] 而帕氏则再增加了一类，就是当事人所叙述的对自己或对别人的体验倘若内容前后有出入，有不协调的地方，也应该进行对质。帕氏相信，透过对质，咨询师可以协助当事人觉察到自己的感受、态度、信念和行为不一致及欠缺协调和谐的地方。同时，对质也可以令当事人发现，在生命中，自己对别人的感受和态度有哪些自相矛盾和冲突之处。[68]

在咨询过程中，对质的功能是什么呢？换言之，为什么要向当事人进行对质呢？以下七项，可供大家参考：

- 协助当事人对自己的感受、信念、行为及所处之境况提高自觉，促进了解。

- 协助当事人发现和了解自己对他人的一些混淆的感受与态度。

- 由于在咨询过程中会对事物作出精细的探讨，故此当事人有机会对自己错误的假设/假想世界有所醒觉，而进一步可以重建一个合理的假设，同时对现实也重新有正确的认识。

- 可以预见和防避危机，减少错失，遇事时也可以较有效地处理和面对。

- 让当事人学习在必要时有能力去对他人，甚至对自己作出对质，因为事实上这是一个健康的人生必须学习的功课。

- 对质可助当事人不至单单停在领悟（insight）的阶段，且可以进一步认识到行动的重要，因而采取行动。

- 指出当事人在运用各种资源时的矛盾，然后进一步协助他正确而又有效地去善用被忽略的资源，寻求适当的帮助。

在咨询的过程中，我们要小心使用对质。事实上，对质本身具有一定程度的威胁性，故此有可能导致危机的出现。故除了对先决条件要留心外，还应该因应咨询进展中不同的阶段来作出较准确的判断，以免产生意想不到的流弊。此外，我们还应该留意，对质的强弱程度往往会产生不同的效果和回应，我建议当我们对几个治疗的基本条件没有肯定的把握时，换言之，我们觉得关系尚未建立好的时候，应尽量避免对质；就算无可避免，也只可以用一些尝试性的对质，例如："我不知道自己是否误会了你的意思，你上一次似乎一再告诉我你很为自己的成就而自豪，但从刚才你的叙述中，我却感到你实在很厌恶自己，到底你实在的感受是怎样的呢？"这个对质中运用了"似乎"这种不肯定的词，而开始时咨询师又先说明自己可能是误会了对方的意思，最后还用问题作结束，这样也就为当事人留了许多空间，倘若当事人不愿意面对这对质中牵涉的课题，他也有机会避开。如果当事人确实有意避开，我建议大家不要在这时候再追问下去，以免破坏了大家的关系。可留待稍迟再作尝试。

在主要的咨询派别中，大部分咨询学者或心理治疗学者都会避免运用对质。正面对质的使用，更是只限于针对有侵略性和具操纵性的当事人，或是那些向咨询师作对质的一类当事人。因此，咨询师运用对质时，被动多于主动。对质肯定会牵涉危险的出现，确实是一项冒险。而且，若对质不是建立在共鸣同感、亲切温暖和关怀的基础上，它就会像真诚一样，可以被咨询师滥用来发泄一己的冲动、内心的愤恨或他的挫败感，以及其他负面的感受。"对质"一词，含有攻击性，并有面对面冲突的意思，也许是不大适合的用语，若能找到更适合的词，相信会对这观念的理解大有助益。故此，在训练咨询师时，我总会提醒学员们要"用爱心作出对质"。或者，对质不应被视为心理治疗中一个分割出来的条件，也许它可以放在共鸣同感的了解之内。透过对质，咨询师尝试体会和传达当事人在言语和行为中所流露出的矛盾。由是观之，将对质当作共鸣同感的一环该更为恰当。[69]

注释

1 《唐诗三百首》。

2 《散曲丛刊·东篱乐府》。

3 C. H. Patterson, *Relationship Counseling and Psychotherapy* (New York: Harper & Row, 1974), 50.

4 Carl R. Rogers, *On Becoming a Person* (Boston: Houghton Mifflin, 1961), 284.

5 Charles B. Truax and Robert R. Carkhuff, *Toward Effective Counseling and Psychotherapy* (Chicago: Aldine, 1967), 285.

6 Daniel J. Delaney and Sheldon Eisenberg, *The Counseling Process* (Chicago: Rand McNally, 1977), 52.

7 G. T. Barrett-Lennard, "Dimensions of Therapist Response as Causal Factors in Therapeutic Change, " *Psychological Monographs*, 76. 43 (1962), 3.

8 John J. Pietrofesa, Howard H. Splete, Alan Hoffman, and Diana V. Pinto, *Counseling: Theory, Research and Practice* (Boston: Houghton Mifflin, 1978), 186.

9 D. H. Blocher, *Developmental Counseling* (New York: The Ronald Press, 1966), 146.

10 Truax and Carkhuff, *Toward Effective Counseling and Psychotherapy*, 46-58.

11 Robert R. Carkhuff, *Helping and Human Relations*, Vol. II (New York: Holt, Rinehart and Winston, 1969), 315-317.

12 Truax and Carkhuff, *Toward Effective Counseling and Psychotherapy*, 46-58.

13 C. R. Rogers, "Empathic: An Unappreciated Way of Being, " *The Counseling Psychologist*, 5. 2 (1975), 2-10.

14 Patterson, *Relationship Counseling and Psychotherapy*, 52.

15 Delaney and Eisenberg, *The Counseling Process*, 53-54.

16 Rogers, "Empathic, " op. cit., 2-10.

17 T. Lins, "Counseling Relationship as a Function of a Counselor's Confidence, " *Journal of Counseling Psychology*, 2 (1973), 293-297.

18 A. S. Gurman, "Therapist's Mood Patterns and Therapeutic Facilitativeness, " *Journal of Counseling Psychology*, 19 (1972), 169-170.

19 J. Mullen and N. Abeles, "Relationship of Liking, Empathy and Therapists Experience to Outcome of Therapy, " *Journal of Counseling Psychology,* 18 (1971), 39-43.

20 B. Hayden, "Verbal and Therapeutic Styles of Experienced Therapists who Differ in Peer-rated Therapist Effectiveness, " *Journal of Counseling Psychology*, 22 (1975), 384-389.

21 G. Egan, *The Skilled Helper* (Monterey, California: Brooks/Cole, 1975), 95.

22 J. J. Pietrofesa, A. Hoffman, H. H. Splete and Diana Pinto, *Counseling: Theory, Research and Practice* (Boston: Houghton Mifflin, 1978), 121.

23 W. Schofield, "Some General Factors in Counseling and Therapy, " in Benard Berenson and Robert Carkhuff (eds.), *Sources of Gain in Counseling and Psychotherapy* (New York: Holt, Rinehart and Winston, 1967), 143.

24 Daniel Delaney and S. Eisenberg, *The Counseling Process* (Chicago: Rand McNally, 1977), 55.

25 E. C. Lewis, *The Psychology of Counseling* (New York: Holt, Rinehart and Winston, 1970), 73.

26 C. R. Rogers, *On Becoming a Person* (Boston: Houghton Mifflin, 1961), 283.

27 C. H. Patterson, *Relationship Counseling and Psychotherapy* (New York: Harper & Row, 1974), 58.

28 L. E. Tyler, *The Work of the Counselor* (New York: Appleton-Century-Crofts, 1969), 34.

29 Pietrofesa, et al., op. cit., 127-128.

30 C. G. Wrenn, *The World of the Contermporary Counselor* (Boston: Houghton Mifflin, 1973), 249.

31 R. R. Carkhuff, *Helping and Human Relations*, Volume 1 (New York: Holt, Rinehart and Winston, 1969), 180.

32 Rogers, op. cit., 54 & 283.

33 G. Gazda, *Human Relations Development* (Boston: Allyn and Bacon, 1973), 87.

34 Lawrence M. Brammer, *The Helping Relationship* (Englewood Cliffs, New Jersey: Prentice-Hall, 1973); Robert R. Carkhuff, *The Art of Helping: An Introduction to Life Skills* (Amherst, Massachusetts: Human Resource Development Press, 1973); A. Ivey, C. J. Normington, C. D. Miller, W. H. Morrill, and R. F. Haase, "Microcounselling and Attending Behavior: An Approach to Prepracticum Counselor Training, " *Journal of Counseling Psychology*, Monograph Supplement, 15 (1968), 1-12.

35 Cecil H. Patterson, *The Therapeutic Relationship: Foundations for an Eclectic Psychotherapy* (Monterey, California: Brooks/Cole, 1985), 21-22.

36 Ibid., 65.

37 Delaney, et al., op. cit., 55-56.

38 Carkhuff, *Helping and Human Relations*, 36.

39 Gazda, op. cit., 56.

40 Carl R. Rogers, "The Interpersonal Relationship: The Core of Guidance, " *Harvard Educational Review* 32 (1962), 416-429.

41 Charles B. Truax and Robert R. Carkhuff, *Toward Effective Counseling and Psychotherapy: Training and Practice* (Chicago: Aldine, 1967), 329.

42 G. M. Gazda, *Human Relations Development* (Boston: Allyn and Bacon, 1973), 58.

43 R. E. Felder, "The Use of Self in Psychotherapy, " in Dugald Arbuckle (ed.), *Counseling and Psychotherapy* (New York: McGraw-Hill, 1967), 100-111.

44 R. May, "Contributions of Existential Psychotherapy, " in R. May, E. Angle and H. Ellenburger (eds.), *Existence* (New York: Basic Books, 1958), 80-82.

45 J. C. Hansen, R. R. Stevic, and R. W. Warner, *Counseling: Theory and Process* (Boston: Allyn and Bacon, 1977), 136.

46 Daniel J. Delaney and Sheldon Eisenberg, *The Counseling Process* (Chicago: Rand McNally, 1977), 40.

47 Carl R. Rogers, "The Necessary and Sufficient Conditions of Therapeutic Personality Change, " *Journal of Consulting Psychology*, 21 (1957), 95-103.

48 C. H. Patterson, *Relationship Counseling and Psychotherapy* (New York: Harper and Row, 1974), 62.

49 Eric Berne, *Transactional Analysis in Psychotherapy* (New York: Grove Press, 1961), 233.

50 G. Egan, *The Skilled Helper* (Monterey, California: Brooks/Cole, 1975), 90.

51 G. S. Belkin, *Practical Counseling in the Schools* (Dubugue, La.: W. C. Brown, 1975), 113.

52 R. R. Carkhuff, *Helping and Human Relations: A Primer for Lay and Professsional Helpers; Selection and Training* (New York: Holt, Rinehart and Winston, 1969), 208.

53 A. H. Maslow, *Toward a Psychology of Being* (Princeton, New Jersey: Van Nostrand Reinhold, 1962), 181.

54 S. M. Jourard, *The Transparent Self* (Princeton, New Jersey: Van Nostrand Reinhold, 1964; rev. ed., 1971), 138.

55 John J. Pietrofesa, Howard H. Splete, Alan Hoffman and Diana V. Pinto, *Counseling: Theory, Research and Practice* (Boston: Houghton Mifflin, 1978), 167.

56 Sidney M. Jourard, *The Transparent Self* (Princton, New Jersey: Van Nostrand Reinhold, 1964; rev. ed., 1971), 142.

57 Ibid., 147.

58 Carl R. Rogers, "The Characteristics of a Helping Relationship, " *Personnel and Guidance Journal*, 37 (1958), 6-16, 133-134.

59 Pietrofesa, et al., op. cit., 167.

60 J. W. Yates and Lyle D. Schmidt, "The Counselors Serf-concept, " *Vocational Guidance Quarterly*, 7 (1959), 151-154.

61 Patterson, op. cit., 62-65.

62 Pietrofesa, et al., op. cit., 170,

63 R. R. Carkhuff and B. G. Besernson, *Beyond Counseling and Therapy* (New York: Holt, Rinehart and Winston, 1967), 330.

64 R. R. Carkhuff and B. G. Berenson, *Beyond Counseling and Therapy* (New York: Holt. Rinehart and Winston, 1967), 69.

65 C. H. Patterson, *Counseling and Psychotherapy* (New York: Harper & Row, 1974), 69.

66 C. H. Patterson, *Relationship Counseling and Psychotherapy* (New York: Harper & Row, 1974), 76.

67 R. R. Carkhuff, *Helping and Human Relations,* Vol. I: *Selection and Training*; Vol. II: *Practice and Research* (New York: Holt, Rinehart and Winston, 1967), Vol. I, 191.

68 Patterson, op. cit., 76.

69 Ibid., 77.

第三节

≫≫

探讨感应阶段的两个问题

1 探讨感应阶段咨询师常犯的毛病

在探讨感应过程中，咨询师的一言一动都需要配合咨询的过程。可惜许多时候咨询师说的话，不但不能帮助当事人了解清楚自己的心情和处境，促进探讨感应的功能，相反地，还往往因为欠缺同感，否定了当事人的感受，中止了探讨的话题，以致整个咨询过程因而受到极大的阻碍。以下透过一些例子，我尝试带引大家看看咨询师常犯的毛病，作为自己的鉴戒。

▪ 例一

当事人：我真没良心，竟然能做出夺人之妻的事，国元骂我，是应该的。唉！我真该死哩！

咨询师：你不知道对方是有夫之妇吗？

（完全听不见当事人的话和感受，会令对方感到很没趣，很没有意思。）

▪ 例二

当事人：丁先生，丈夫死了，我的人生也完了，孤零零一个人活在世上，真是生不如死，我的确不想再活下去了。

咨询师：人死不能复生，你千万不要这样想，何必害苦自己呢？

（忽略了当事人的感受，也近似命令对方停止她的感受。）

▪ 例三

当事人：我的婆婆说孩子的死我要负责，倘若我不是只顾搓麻将，他又怎么会被汽车撞死呢？

咨询师：不要苛责自己，人皆有错，只要以后小心点就是了。

（要安慰当事人，企图大事化小，小事化了，却忽略了当事人的感受。）

▪ 例四

当事人：我真的没有用，公司最近提升了好些人，却没有我的份儿；好几次想和主管谈谈，又总是提不起勇气。唉！我真的没有用，我真讨厌自己！

咨询师：如果我是你，我就会……

（完全忽略当事人的感受而单从自己的角度给予建议。）

▪ 例五

当事人：我真愚蠢，竟会相信一个这样的人！

咨询师：嘿嘿！想不到你一向嘴硬，如今终于承认自己愚蠢，真难得哩！

（用讥讽的口吻来刺激当事人，却完全忽略了他的感受。）

▪ 例六

当事人：升上高二之后，我才发觉教英文和生物的老师上课马虎极了，每一堂课总是敷衍了事。同学一有意见，他们就强调会考是我们个人的责任，不应该依赖老师。我完全不同意他们的说法，我认为他们只是在推卸责任，在自圆其说罢了。

咨询师：无论如何，他们总是你的老师，你怎可以这样批评老师呢？

（武断地、主观地批评当事人，否定和中止了他的感受，完全缺乏同感。）

▪ 例七

当事人：婆婆近来变本加厉地在闹事，德生还处处偏袒他的母亲，说我小气，从来不尝试作任何调停和改善。我看自己是没法儿再维持这段婚姻了。

咨询师：你实在应该和德生谈谈，积极作点改变了。

（忽略了当事人的心境和情感，只专心在教导。）

▪ 例八

当事人：唉！人生如舞台，一向是自己发号施令的，如今却要事事听命于人，想起来可真难受极了，人生真的如此无奈吗？

咨询师：你一向很有自信，如今忽然变得这样消极，可能近来的转变的确太大了。

（分析当事人的感受和情况，却没有对他的感受给予适当的回应。）

▪ 例九

当事人：我这阵子很消沉，做什么都提不起劲儿，只渴望见见碧华，但我又明知这段感情是没有希望的，她已经三个月没有理我了，我还在等什么呢？

咨询师：千万不要灰心，要记着天下无难事，只怕有心人哪！

（没有理会当事人的感受，也不切实际地作出不负责任的承诺，鼓励当事人空想。）

▪ 例十

当事人：我很讨厌现在这份工作，不但薪水低，而且同事们又不好，是非很多。但以我大学预科的学历，还能期望些什么呢？

咨询师：为什么你要这么看不起自己呢？难道大学预科是随手捡回来的吗？

（责问当事人，而同时忽略和否定了当事人的心情。）

▪ 例十一

当事人：王姑娘，我最近觉得自己很软弱，很忧虑。自母亲去世后，我就很怕一个人待在家里。因为我单独在家的时候，就会挂念她，就会想起很多事，就会痛哭。

咨询师：不要怕，时间是良药，事情很快就会过去的；而且人已经死了，多想也于事无补。

（虽然同情当事人，却又否定了他的感受。）

- 例十二

当事人：虽然我很爱小吉，但想不到自己居然冲动到要天天站在她学校门口看她放学，然后远远地跟着她，直到她回到家中为止。哈哈！我真荒谬极了，居然会做这种傻事！

咨询师：荒谬！试问哪一个人不曾做过荒谬的事呢？何况，你的荒谬相当罗曼蒂克呀！

（用幽默的方法尝试消解当事人的感受，转移他的视线。可惜却轻忽了当事人的感受。）

- 例十三

当事人：我知道努力是没有用的，谁叫自己出身不好，不像人家有父荫呢！其实，我常常告诉自己，各有前因莫羡人，不要再发梦，安安分分地挨下去就算了。

咨询师：没有用的人才要依靠父荫，难道你承认自己没有用吗？我对你的确太失望了。

（感受不到当事人的心境，只是强烈地责怪对方。）

在探讨感应过程中，我们身为咨询师，务必要专注地留心聆听、用心观察，以期可以对当事人的表达有全面的领会，然后可以准确地作出回应。有些咨询师过分心急地要为当事人解决问题，一方面这个目标很值得商榷，而另一方面这取向会令咨询师听不清楚当事人的心声。有些咨询师企图用幽默，或大事化小、小事化了的安慰来协助当事人，可惜这行动只会令当事人产生不被尊重和不被了解的感觉。此外，无论是批评、指责、教导、分析等，都只会中断当事人的探讨，以致很难找出问题的症结。同时，这些做法更会大大削弱咨询过程的治疗性功能。

❷ 词汇不足，影响咨询的进程与效果

要从事有效的咨询，基本的条件相当多。反过来说，咨询过程不能畅顺地发展，效果有限，原因也不少。其中常见的障碍之一就是咨询师的词汇贫乏，以致不能有良好的沟通，表情达意都出现问题。对部分咨询师来说，感应欠佳可能是在基本的聆听上出现困难。因为无论是听错了，或是听不清楚，或者是听得不够全面，都足以影响自己对当事人的感应。纵然聆听不错，但倘若咨询师的分析力和组织能力不足，也就难以在顷刻间作出适当的感应。除此之外，不少咨询师由于个人掌握的词汇有限，于是难以对当事人千变万化的复杂情绪作出准确的描述，产生词不达意和感应不当甚或错误的现象。这样一来，一方面固然使共鸣同感减弱，致令当事人感到不被了解；另一方面，也影响了对当事人的探讨，以及当事人行动改变的进程和深度。其中流弊之一就是很可能导致咨询流于表面化，始终碰不到问题的症结。换言之，一个咨询师的词汇不足会令咨询的过程出现阻滞，以致咨询的效果也相应地大打折扣，十分可惜。故此，要从事有效的咨询，每一个咨询师都需要在这课题上自检，看看自己的词汇是否充足；是否可以掌握各词汇的意义和情态，以至可以潇洒自如地加以运用；倘若出现问题，应该如何作出改进；如何充实个人的词汇。

在训练咨询师的工作中，我发觉学员们经常会出现上述的困惑。而在尝试帮助他们的过程中，我发现了其中一个相当有效的方法，就是为他们提供一套多样的词汇表。这并不是说要求学员们把一套词汇表加以背诵或死板记忆，而是透过游戏和习作，让大家尽量有机会去经历和界定各种不同的感受和行为心态。在下文中，我尝试将一些常用的词汇分类，首先列举了一些常见的关于感受和态度的词，其次，给出了一些常见的、形容人的性格与行为的词。同时，我还粗略地以正面和负面作了区分，提供给大家作参考。盼望大家可以透过日常生活中个人的自觉和对周围环境的观察，尽量作分辨和界定，以至最后自己可以拥有较丰富的词汇，方便促进有效的咨询。

○ 充实词汇

形容感受与态度常用的正面词汇

力争上游	力挽狂澜	大方	大方得体
中肯	不凡	不平常	不甘人后
不慌不忙	不遗余力	心旷神怡	反抗
反守为攻	友善	友爱	友好
切实	平静	平安	平易近人
出神入化	可爱	可喜	可贺
可欣慰的	充实	自然	自由
自豪	自在	自治	自制
自律	自得其乐	自由自在	如意
如虎添翼	如释重负	如鱼得水	如沐春风
仰慕	成功	成就	成竹在胸

成人之美	好奇	好心	同感
同情	充足	充实	充满温情
守正不阿	全力以赴	全神贯注	全心全意
光芒四射	安定	安稳	安然
安静	安全	安全感	安然无恙
完全	完美	足够	罕有
身心舒畅	辛勤	快乐	快慰
放心	怡人	怡然	卓越不凡
绰绰有余	性感	肯定	欣赏
欣然	欣悦	欣慰	和善
和气	和蔼可亲	哀怨	哀怨动人
哀怨缠绵	前进	美好	美善
美丽	神秘	神奇	神采飞扬
胸有成竹	迷人	容忍	容易
容光焕发	高兴	高贵	原谅
原始	悠然	悠然自得	责无旁贷
得体	得意	得心应手	得意扬扬
情深款款	情意绵绵	情深似海	情投意合
陶醉	陶然自乐	庄重	庄严
爽快	干净	从容	从容不迫
从心所欲	愉快	愉悦	创新
创造力	创新性	强壮	强劲
强而有力	舒畅	舒服	舒适

善意	善良	朝气勃勃	胜利
胜任	胜券在握	极好	极妙
尊重	尊敬	尊严	尊贵
渴望	超卓	超然	喜乐
喜悦	喜好	喜欢	喜形于色
喜气洋洋	当机立断	当仁不让	爱顾
爱心	爱意	爱慕	爱恋
爱情	敬仰	敬慕	敬服
饱满	饱足	准确	漂亮
荣幸	荣誉	荣美	精神
精神奕奕	精神十足	精神饱满	轻松
轻快	宁静	满足	满意
热烈	热心	热衷	适当
适中	适合	适切	适应
宽大	宽容	宽心	魅力
彻底	醉心	亲密	亲近
亲切	亲情	怜悯	怜爱
优越	优胜	优美	优良
优越感	悠悠自在	兴奋	融洽
简单	简洁	龙精虎猛	镇静
松弛	丰富	丰足	丰美
谨慎	稳定	稳重	稳妥
稳如泰山	稳操胜券	欢乐	欢喜

欢愉	欢欣	纤细	体恤
体谅			

形容感受与态度常用的负面词汇

力有不逮	声嘶力竭	力不从心	七上八下
三心二意	下流	不安	不适
不幸	不满	不服气	不道德
不舒服	不友善	不自然	不安全
不同意	不知所措	手足无措	六神无主
心死	心如止水	心有不甘	心灰意冷
心不在焉	心高气傲	仇恨	仇视
反对	反感	反叛	反常
反胃	反面无情	反目成仇	反复无常
令人作呕	四面楚歌	半信半疑	可恶
可怜	可惜	可憎	可恨
可怕	可疑	可怖	目中无人
目无尊长	目瞪口呆	矛盾	生气
如坐针毡	自怜	自卑	自贬
自满	自惭	自我贬抑	自甘堕落
自取其辱	自取灭亡	自惭形秽	自作自受
自我疏离	死板	死心不息	死气沉沉
死皮赖脸	吃不消	凶残	凶恶
冷淡	冷酷	冷冰冰	冷酷无情

没趣	没有价值	坐立不安	妒忌
邪恶	困扰	困惑	困难
困窘	沉闷	沉沦	沉重
沉迷	沉郁	低落	辛酸
辛劳	辛苦	含糊	含恨
含糊不清	含冤莫白	狂妄	狂乱
狂躁	抱怨	抱恨终生	拘谨
拘束	空虚	空洞	空寂
怪僻	沮丧	易怒	易变
放弃	卑贱	卑鄙	卑俗
卑劣	卑下	卑鄙下流	孤立
孤单	孤独	孤零零	怒火中烧
怒气冲天	苦痛	苦恼	苦涩
怨愤	怨怼	怨天尤人	后悔
急促	急迫	畏缩	唐突
疲倦	疲乏	疲惫	疲态毕露
鬼鬼祟祟	恐怕	恐怖	恐惧
被斥责	被忽略	被否定	被孤立
被冤枉	被排斥	被轻视	被羞辱
消沉	狼狈	狼狈不堪	挫折
挫败感	徒知羡慕	疼痛	悔恨
凄清	凄凉	迷乱	迷糊
迷惑	羞怯	羞愧	羞辱感

麻烦	麻木	麻木不仁	悻悻然
窒息感	动摇	动荡不安	粗暴
扫兴	情绪高涨	意乱情迷	混乱
混淆	混淆不清	淫亵	窘迫
无耻	无聊	无奈	无助
无感情	无能感	无归属感	无动于衷
悲伤	悲痛	悲哀	悲愤
悲从中来	虚假	虚伪	虚空
残忍	残暴	残酷	浑浑噩噩
强迫	强制性	强加于人	精疲力竭
弃绝	惶惑	惶乱	惶惶然
惶惑不安	惶惶不可终日	猥亵	痛苦
痛楚	傲慢	傲气	哑口无言
哑巴吃黄连	痴迷	痴情	痴恋
歇斯底里	彷徨	慌忙	慌乱
慌张	伤感	伤痛	愁云密布
烦乱	烦恼	烦闷	愚昧
愚笨	愚蠢	鄙下	鄙俗不堪
慢条斯理	恶毒	恶意	疑惧
疑惑	疑团满腹	疑信参半	厌恶
厌腻	紧张	紧张刺激	缓慢
暴躁	暴跳如雷	憎厌	憎恶
憎恨	愤恨	愤怨	愤愤不平

愤世嫉俗	忧伤	忧心	忧郁
忧愁	忧惧	忧患重重	忧时伤国
懊悔	懊恼	骇人	遗憾
担心	担忧	恶心	压力
压迫感	丑恶	丑陋	艰困
艰难	艰苦	艰巨	尴尬
严厉	骚乱	骚动	嚣张
飘荡	飘零	漂泊	飘忽不定
踌躇不前	骄傲	骄横	惊骇
惊慌失措	蛮横	惊惶	郁郁寡欢
郁郁不乐	郁闷		

形容性格与行为常用的正面词汇

一鸣惊人	一举成名	才智双全	才气纵横
才高八斗	大胆	大方	大方得体
大家闺秀	大智若愚	小心	上进
心无二用	不羁	不凡	不自私
不可思议	不屈不挠	不卑不亢	不甘落后
不辞劳苦	不落俗套	文质彬彬	文武双全
公正	公平	公道	中庸
中流砥柱	内向	包容	可爱
可人	可靠	可信任	可歌可泣
平实	平和	平易近人	正直

正当	正经	外向	功成身退
好心	好动	好静	有主见
有活力	有冲劲儿	有效率	有远见
有信心	有魅力	有能力	有条理
有良心	有原则	有节制	有气质
有深度	有气节	有把握	有见地
有礼貌	有洞察力	有上进心	光明正大
光明磊落	老练	老实	充满活力
多才多艺	刚正不阿	全能	全神贯注
全力以赴	全心全意	同感	同情
同心	同心同德	自信	自律
自治	自省	自主	自豪
安静	安分	好学深思	见义勇为
身体力行	身先士卒	坐怀不乱	君子
冷静	伶俐	忍耐	孝顺
沉默	沉着	沉实	沉默寡言
忘我	含蓄	具创作力	具进取心
具同情心	具艺术气质	卓越不凡	和平
和气	和蔼可亲	知足	知足常乐
忠直	忠贞	忠实	忠诚
忠心	忠心耿耿	忠肝义胆	坦白
坦率	坦诚	果断	果断英明
负责	冒险	冒死不从	勇敢

勇往直前	客气	客观	幽雅
幽默	劲力十足	神圣	矜持
胸有成竹	胸无城府	条理分明	能干
能言善辩	刚强	刚正	刚毅
息事宁人	浩气长存	泰山崩于前 而面不改色	马到成功
高风亮节	真挚	真诚	真率
淡泊名利	顶天立地	开明	开放
开心	开朗	开通	清洁
清心	率直	率真	执着
动人	动静皆宜	情理分明	情感丰富
健康	健谈	深情	深思熟虑
得体	爽快	爽朗	处变不惊
敏感	敏锐	虚心	虚怀若谷
坚忍	坚贞	坚定	坚毅
坚定不移	坚贞不屈	善良	善解人意
单纯	单一	斯文	斯文淡定
超卓	超群	雄心勃勃	雄心万丈
温柔	温驯	温柔敦厚	量入为出
富同情心	悲天悯人	落落大方	干劲冲天
慎重	慎思明辨	勤力	勤奋
勤恳	当机立断	实实在在	慈爱
慈祥	诚实	诚恳	诚挚

诚实可靠	慷慨激昂	满足	满意
精明	精明能干	豪放	豪迈
豪情洋溢	热心	热衷	热情
热烈	乐业	乐观	乐于助人
乐善好施	宽大	宽容	宽大为怀
贤淑	贤惠	贤良淑德	奋进
奋发	奋起	奋发图强	随和
随便	机智	机灵	机智过人
独立	独立自主	择善固执	朴实
朴素	简朴	聪明	聪颖
礼貌	谦虚	谦恭	谦和
谦逊	谦恭有礼	讲道理	胆色过人
胆大心细	优雅	优游自适	优美
谨慎	谨守	镇静	稳重
稳定	稳健	稳如泰山	飘逸
严正	严肃	严谨	体贴
灵巧	灵活		

形容性格与行为常用的负面词汇

一成不变	一意孤行	了无生气	三心二意
小气	小人	下贱	下流
斤斤计较	不可靠	不实际	不负责
不成熟	不稳定	不可理喻	不仁不义

不忠不孝	不务正业	不事生产	心虚
心术不正	心胸狭窄	反常	反叛
反目无情	反复无常	功败垂成	古板
古怪	主观	幼稚	多言
多疑	多心	多愁善感	因循苟且
老谋深算	自私	自炫	自负
自卑	自夸	自私自利	自我中心
自吹自擂	自高自大	自暴自弃	自以为是
自我贬抑	自我否认	自我毁灭	好色
好卖弄	好大喜功	好逸恶劳	好辩多言
死板	死气沉沉	见死不救	见异思迁
见利忘义	坐享其成	冷漠	冷淡
冷冰冰	冷酷无情	忘恩负义	抑郁
狂妄	狂暴	狂野	呆笨
呆拙	刻薄	放任	放荡
放纵	放肆	虎头蛇尾	阿谀奉承
阿谀谄媚	长舌	长舍	性急
卑鄙	卑下	卑劣	卑鄙小人
卑鄙下流	奉承	怯懦	玩世不恭
依赖性	乖僻	易怒	易变
固执	拙于辞令	孤芳自赏	负心
恃势凌人	面面俱到	食古不化	苛求
苛刻	狡猾	狡诈	神经质

神经过敏	急功近利	畏缩	畏首畏尾
挑剔	孩子气	保守	侵略
柔弱	苟且	马虎	脆弱
荒谬	浪费	害羞	害怕
倔强	迷信	吝啬	狼心狗肺
狼狈	逃避	淫邪	淫荡
淫乱	淫亵	贪心	贪婪
野蛮	野心勃勃	唱高调	深藏不露
情绪化	鲁莽	阴沉	阴毒
阴险	阴险小人	得过且过	执拗
蛇蝎心肠	毫无幽默感	情绪无常	执迷不悟
造作	笨拙	粗暴	粗心
粗鲁	粗心大意	偏激	猜疑
陈腐	虚伪	无能	无礼
无耻	无良	无稽	无骨气
无理性	无见识	无所事事	傲慢
挥金如土	挥霍无度	悲观	残忍
残暴	残酷	焦急	焦虑
丧尽天良	丧心病狂	游手好闲	游戏人间
意气风发	圆滑	势利	顽皮
顽固	感情用事	感情冲动	愚笨
愚顽	愚蠢	痴狂	痴迷
痴心	痴情	痴恋	痴呆

落寞	爱空想	恶毒	轻佻
轻率	轻佻浮躁	轻举妄动	寡情
寡情薄义	鄙贱	鄙俗	疯狂
疯癫	暴虐	暴烈	暴烈如火
紧张	墨守成规	冲动	肤浅
鲁莽	傻气	傻瓜	标新立异
僵化	忧形于色	迟钝	随俗
随便	随波逐流	随风转舵	矫揉造作
懦弱	优柔寡断	封闭	懒惰
铁石心肠	变态	变幻无常	蛮横
蛮顽	蛮不讲理	蛮横无理	

第四节

〉〉

咨询评估重点

咨询是一种帮助人的工作，透过咨询的关系，咨询师希望可以协助当事人发展自己，带来改变和成长。不过，要保证咨询可以产生积极的功能，咨询师就必须很谨慎，以认真的态度来对待整个咨询过程。因为在咨询的亲密人际关系中，倘若咨询师不能为当事人带来帮助和正面的影响，那就很可能反过来给当事人带来负面的影响，甚至令他受到伤害。故此，我曾一再强调咨询是一个严肃的专业，需要每一位专业同仁有一定程度的投身与承诺，需要大家一同正视这工作中责任的承担。就这课题，前文已从不同的角度作了讨论。在这里，我会从实际的工作程序上，建议大家要尽量抽时间来对个案作评估，以期加强这治疗关系产生正面效果的保证。

在香港，由于咨询的需求很大，而实际能够提供专业咨询的人却很少。故此，一般来说，专业咨询师的工作通常较为繁重，以致近年来"职业倦怠"的红灯频频出现于同仁同业之间。这引起了大家的关注。对于这问题，从咨询师的角度来看，我认为有必要彻底调整工作量和工作制度。不过，由于事实上这现象不是短期内就可以改变的，故此从当事人的角度来看，我总免不了有一点儿担心。最基本的是，当咨询师工作繁重时，会不会出现工作上的疏忽，以至当事人不能得到最大的帮助呢？咨询师的职业倦怠如果没有得到适当的处理，是否会使专业精神与守则不能得以维系呢？事实上，从事咨询工作，除了要有足够的时间与当事人会谈之外，无论是在咨询过程中或者是在事后，小心的评估都是相当重要的步骤。因为透过审慎的评估，咨询师一方面可以对咨询过程作出复核，可以肯定自己所做的；另一方面，倘若发现有疑问和错失，也可以及时找他人共商和作出补救。以下就是几个不同的咨询评估重点：

1 重要资料

- 当事人为什么在此时需要咨询？

  是否有突发事件？

  是否处于危机情况？

  是否要马上采取紧急行动？

- 是什么环境因素促使当事人来寻求咨询？

- 当事人提出求助的问题是什么？

- 当事人的期望是什么？是否适当？

- 当事人有没有好的"支持系统"？家庭、朋友、学校及社区可以给他提供什么支持？

- 当事人的工作或学业情况如何？

- 当事人的家庭状况如何?

2 重要观察

- 当事人的衣着、打扮与行动: 仪容举止是否正常? 衣饰鞋袜是否整洁, 是否切合身份?

- 当事人的情绪状况: 神态是否自然? 有没有特殊强烈的情绪出现, 例如激愤、仇恨、悲痛、消极、无助、绝望、内疚、悔恨、自责等? 是否有任何自杀倾向?

- 说话的内容, 应留意下列各项:

　　说话的多少;

　　是否自然;

　　是否清晰;

　　是否有次序和有连贯性;

　　是否前后一致, 抑或互相矛盾;

　　速度是否太快抑或太慢;

　　内容是简洁抑或详尽;

　　说话时话语的内容与内心的感受是否协调一致?

- 当事人是否可以感受到咨询师对他的关心? 是否信任这种咨询关系? 或者, 有没有任何顾虑?

- 当事人与自己是否已逐渐建立并维持一个具治疗性的关系? 若否, 如何可以积极改善?

3 重要的探讨

• 当事人的人际关系如何？当他不能和别人相处时，他如何处理？是积极地改善抑或消极地逃避？

• 在什么事情上当事人认为自己是杰出和有价值的？他认为自己在哪方面有成就？

• 当事人是否对某些事情感到后悔、歉疚或伤痛？若有这样的情形，那些事情与他当前的困难关系如何？

• 整体上，当事人如何看自己？

• 当事人的理想和所期望达成的目标是什么？

　　终极目标是什么？

　　中间目标是什么？

　　直接目标又是什么？

• 当事人的理想和目标是否适当？是否客观可行？

• 他计划如何实现自己的理想？

　　计划是否适当和是否实际？

　　有什么阻力？

　　有什么助力？

　　当前最需要除去的阻力和可利用的助力是什么？

• 当事人有没有适当的健康的"支持系统"？家人、同学、朋友和社区可以给他提供些什么支持和帮助呢？

• 当事人所提示求助的问题，是不是真正的问题？如果不是，那真正要面对和处理的问题又是什么？

• 当事人本身最大的弱点是什么？可如何改善？这弱点与当前的

困难关系如何？

- 当事人本身最大的资源和力量是什么？可以如何善加利用？

- 在咨询过程中，当事人对曾探讨的问题看法如何？

❹ 要从速作出的决定

- 当事人是否处于危机中？若然，应采取的步骤是什么？

- 咨询师衡量本身的能力和时间，是否适合处理当事人当前的问题？

- 是否有转介的必要？若然，转介的对象是谁？

- 是否能达到预期的目的？原因是什么？

❺ 其他事项

- 咨询师本身对当事人的问题的看法和初步结论。

- 列举在面谈中有疑问而需要日后澄清的地方。

- 检讨今次的面谈是否能达到预期的目标，有没有与目标相违背或离题太远的情况出现。

- 若达不到预期的目标，原因是什么？长远目标是否有修改的必要？

- 评核咨询师自身与当事人建立的关系，是否能够产生具治疗性的功能？原因是什么？

- 咨询师进行个人的省察，看看自己在咨询过程中的个人感受和反应，有没有值得留意和改善的地方。

- 在省察过程中，咨询师也要就咨询个案的成效和自己的心理状态，看看有没有反映或出现"职业倦怠"的危机？个人的"职业倦怠"是否影响了咨询的效果？应该如何处理？

第
五
节

》

透过练习，加深体会

前文曾经指出咨询的关键是那几个基本条件，而这些条件，主要就是咨询师本身的态度。至于态度的学习，在教学上早已被公认为是相当困难的事。故此在咨询训练中，若单单透过讲述，对初学咨询的人来说，是极不容易掌握其中的意义和精髓的。为了解决学员的困难，在过去几年的训练课程中，我曾经特别设计了一些练习题，在课堂上采用角色扮演的方法，让他们透过经验学习的方法来加深对各条件的体会和认识。在多次试用后，我发觉效果相当不错。学员在短时间内就可以有所领悟，明白各条件的实际含义；同时，还可以初步掌握表达的方法。故此我特别在这里选录了不同的习题，供大家练习之用。

练习题的使用方法很简单，不过，为了要达到较理想的效果，我盼望大家可以以小组的形式来进行练习。这些练习的设计是由不同的人分别扮演当事人和几位咨询师，将练习题口语化地进行角色扮演后，大家再一同讨论研究，作出选择，按回应的适当与否排列顺序，最后，再列举出各咨询师在回应中的优点和缺点。不过，由于在角色扮演时各人的情绪、语调、表达一定有所差异，以至影响了所表达的内容，故此，虽然在每个练习中，我都作了特别的设计和安排来分别其回应的优劣，但基于角色扮演时通常会出现的差距，加上不同的人会因着个人的性格而作出不同的选择，我认为在此提供答案表是不适宜的。同时，我还要提醒大家，这些练习题中所涉及的问题，不单没有十全十美的回应，更没有绝对的答案，大家只能根据练习过程中角色扮演的情况，共同研讨，确定各个回应的优劣次序。

1 尊重与同感

○ 个案一

当事人：……我觉得很难过，很难过。因为我从来没有担心过会考，就算想到这问题，也只是估计自己有没有可能取得优良的成绩。唉！想不到居然会不合格！真是越想越不服气！其实这次的考试并不难，班上成绩中下的也都应付过去了，怎会想到自己……老师，我觉得会考根本就不能正确地评估一个人的水平，况且读书也不应为了考试，故此我也想开了，决定找份工作，投入"社会大学"，相信这还实在些呢，对不对？不过，爸爸妈妈却骂了我一顿，认为坚持会考是正途，一定要我重读，然后再参加会考。我和他们争执了几天，都没有结果，真烦死了！

咨询师A：你一向成绩很好，想不到会考却失败了。

咨询师B：因为会考不及格，所以你感到很失望，很难过，也不清楚前面的路该怎样走，心中很混乱。

咨询师C：你为什么感到如此悲伤呢？

咨询师D：你一向成绩很好，从来没想过会考会不及格，故此特别感到失望与难过，也有点儿气愤。与父母商谈后，似乎非重读不可，但自己实在有点儿不甘心，故此内心很矛盾。

咨询师E：因为会考不及格，所以你感到很失望，很难过。

○ 个案二

当事人：我到学校来只是为了读书，并没有其他目的。我成绩不好你们可以罚我，但为什么一定要迫我参加课外活动呢？真没道理！

咨询师A：学校着重全人教育，所以鼓励同学们不要死读书，你说的话太过分了。

咨询师B：我知道你对学校的规定很不满，认为太不合理而感到气愤。

咨询师C：你很不满校方规定你们一定要参加课外活动，觉得这做法很不合理。

咨询师D：你认为自己读书成绩好就够了，不必参加任何课外活动。

咨询师E：学校的每一项决定都经过充分的考虑，你怎可以如此偏激呢？

咨询师F：你看，就是因为你只管读书，完全没有课余的康乐，所以身体如此瘦弱呢。

○ 个案三

当事人：李姑娘，我真的很爱阿强，因为他的确对我很好，处处为我着想。同学们也说他能风雨无阻地接我放学是很难得的事。而且他什么都肯告诉我，从不隐瞒自己的身世……可惜爸爸妈妈很计较，说他不应该用我的钱，又批评他不务正业，游手好闲，要迫我离开他，他们真是太势利了！其实，阿强父亲一向很少回家，母亲又忙于工作，哪儿有空照顾他，结果他读到五年级就停学了。不过，那有什么出奇？我同意他所说的，要怪就怪他的父母，同时这也是社会的错……他受的苦已经够了，难道如今交女朋友也没有权利吗？难怪当他知道爸爸妈妈禁止我们来往后，就愤怒得要杀人似的。记得他当时问我会不会像爸爸妈妈一样重富轻贫歧视他……噢！我真的很乱，因为爸爸妈妈一向不是这样的，他们一向很爱护我，也很讲道理，为什么这一次……为什么？为什么？

咨询师A：不要太冲动，为什么你不能客观点儿看这件事呢？

咨询师B：阿强自幼已被剥夺了许多权利，如今长大了，与你交往，你父母却横加拦阻。

咨询师C：你很欣赏阿强对你的体贴和坦诚，所以很爱他。如今父母反对你们来往，你认为他们太势利，心中很反感，因为阿强并没有错，他只是社会和家庭环境恶劣的受害者，故此你很认同他心中的不平和气愤。

咨询师D：阿强对你很体贴，也很坦诚，你不计较他的出身，与他来往，也实在很爱他。如今父母反对你们来往，你就很不满他们势利的眼光，因为你觉得阿强并没有错。我发觉一方面你认同阿强心中的不平和气愤，另一方面父母说的话和他的回应却带给你很大的矛盾。我相信你绝对不会嫌弃阿强，不过，既然你一向信任父母，可否我们先冷静地看看他们的反对，是否基于势利呢？

咨询师E：我很同意你父母的看法，他们其实是担心阿强这种不事生产的人会害苦了你哩！

咨询师F：父母批评他不务正业，你就生气，到底他是做什么工作的？如今几岁呢？

○ **个案四**

当事人：我觉得人生很空虚……我常常在想，每天劳碌奔波是为了什么？

咨询师A：我很不高兴你用一种灰色的调子来描述自己。你如今正是壮年，妻子贤惠，孩子又聪明，我想你该知足了。

咨询师B：人生不如意事十之八九，关键在于你自己处理事情的态度。若你天天告诉自己空虚，我想你会越来越觉得空虚与难受的。

咨询师C：其实每个人如果要生活，就必定要工作，我希望你不要埋怨……事实上你的工作不算太辛苦，想想烈日下工作的劳工，你就会为自己庆幸了。

咨询师D：想不到你年纪轻轻，思想竟然如此消极，实在太不应该了。

咨询师E：你觉得人生很没有意思，很无聊，也不断在寻索生命的意义。

○ **个案五**

当事人：虽然会考期近，但我心情倒相当轻松……想不到只有两个多月就毕业了，我打算找份工作，储蓄点儿钱，两年后就跟女朋友结婚……

咨询师A：怎么？你那么憎恶念书？

咨询师B：你似乎很心急要结婚哩！

咨询师C：你的女朋友是谁？她几岁了？

咨询师D：你想到很快就可以工作、赚钱、成家立业，觉得很兴奋。

咨询师E：你才十八岁，中学才念完就打算结婚，未免太早了吧！

○ **个案六**

当事人：我今年重读高二，由于原校不收我，转了学校，功课多得惊人，晚晚要熬夜，以防悲剧重演。班中人人拼命读书，自私自利的，至今我连一个合得来的同学也没有，这使原本已经内向的我更加孤立自己。我越来越觉得人情冰冷，老师是授课机，同学是敌人。我只觉得人生就只有挫折与悲哀，只觉自己生活在世上是没有伙伴地独自在受苦，实在无谓，我常常自问到底所为何事？

咨询师A：似乎你抓不住读书的目的，故此心中有很多疑惧不安，对吗？

咨询师B：你很不满意同学与老师的表现，在功课压力下就想放弃重考，是否过分冲动呢？

咨询师C：你这次重读高二，学校的老师、同学都令你不满和失望。

咨询师D：重读高二，功课多得要熬夜，新环境中同学们只管自己读书，老师又只是教书匠，毫无人情味。无心读书又怕悲剧重演，强迫自己吧，又的确辛苦得很。

咨询师E：重读高二，压力已经很大，加上在新环境中同学间的

317

竞争与老师的冷漠，令你感到很寂寞和痛苦，在彷徨中不禁怀疑自己的奋斗是否有价值。

○ 个案七

当事人：星期二早上我错过了厂车，心急死了，幸而有位男士让我坐"顺风车"，结果我不但没有迟到，同事还羡慕我有私家车接送哩！

咨询师：哦，你真幸运，真幸运！

当事人：不过细想之下，我觉得我也实在太没头脑了，居然敢坐陌生人的车！……你是否觉得我有点儿任性？

咨询师A：你觉得自己随便贪小便宜，有点儿不满意自己太随便。

咨询师B：任性？我不觉得呀，好玩嘛！

咨询师C：你似乎对自己的行为有点儿后悔，对不对？

咨询师D：你为了贪方便，随便坐陌生人的车子，我觉得你实在太不小心了。

咨询师E：亏你还好意思问我，你不但有点儿任性，而且实在太愚蠢了。

咨询师F：你觉得自己的行为太随便，觉得有点儿后悔。

○ 个案八

当事人：母亲的确管得很严，简直是个蛮不讲理的人，她说话不知所谓，却一味要人听从她，而不容任何与她相异的看法。有一次我实在忍不住，大胆地说出我对一些事的看法，她在严斥之后，还大哭大吵着说我长大了，羽毛丰满了，就学会了顶撞忤逆尊长，甚至要生要死的，直到我跪地认错才作罢……唉！连好朋友也说我没有理由如此迁就她，怪我不敢拿出勇气来，骂我不肯面对成长。我何尝不想长大，但我又有什么办法可想呢？难道要我弄到妈妈时常伤心吗？

咨询师A：你试过那一次的经历，变得对自己更没信心了。

咨询师B：你很难忍受母亲的主观、无知和对你的操纵，尝试去突破，却又引来更多的无理取闹、困恼和内疚。你很遗憾好友们不能体谅你的矛盾和无所适从的苦处，还怪你怯懦和逃避。

咨询师C：你常希望能突破，却有心无力。

咨询师D：你的母亲常常给你许多压力，要你做个事事听命的女儿，因而令你身不由己。可惜你的好朋友也只会怪你，不体谅你，令你十分难受。

咨询师E：既然母亲那么敏感，你就应该小心点，免得又自讨苦吃呀！

○ 个案九

当事人：几年前我认识了少玲，那时我俩还小，现在，她到外国读书去了。但我俩已付出了真诚的感情，故此多年来我们虽异地相隔，大家都没有和其他异性接近……可是，半年前芬进入了我的心灵世界，她比远地的少玲更温柔、聪颖，我也发觉和她的沟通可以更深入、投契。但每次只有我们两个人在一起时我就很不安，也不能不想起对少玲的承诺。最糟糕的是我越来越担心自己无法抹掉芬整日盘旋在我脑海中的影子……你说我该怎么办呢？

咨询师A：既然你与少玲有约在先，却又与芬交往，你就要自己承担一切后果了。

咨询师B：你现在发觉芬已取代了少玲在你心中的地位，但罪咎感却又令你不敢去爱，去面对，心中的矛盾与无助令你很苦恼。

咨询师C：你是否发觉芬已取代了少玲在你心中的地位，所以你很痛苦？

咨询师D：你爱少玲，又爱芬，两者之间的确很难取舍。

咨询师E：你将芬与少玲比较，觉得芬更可爱，但不要忘记你与少玲的交往有相当的日子，责任上你若选择芬，你过意得去吗？况且，才交往半年的感情，也极可能有很多冲动的成分，对不对？

○ 个案十

当事人：家人一直反对我交男朋友，理由是我只是一个十七岁的小女孩。虽然我知道他们关心我，怕我认识坏人，但我觉得妈妈用的方法错了。彼得偶尔打电话来，她不但禁止我听，还骂彼得一顿。至于爸爸，只会一味说我太年幼，易入歧途，又说什么一失足成千古恨。我实在觉得很伤我的自尊。

咨询师A：十七岁其实不算小了，父母却当你是孩子。

咨询师B：似乎你对妈妈禁止你听电话，且随便骂你的朋友，爸爸不尊重你，说很多令你为难的话，都感到十分愤怒，却又无可奈何，无计可施。

咨询师C：既然你说明白父母的心意，为什么还要与彼得来往呢？难道父母的话不值得你尊重吗？

咨询师D：彼得是谁？是否他的确有问题，以至你的父母会那么紧张呢？

咨询师E：纵然父母管教你确是用心良苦，但他们没有尊重你已十七岁，而一切的做法和说法也令你十分反感和伤心。大概他们未能处之得其法吧。

❷ 真诚

○ 个案一

当事人：唉！我的成绩真是太差了，怎么办呢？……我实在讨厌自己，一点儿用也没有。上天也实在太不公平了，怎的人家就那么聪明，不必读书成绩也那样好，而我就事事不如人，一无是处，难怪一个朋友也没有呢！嘿！如果我成绩好，他们早就来巴结我了！

咨询师A：我很明白你的心境，你很讨厌自己的成绩，也很难过。但试想想，你这样于事何补呢？试想想世界上有谁是完全的？我虽然是你的咨询师，也并不完全。你千万不要对自己要求过高，相反地，应该好好地学习接纳自己，然后才可以活得快乐一些。

咨询师B：我体会你内心的忧伤，也明白你的确担心自己的学业。不过，有一点我想提醒你，你只是理科不好，其他科目成绩还不错，可千万不要以偏概全才好。至于你感到孤单，我相信成绩不好只是其中一个原因，你愿意我帮助你详细加以探讨吗？

咨询师C：你的成绩差，是否就等于一无是处呢？因为成绩差就自卑，就怨天尤人，却不好好自省，实在令我失望。

咨询师D：你很担心自己的学业，同时也很不喜欢自己。不过，只是羡慕同学聪明是没有用的，倒不如我们彻底探讨一下你理科学习能力特别差的原因，以期能够设法改善。至于同学一般不想和你交往，我相信除了你的成绩差之外，很可能与你个性上的弱点也有关系，这也是不容忽略的。我知道你不高兴我再提这一点，但每次看到你孤单不快乐的样子，我就想鼓励你勇敢地面对自己。

咨询师E：你怎样证明人家不必读书就有好成绩？可能同学们比你勤力多了！

咨询师F：看见你为学业成绩差而担忧，因而厌恶自己，我感到不安。不过，只是羡慕别人聪明是于事无补的，倒不如彻底看看你理科成绩特别差的原因。另外，我不觉得同学们像你所说的那样势利，我担心你个性上的弱点会令人害怕和你交往。既然你感到孤单不快乐，何不勇敢地面对自己哩！

○ 个案二

当事人：我觉得自己很爱小丽，但也很爱美美……你问我爱哪一个多些？这我就很难决定了。不过，我的确很爱她们，才常常和她们去逛街。不过美美自从堕了胎之后，就迫得我很紧，要我只能二者择其一，否则她就不再为我服食避孕丸了，也不再理会我。梁老师，老实说，小丽实在很可爱，十分温柔，而且比美美顺服。至于美美，人的确生得很美，好些E6，E7的同学都追她哩！……咦！梁老师，你好像有点儿不太高兴，是吗？

咨询师A：噢！没有哇。我一直很留心在听。想来你现在的处境也真惨。

咨询师B：我觉得你和小丽、美美的交往很有问题，值得详细探讨。

咨询师C：对！我一边听，一边就为你们三人感到担心，也感到可惜……同时也有点儿愤怒，因为虽然你口口声声在讲爱，但我却发觉你不知道什么是爱。

咨询师D：噢！没有哇。我一直都很留心在听哩。

咨询师E：对！如今我心头有种很复杂的感受，一方面是为你们感到不安和惋惜，也为小丽和美美担心。另一方面，我感到很愤怒，因为你口口声声在讲"爱"，却完全不知道什么是爱！……对不起，我的确很激动。但你们都是我的学生，我关心你们，就希望你们能正确地去处理情感的事，好好地成长。

○ 个案三

当事人：我回去将我们几次的谈话反复思考，越想就越觉得自己应该脚踏实地地做人。虽然会考两次都失败，成绩又差透了，我还是想再试试，我准备从高一重新读，两年后参加会考，有了文凭，我就可以做理想的工作了。

咨询师A：对，你一向做事不合实际，的确是要改变态度做人了。

咨询师B：花两年时间，你认为值得吗？

咨询师C：铭强，我心头实在很矛盾，知道你肯切切实实地面对问题，我固然为你的觉醒高兴，不过，我心头却有点儿沉重，因为你认为从高一读起就一定可以通过会考，我却有不同看法，因为多花两年时间未必就会如愿以偿的。我认为，且让我们先讨论一下，你在半工读的情形下，到底有没有足够的精力和时间读书。

咨询师D：你这个人真是矛盾极了，一方面说要实际点儿，另一方面却又想再参加会考。我已不止一次对你说，许多人没有什么学历，还不是同样成为成功人士么。我看你应该放弃你的想法，这才是最彻底的办法哩。

咨询师E：从高一读起就一定可以通过会考吗？是谁告诉你的？

○ 个案四

当事人：在外形上我有什么欣赏自己的地方？你如今骤然问起，我不知该说什么。（沉默）不过，就算你给我许多时间，我看也没有什么好说的。事实上，我一无是处，不但皮肤黑，而且又矮又瘦，难看死了。

咨询师A：你再细心想想，每个人一定有美好的地方的。

咨询师B：我不觉得你瘦哇！女孩苗条一点儿不好吗？

咨询师C：你自幼多病，难免会影响你的体型；不过你一直忽略了自己的眼睛很大很灵，鼻子也长得顶好看的。

咨询师D：美是没有绝对标准的，你怎能说自己难看呢？

咨询师E：许多自幼多病的人身体发育都有问题，你应该学习接纳自己，矮一点儿、黑一点儿有什么关系呢？

○ 个案五

当事人：我实在不知道该怎样做！我很害怕，因为我不能一错再错，你一定要教我怎样做啊！

咨询师A：对不起，咨询师是不能替人作决定的。

咨询师B：为什么一定要我教你，你的毛病就是永远不肯自己费神去思考，依赖心太重。

咨询师C：对不起，我已尽力而为，要分析的也和你仔细分析过了，你还不知该怎样做，分明是在推卸责任。

咨询师D：光说害怕有什么用，做人应该勇敢点儿啊！

咨询师E：唉，堂堂男子汉居然这般没有用，我真要写个"服"字了！

○ **个案六**

当事人：我真高兴能找到像你这样的咨询师，我还以为世界上再没有你这种好人了……你知道吗？你真是全世界最明白我心意的人，没有了你，我实在不知怎么办，现在我觉得自己好像充满了生命力……噢！已好久没有这种感受了。

咨询师A：看见你的态度变得如此积极，我实在很高兴，我很开心自己能对你有帮助，不过，我觉得我们在一些事情上仍旧是要继续努力的。

咨询师B：我能帮助你，当然是好事，不过请你不要随便给我戴高帽子好吗？

咨询师C：哈哈！你知道吗？我与你有同样的感觉，我们合作实在愉快。

咨询师D：我很开心自己对你有帮助，也实在为你变得积极而高兴，不过，你又犯了随便给人戴高帽子的毛病，令我听了感到很不自然哩。

咨询师E：其实一切都是你自己努力的成果，我根本就没有为你做任何事，何必客气呢？

○ **个案七**

咨询师：乐美，还记得上次你一再对我说下决心不再见大雄吗？

当事人：嗯，我当然记得，但当他打电话给我，说什么要生要死时，我就心软下来，也不能拒绝他的约会。而事实上他很爱我，对我真是很好，又肯迁就我……不过每当我想到妙兰一向当我是挚友，而自己却与挚友的男朋友搅得不清不楚，我就很不自在，又会要自己下决心不再理大雄……喂！你觉得我是不是自相矛盾……你会觉得我很麻烦吗？

咨询师A：麻烦？噢，我不觉得呀！

咨询师B：不错，我觉得你真是很矛盾，而事实上我见了你五次，每次你都说要和大雄停止来往，却又不认真地下决心。每次听同样的故事，同样的忏悔，我的确有点儿沉不住气，觉得很烦哩。

咨询师C：你的确有点儿自相矛盾，不过你不必过分责怪自己，人谁无过呢？

咨询师D：我明白你内心的矛盾，我相信，大雄一定有他吸引你的地方，否则，你不会弄得如斯矛盾，不能自拔的。

咨询师E：帮助人是我们咨询师的责任，我怎么会怪你呢？其实感情是最难控制的一样东西，否则你就不必来找我了，对吗？

❸ 简洁具体

○ 个案一

当事人：爸爸妈妈不是不好，但凡事问长问短的。譬如说上星期我和同学们去旅行，他们就事前事后问了我几十次，还限时限刻要我准时回家，向他们报到。我发觉自己开始对家庭有一股"离心力"。在家中，我可以整天不作声，却不能制止他们两人的"长寿收音机广播"，这大半年来，每天就是会考前、会考后的，就怕我忘了今年我是会考生，也不想想我就快要给他们吵昏了，还能考什么试？想不到老年人都是如此讨厌的，没事做，就只会无事生非，挑人的毛病。因旅行时搭车太挤，我回家晚了一小时，他们就啰唆了整整两天，难怪人人都怕和老人住在一起！哥哥姐姐们真幸福，一早结了婚就迁走了……其实家庭并没有值得人留恋的地方。我投考护士，多少也是为了这原因哩！

咨询师A：哥哥姐姐都成家了，剩下你一个人面对着年老的双亲，由于他们很啰唆，管你又太严，令你很厌烦，却又无可奈何。你实在怕再和父母一起住，所以你想到做护士，这样就可以寄宿在外了。

咨询师B：老年人没什么事做，通常都会啰唆些，忍耐一点儿就好了。

咨询师C：你说父母凡事问长问短，旅行一趟也叮嘱几十次，诸多限制；说话就像收音机般响个不停，今年会考，他们似乎怕烦你不够似的，日夜向你提会考。你厌烦老年人无事生事的心态，于是就想逃避。

咨询师D：人人都有父母，父母总有一天会年老，我们应该学习如何与他们生活才对。

咨询师E：凡事有先后，我想你现在应当集中精力面对会考，至于投考护士，不必在这时间花精力的，对不对？

○ 个案二

当事人：商科毕业后，我在这公司工作已两年多了。不过，工作很琐碎，上司要我打字、速写，其他人又要我接听电话，预备下午茶。有时我两手还未干又要打字了，一天尽忙些自己不想做的事，却不知在忙些什么……吃饭时他们又不等我，除了讲饮讲食和声色犬马外，说话中闲言闲语是非多多，对我说话总当我是外人似的……妈妈说我的薪水太低，要我转工，我想找个人谈谈，又不知该找谁。

咨询师A：你说没有朋友，是不是你自己孤芳自赏呢？

咨询师B：你很不满意自己的工作，在同事中又没有归属感，加上妈妈嫌薪水低要你转工，你的确很乱、很烦却又没有可倾诉的人。

咨询师C：你现在的心情很乱，因为母亲要你换工作。既然你对工作很不满意，为什么还是优柔寡断呢？

咨询师D：对不起，我搞不清究竟你是否喜欢目前这份工作，你可以重述一遍吗？

咨询师E：怎么你的思想这样乱？我根本不知道你要说什么！

○ 个案三

当事人：其实我自己也搞不清楚到底是什么原因令我和父母的关系如此恶劣……事实上他们不算太差，我要钱，只要开口，他们就必定送到……但我从读小学开始就无法与他们好好地相处，偶尔有机会在一起就总会争吵，结果就是不欢而散。总之自我懂事以来他们对我就是——爸爸做生意、应酬，妈妈就会打麻将。噢！我很乱，总之我不知道到底这是怎么搞的，我烦死了！

咨询师A：似乎你与父母的恶劣关系不是一朝一夕形成的，原因很多，往往要追溯到你童年时代和成长过程中的许多琐事。

咨询师B：你怎么能常与父母争吵呢？难怪你们的关系不和谐了。

咨询师C：我觉得你不大体谅父母，其实你既知道父亲做生意，就应明白应酬是无法避免的。我们做儿女的不要事事批评父母，他们到底是长辈啊。

咨询师D：虽然你说不知道原因何在，但似乎你对父母忙于自己的事而忽略了对你的关怀和爱护感到很难受，也不知道应该如何处理这个问题。

咨询师E：虽然你说不知道原因何在，但看来你是不大满意父母对你的态度，心中很烦乱，对不对？

○ 个案四

当事人：在我出生之前，我的父亲和谊母（南方个别地区对干娘的称呼）合作做生意，而且一起住。后来我也在谊母家里住，住得一点儿也不快乐，时常以泪洗面，日子很难过。谊母的儿媳妇特别难相处，说话尖酸刻薄的，弄得我永无宁日。我受够苦了，每天仰人鼻息，一旦做得不合他们心意，就被骂个狗血淋头。有时候，我根本没有错，只是她们婆媳之间吵架用我来作争端。我知道我有四个弟弟妹妹，他们跟父母一起住……为什么偏偏选中我来受这些苦啊！弟弟妹妹们的生活环境虽然差得很，但可以跟爸爸妈妈在一起，可以享受家庭温暖；而我这样生活，一点儿也不快乐，我为什么从来没有机会享受父母的爱，为什么？我常常想自杀，死了就一了百了，免得在世上受苦！

咨询师A：自杀就可以解决问题吗？不要太冲动，免致做出傻事才好。

咨询师B：你在谊母家，日子真是挺难过的。谊母的儿媳妇可能更令你难于应付：说话难听，动不动骂人；她们两人有事时就以你作是非端，真难为你啊。

咨询师C：寄人篱下实在令你受不了，痛苦中就更渴慕父母的爱。

咨询师D：你可曾有向父母问过为什么他们要让你跟谊母住呢？可能从前因经济困难作出这种决定，现在若情况改变了，就应该可以为你的幸福着想再作安排了。

咨询师E：你在谊母家中生活，受尽了寄人篱下的痛苦和屈辱，你羡慕弟弟妹妹们虽然物质生活不如己，但可以享有父母的爱。你很不明白，也不满父母对你的安排，心中难过得想一死了之。

○ 个案五

当事人：我有时也不明白自己为什么会那么烦恼的……真是莫名其妙！其实我清楚知道还有几个月就要决生死的，但每天晚上对着课本、笔记，就只是胡思乱想，想到什么都还没有读过，而时间有限，过得又快，真烦死了。还有爸爸妈妈早早晚晚都在提醒我要好好应付会考，催迫得我快要发疯了，该怎么办呢？人家有兄弟姊妹的多好，最低限度可以有人谈谈，诉诉苦……有时怕父母再来烦我，我就索性溜出去玩他一两个钟头的电子游戏，幸运时可能在游戏场所里碰到一两个熟人哩！

咨询师A：会考迫近，爸爸妈妈又不体谅，令你感到百上加斤。

咨询师B：会考本身已经带给你很大的压力，再加上父母过分的关注，令你感到吃不消。无心温习时，你会溜出去解解闷儿。

咨询师C：父母过分的关注令你对会考的恐惧越来越强烈。有许多书要读，又不知从何读起，烦闷时就干脆避开一切，出去逛逛，散散心。

咨询师D：人人面对会考都免不了紧张的，我看你可以应付得来的。

咨询师E：时间越迫近，你对会考的焦虑就越强烈，很苦恼。在无助中父母不但不能体谅你的心情，还给你增加了许多压力。晚上温习时会特别感到孤单和烦闷，故此有时干脆跑到热闹的地方去，渴望可以碰到人倾诉一下，或用电子游戏来麻醉一下自己。

4 对质

○ 个案一

当事人：梁先生，我看你不必再浪费唇舌了。因为自从上次和你谈过之后，我觉得你一点儿也不明白我。你所说的话爸爸妈妈老早已说过了，毫无新意，所以我就决定不再来，觉得浪费你宝贵的时间，更免得你生气哩！

咨询师A：你在家嫌父母啰唆，如今就嫌我烦你，好吧，既然人人说话你都不爱听，那么到底你想怎样呢？

咨询师B：你觉得我不明白你，所以就不想再见我了。

咨询师C：上次你一直数落爸爸妈妈的不是，从不承认自己有半点儿过错，我就已经觉得有问题；我鼓励你尝试勇敢面对自己的毛病，你就大发脾气不理我。我昨天叫班长请你来，也要三催四请的，这清楚证明了你的任性和无礼。你在学校已经这么放肆，我可以想象你在家中对父母的态度了。本来我还有点儿怀疑你父母所讲的话的真实性，但如今却不能不相信，也体会到他们心中的难受了。

咨询师D：你觉得我不能帮助你，不明白你，到底是我的能力有问题，抑或你在找借口逃避呢？

咨询师E：其实在上次的谈话中，我已经感到你不太喜欢我迫你面对自己的毛病，如今你说我不明白你，我就担心那只是个借口而已。

○ 个案二

当事人：（无精打采，一边叹气，缓慢地说）你问我关于婚礼的事……噢！我感到十分兴奋，正如大家都公认的，美玲实在是一个非常可爱的女孩。

咨询师A：看你的表情，听你的声音，我完全不觉得你有半点儿兴奋。

咨询师B：似乎你有很多心事，完全没有半点儿兴奋，你确定要与美玲结婚吗？

咨询师C：看你的表情，听你的声音，我觉得你言不由衷，肯定有许多难言之隐，能让我分担一些吗？

咨询师D：你说很兴奋，但事实上你的心情很低沉，令我很不放心。看来你一定有许多难言之隐，何不积极点儿去面对呢？

咨询师E：你根本没有为婚事兴奋，是否心中感到后悔呢？

○ 个案三

当事人：有时母亲的确啰唆，叫人厌烦得很，她常令我无所适从……同学们也常常笑我。唉！不过，她的确很爱我，说我挺孝顺的，故此常为我将各样事情都料理得妥妥当当的。一日三餐、衣食住行，我全不用担心……虽然我已十九岁，她还处处为我着想。你知道吗？除了新学年她会早早替我购备课本文具外，晚上还通常会替我盖被，出门叮嘱我加衣……这次她不让我出外升学，我明白她是出于一番好意。难道我要逆她的意思，顶撞她吗？噢！我很乱，也很烦……为什么她不听听我的意见哩？

咨询师A：虽然你知道母亲爱你，但对她的做法感到反感。因为她限制了你长大和独立自主。我明白你怕逆她意而令她不开心，但可有想过付的代价太大吗？

咨询师B：你母亲十分爱护你，照顾你，所以你很感谢她。

咨询师C：母亲的做法虽然是出于好意，却令你感到很烦，对不对？我觉得你很想她能尊重你的意见哩。

咨询师D：母亲过分的呵护限制了你的独立自主。不过，你虽然对她的做法感到反感，却不敢违背她的意思，难道你要做母亲的乖孩子，就甘愿永远不长大吗？

咨询师E：怎么你这样大还要母亲为你费神？你不觉得羞惭吗？

○ 个案四

当事人：我的朋友人人都是很幸运的，爱情与事业都一帆风顺，只有我……唉！也没有办法了，当人人都瞧不起你时，你又有什么办法？！唯有听天由命，顺其自然好了！

咨询师A：你的朋友似乎都有成就，你却没有，你不感到气馁吗？

咨询师B：你觉得与人比较之下，自己没有什么成就，因此有点儿自卑，不过，自卑就可以解决问题吗？

咨询师C：你觉得别人看不起你，可能主要是你自己先看不起自己。

咨询师D：你责怪别人看不起你，令你一事无成，但我看那根本是借口。事情恰恰相反，是你看不起自己，不肯努力，不肯积极生活和工作。事实上朋友不断给你介绍适当的工作，盼望你从头再来，创一番事业。怨天尤人是没有用的，倒不如勇敢地正视自己，把握机会，发挥自己所长吧。

咨询师E：根据你过去所说的，我不觉得你是一事无成，老实说，你的第一份工作做得很出色，半年内就升了职，直至公司结束营业，你才换工作的，对吗？所以我很希望你能矫正对自己的看法，因为倘若如你所说的顺其自然，那是否就是可行的办法呢？

○ 个案五

当事人：我不想再提过去的事，大家性格合不来，那就分手算了，有什么可后悔的？还省得碰面就吵架……其实敏儿对我的确不错，她细心体贴，对我十分迁就，事实上我自己知道很少人是可以容忍我的急性子的……唉！我真不应发脾气赶她走。

咨询师A：你与敏儿交往了三年多，现在分手，不可能一下子就没事的，不要骗人了。

咨询师B：你的感受很复杂，但似乎对以往的感情仍很留恋。

咨询师C：如今你才肯承认自己急性子，脾气暴躁，我看是太迟了。

咨询师D：我看你仍很怀念敏儿，也怀疑能否再找到一位像她一般柔顺的女孩，我看你现在已后悔了，何必嘴硬呢？

咨询师E：我看你如今已有悔意，也很怀念敏儿，既然承认是自己太冲动和脾气暴躁，何不找敏儿冷静地谈谈。上次你主动向她道歉，她不是原谅你了嘛！

咨询师F：你真能忘记敏儿吗？

第五章 正视
咨询专业

第
一
节

》

保密

　　基于信任，当事人坦诚地向咨询师倾心吐意，其中包括许多个人资料、生活情况和隐私；另外，在咨询过程中，咨询师可能采用心理测验和其他方法得到当事人的资料。以上的一切，咨询师通常都会记录在案，而咨询师一定要留意，这些资料绝对不容外泄。

　　在实际情况中，咨询师要进行保密，有时会出现不少的困难，以致自己会经历许多冲突和矛盾。譬如说，除了个人开设诊所的情况外，咨询师通常要向所受聘任的机构负责，同时要和有关的人员合作；倘若他是从事青少年咨询的，还要向家长负责；而进一步还要对自己和咨询专业负责，实在非常不简单。一旦机构中的行政人员对咨询欠缺认识和认同，而其他同仁又未能忠诚合作，又或是家长的信任和体谅不足，咨询师要面对的压力就会很大。而对事情的处理，可就要额外留神了。在香港，由于咨询至今才开始萌芽，一切尚未上轨道，故此当事人的资料保密和存放至今仍是个大问题。部分发展得较好的社会服务机构中情况可能较好，但在学校，由于咨询师和社工的职权界定并不清楚，若再加上行政人员对咨询毫无概念和有抗拒否定的态度，工作者要进行咨询，已经常常出现困难，更遑论资料的储存和保密了。故此，除了全面地协助市民对咨询增加认识外，工作者无论是到任何场所工作，都应该设法在工作的机构中进行适当的教育。例如一位社工初次到一所中学时，要清楚校方上下对咨询的看法，更有必要的，要在工作展开前，透过不同的活动进行一些基本的教育。倘这一点处理得好，不但日后的工作会较畅顺，同时在为当事人保密的事情上，也较易得到校中各方之配合协调。

固然，我盼望如今存在的种种误会和不必要的困扰及冲突会随着咨询的推广而逐渐减少，但当矛盾出现时，咨询师应该绝对以当事人的福利为出发点来作适当的处理。为了协助大家可以为当事人保密，我有以下一些实际之建议：

▪ 当事人的资料绝不应当作社交闲谈的话题。

▪ 除了在训练的情况下，当事人个人身份要得以充分隐藏之外，个案的资料也不应出现在咨询师的公开演讲或谈话中。

▪ 咨询师应小心避免自己有意无意间以个案举例，以此来炫耀自己的能力和经验。

▪ 咨询师不应将个案记录档案带离服务机构。至于在工作场所，亦要小心携带，避免错放地方、遗失或放置于他人可翻阅的地方。

▪ 咨询师所作的个人记录不能被视为公开的记录而随便任人查阅。

▪ 任何机构和学校的当事人档案应设立健全的储存系统，以确保资料的保密性。

- 若有必要，传阅资料之前，必须经当事人之同意。

- 在危及当事人自己和他人性命的情况之下，咨询师极可能不能再坚持保密之原则。但有一点还是必须留意的，若有可能，仍要先知道当事人自己所作的改变。

咨询师违反保密原则的结果是极其恶劣的。首先，当事人必定蒙受其害；倘若咨询师泄露的资料导致当事人名誉受损，固然令人气愤，但即使表面没有什么恶劣之结果，实际上当事人的自尊却可能已受到损害。而咨询师之不能保密，一方面会令当事人更加不敢信任人，对人的看法越趋负面；另一方面，当事人会不再信任咨询师，不再信任咨询，甚至还会否定咨询。这样的结果，的确令人惋惜。故此，咨询师是一定要小心持守这项最重要的专业守则。学者们对咨询师在这方面的持守十分重视。例如索沙和他的同仁就强调，纵使在利益冲突的情况下，咨询师即要冒险，也要尽量保密，以保护当事人。[1]

个人很支持他们的看法。因为单从咨询的本质看，我们需要尊重当事人，而将他的资料泄露，正反映出我们对他的不尊重，忽略了可能导致的恶果。一位咨询师若是连这一种最基本的尊重亦不能努力持守，恐怕他的确不宜做咨询师。事实上，我一再指出咨询是一门严肃的专业，故此只能容纳真正对这工作有所承担，而愿意忠心于这工作的人。

注释

1 Bruce Shertzer and Shelley C. Stone, *Fundamentals of Counseling* (Boston: Houghton Mifflin, 1980), 400.

第二节

》》

测验

在咨询过程中，咨询师会采用不同的方法或工具来协助当事人了解自己、接纳自己和对自己作出评估，而测验就是其中一种工具。当事人的兴趣、能力、倾向、性向、成就、价值观、特殊才能和性格等，都可以透过不同的测验来作出测量和衡估，此等测验是应该善加利用的。不过，我们可千万要记着，在咨询过程中，当事人的感受和回应是最重要的，故此测验的结果绝不应被视为金科玉律，重要的是当事人对测验结果的看法、分析和感受。换言之，咨询师最应该注意的是当事人的反应，而不是测验的结果。故此在分析测验结果的过程中，咨询师要切记测验结果是死的，但当事人是活的。何况当事人对自己的认识和感受，究竟是不能忽略的。身为咨询师，不应该盲目崇拜测验所得的结果，强迫当事人去接受、认同，要记着测验只是一种辅助性的工具，任何咨询都不能单以一个测验为主体。正确的方法是，在咨询过程中，当发现需要有客观的证据或资料来支持某论点或澄清某混淆点时，咨询师因应所需自然地加入一个测验。事实上，在生涯辅导和教育咨询中，这是常见的处理方法，事实上也是相当有效的。

测验不能为所有困难提供解决办法，更不是解决问题的捷径，但它可以在我们的主观分析出现困难时提供一些客观系统性、科学性的参考资料。而这参考，是面向咨询师与当事人双方的。或者，更正确地说，在分析测验结果时，咨询师不要只是自己将结果生硬地逐一列举，而要与当事人一同审阅，并鼓励与协助他作出分析、比较和批评。例如，在兴趣测验上，我们应该鼓励当事人印证自己的兴趣和活动是否与测验结果显示的相同；倘若当事人不同意，或指出其中的差异，咨询师就要协助当事人道出个人感受，然后详加探讨，作出适当的处理。

有一部分咨询师常犯的毛病是以先知者自居，这是极不健康的个人心态。在运用测验时，我们就更加要谨慎，不要利用测验的结果来预测当事人的前途。固然，许多测验，倘若运用得宜，确是可协助当事人对前途把握定向；但一些绝对性、权威性的语句，如"根据测验显示，你一定可以在艺术界成为一颗超级巨星"，是幼稚而且不负责任的。就以上的例子来说，身为咨询师，我们可以和当事人一同查看测验结果，我们可以告诉他测验结果显示他有超越常模的艺术才华，然后与他一起讨论他的艺术兴趣和倾向，倘若再加上其他有利条件，他可能会开始计划或尝试以艺术作为自己事业发展的主要方向。至于成功与否，就要看日后他是否努力与持之以恒了。

对不少人来说，心理测验、智能测验等似乎是神奇奥妙的，他们视之如占卜预言之工具。其实人们在困境中，往往都希望有来解决问题的捷径，这种心态似乎难以避免。对咨询师来说，要小心当事人主动地要求用测验来求取他们心目中的答案。遇到这种情况，我们要注意他们的动机是什么，以及他们对心理测验的观念和期望到底是什么？其实，咨询师要清楚，以自己所受的训练，是否有资格和能力去对当事人进行心理测验？自己是否清楚各个测验使用的对象和方法？总的来说，我要强调的一点，就是千万不要随便使用心理测验。遗憾的是，不但当事人觉得心理测验是一件有趣和令人兴奋的事，有部分咨询师也会对心理测验有一定程度的"迷信"，或者是觉得可以省时省力，因而不正确地使用各种测验。当然，最恶劣的是，有一些咨询师没有足够的训练，却以为透过测验便可以抬高自己的地位和身价，因而忽略了自己的专业守则，实在非常不智。因为事实上，心理测验的运用和分析，需要特别的训练，没有适当的资格，的确不应该使用，这是每一位咨询师该遵守的规则。

第三节

>>

转介

一般来说，当事人对咨询师有很多的期望，其中包括过高的期望。有些当事人甚至要求咨询师是个万能者。当学者提出的要求非咨询师能力所及，或在咨询过程中，咨询师发觉个案的性质和艰难程度无法应付，那他又该怎么做呢？有人为了维护自己的声誉会随便给当事人一个答案；有人不甘心请教人或作出转介，会勉强支持，或设法将问题以"大事化小、小事化了"的方式来解决。这些做法不但不智，而且破坏了咨询师的专业道德。故此，我们要学习接纳个人的限制。其实，当咨询师发觉自己的能力不足，或有个人的限制而不能为当事人提供专业的帮助时，他就应该作出适当的转介。[1]否则，当事人固然受害，咨询师本身的尊严亦可能被自己一手扼杀。其实，每个人都有长处，没有人是完人。咨询师与其他人一样是有个人的限制与不足之处的。不经意的否认反映了我们自觉的不足；但着意的掩饰与逃避，除了反映我们对专业缺乏尊重和责任感外，更显示了我们欠缺自信，不敢去面对个人的成长。这实在是个值得反省和深思的问题。

在学校中，不少教师责无旁贷地要肩负咨询的工作，但由于他们所受的训练不足，以至有相当的限制，我总是提醒他们要量力而为。就以中学教师为例，其中有人有机会修一科学生咨询，但那只不过是咨询的入门，教师纵然接受了那基本训练，也绝对不能自称专家，不应该勉强去处理那些有严重情绪心理困扰或是性质特异、过分复杂的个案。但由于教师在学校中位居前线，与学生接触机会最多，可以自然地与他们建立关系，故此在现今专业咨询人手严重缺乏的情形下，我通常鼓励他们勇于承担责任，透过敏锐的观察，能尽早发现有需要帮助的同学，为他们提供咨询，趁病情尚浅时治疗，往往可以收效。不过，教师一旦发觉个案情况严重，基于能力与时间的限制，转介才是正确的方法。其实，学生们的问题若能在早期被注意，就不会因长期发展而恶化。可惜的是无论在家庭或学校，青少年所得到的个别关注实在不足，以至通常到了病入膏肓的时候，才有人注意他们，可惜此时当事人已不易获致完全的康复，这实在是可惜的。

其实，咨询师常常会运用转介来让当事人可以获致最大的帮助。而转介技巧包括下列各项要求：

- 转介的运用关乎咨询师的专业道德。

- 转介是开启社会资源的钥匙。

- 转介可以补偿个别机构工作条件的不足。

许多人往往轻忽了转介的重要性，没有作出全面妥当的处理。亦有人因为工作过分繁忙，使转介过程流于匆促，以致往往只是提供了转介机构的资料，这实在是不足够的。因为有效的转介过程并不简单，它包括：

- 借着发展信任感和关系的谈话，参与当事人与转介机构的接触。

- 引导当事人作自我表白并披露其隐藏的求助目的。

- 探讨求助者的有关背景，作为判断问题的参考。

- 对问题作完全的评价，并对各种反应作出解释。

- 多作面对面的接触，让求助者面对咨询的评鉴并接受咨询的内涵。

- 让当事人的家属也能参与评鉴的讨论。

- 尽量选择能够照顾当事人与家属的需要的咨询计划。

- 协助求助者接受转介的经验。

- 有效地转介至社会机构。

- 提供持续的支持与帮助。[2]

转介是咨询师工作范围的一部分，故此，我们要用心和谨慎地处理。适当的转介，反映出我们对咨询的品质和效果有严格的要求，也是咨询师忠于工作和负责任的表现。

注释

1 "Ethical Standards-American Personnel and Guidance Association," The *Personnel and Guidance Journal*, 40 (1961)，206-209.

2 见王慧君：《浅谈转介技巧》，载《张老师》第二卷第二期。

第六章 团体咨询

在本书前面各章中，我和大家讨论的咨询形式都是属于个别咨询的范围，但那并不是心理咨询或心理治疗的全部。在本章中，我将集中和大家讨论咨询的另外一个形式及其范畴。那就是近年来流行得相当快的团体咨询。

第
一
节

︾︾

为什么要进行团体咨询?

对于团体咨询，人们所持的有些观念是不太正确的。甚至在帮助人的工作者中，也有部分的人只从经济和人力的角度来看团体咨询的价值。例如，在不少情况下，由于个案太多，应接不暇，工作者就采用小组形式来解决困难。可惜，这是错误的处理。任何一位工作者，既然身为专业人员，在所有助人的过程中，都应该以当事人的需要为重心，不能轻重倒置地只求自己的方便，或以个人的工作量和工作时间为重心。

事实上，咨询的形式是需要小心考虑的。因为对某些当事人来说，可能由于他的问题或病征的特殊性或是个性上的因素，或者是心理上准备不足，一旦他参与小组，后果不但不会理想，偶一不慎，还可能会受到伤害。小组中人数较多，其构成的人际关系远较个别咨询复杂，未必人人都能接纳和适应。在不少情况下，有些在一对一的咨询中获得帮助的当事人，将他们安排在小组中，却不能够产生成效。故此，甄选组员是小组准备工作的重要事项，小组组长切不能掉以轻心。换言之，一位负责任的咨询师会小心地因应当事人的需要和情况，决定为他提供个别抑或小组的咨询，以期达到最大的成效。

其实，小组咨询的出现有其理论基础，而并非从经济因素着眼。无可置疑的，人是社群性和关系性的动物，人出生后首先与家庭的群体共处，继之在长大的过程中，先后学习与友侪、邻居、同学、同事及更多不同的人相交共处，其中有单独的相交，但在更多的情况下，人处于群体中，甚至往往在同一时间要和不同的人相交。事实上，这是人本质上的需要。而在这过程中，人要进行社会化的学习，同时，在这过程中他和别人的交互作用，尤其是和那些在他生命中具影响力的重要人物的相交经验，会成为塑造他性格的主要因素。因为这缘故，小组咨询的发展和过程，对组员来说，往往较个别咨询更能反映现实生活。人生中许多的困难和遭遇，通常是在社群生活不同的关系中出现的。既然许多问题都和群体有关，我们利用小组的形式来作补救，实在是合乎逻辑的。[1]心理分析家就曾指出，心理分析治疗小组的其中一个优胜点就是，小组往往是家庭的摹本，两者有极多相似之处。[2]因此，透过小组经验，组员有机会学习彻底处理自己与家人的关系。的确，每个人在一生中脱离不了群体生活，故此，小组经验是实实在在地提供了学习的场所，能够协助组员具体作出生活上的适应和改进。

注释

1 Clarence A. Mahler, "Group Counseling," *The Personnel and Guidance Journal*, 49. 8 (1971), 601.

2 Hugh Mullan and Max Rosenbaum, *Group Psychotherapy: Theory and Practice*, 2nd ed. (New York: The Free Press, 1978), 51-53.

第二节

》》

性质、功能不同的小组

🄵 小组心理治疗和人际关系训练

谢弗（Shaffer）从方法上着手，将现代的小组治疗方法分为两种：小组心理治疗和人际关系训练。前者的重点是补救性的，组员可以是精神病人，也可以是有心理问题的正常人。在小组中，组长视小组过程为一个疗程，尝试在其中协助病人或组员消除病困；继之，组员因自觉的增强，开始踏进重建和成长的阶段。至于后一类的小组，通常不是为有特别心理问题和精神病的人而设的，目的不是康复，而是成长和发展，故此组员都会是普通人。他们参加小组是希望可以促进生活，可以充分发挥潜能，迈向自我实现，并在人际关系上趋于协调美好。近年来广受欢迎的训练小组（training group）、会心小组（encounter group）、敏感性训练小组（sensitivity training group）、完形小组（gestalt group）和成长小组（growth group）等，都具有这些特征。

❷ 团体辅导（group guidance）

至于团体辅导，在性质和功能上与前二者都有相当大的差别。它主要是用于学校场所，包括课室活动、实地考察、集会、升学及就业讲座等各式各样的安排和活动。团体辅导主要是提供资料，但不少时候，也会进行关于自我认识、社交技巧、人际关系、心理健康以及青少年成长等问题的讨论和研探，目的是要配合教学，以加强教育的效果。在界定不同的小组时，学者指出，辅导小组的特点主要是提供资料，而进行小组辅导的原因则包括：为学生提供教育与事业、个人与社会等的资料；让学生有机会讨论和进行与个人和事业计划有关的活动；让学生有机会探查和讨论他们常常面对的问题、其所涉的目标和解决方法。[1]

帕特森强调，辅导小组不是咨询小组（Group counseling），它只是小组教学或小组训诫（Group teaching or instruction）。[2]在他看来，辅导小组和教导小组似乎没有分别，这观念是否正确呢？事实上，这是学者经常讨论却仍未有一致看法的课题。人们仍然会问，既然两者都是提供资料，到底又有什么不同呢？素沙指出，两者的差异并不是可以经常清楚分辨的。不过，他认为两者主要的分别在于组长的身份角色。当小组活动主要的责任是放在组长身上时（组长通常是成年人或是老师），采用辅导小组这名词是适当的；倘若在小组中，焦点是放在组员身上的，就应该采用咨询小组的名称了。[3]

加兹达尝试将前述的各种小组作出区分。他指出，辅导小组和其他一些人类潜质发展小组一样，其作用是促进成长；而团体咨询、训练小组、敏感性训练小组、会心小组、系统性人际关系训练小组和组织性的发展小组等，虽然有预防的成分，会产生协助成长的作用，但其目的却是补救性的；至于团体心理治疗，其目的则自然是补救性的了。[4]对于他所说的第二类小组的目的，我是有所保留的，因为我相信这一类小组虽具补救性，但其目的应该是成长性的。

对于团体咨询和团体心理治疗，帕特森强调，两者就如个别咨询和个别心理治疗一般，基本上没有分别。他指出那些尝试进行区分的人所持的论据多流于诡辩，欠缺说服力，不能令人满意。帕氏指出，团体治疗是由精神病学家、心理学家和社会工作者在医护场所负责进行的；而团体咨询则主要由咨询师负责，但社会工作者、教牧人员和其他一些人也常常会推行，至于进行小组咨询的地点，则是在非医护的场所。此外，他指出，两者主要的差异点亦有如个别咨询和个别心理治疗一样，并非在过程上有异，也并非目标不同，而是在当事人困扰不安的程度上有轻重之分。

注释

1 Walter M. Lifton, *Working with Groups*, 2nd ed. (New York: John Wiley & Sons, 1966), 14.

2 C. H. Patterson, *The Therapeutic Relationship: Foundations for an Eclectic Psychotherapy* (California: Brooks/Cole, 1985), 161.

3 Bruce Shertzer and Shelley C. Stone, *Fundamentals of Counseling*, 3rd ed. (Boston: Houghton Mifflin, 1980), 360-361.

4 George M. Gazda, *Theories and Methods of Group Counseling in the Schools* (Illinois: Charles C. Thomas, 1976), 7-36.

第三节

》》

具有治疗功能的因素

人们参加小组，是什么令他们得到帮助呢？许多学者都曾经就这个问题提出建基于经验和实证的意见，列举出不同的因素。事实上，各因素是否产生成效，往往与治疗小组的性质和种类、组长的特性和小组不同的阶段有关。例如，有些因素在某种特别情况下或阶段中效果特别强，而另外一些因素，在小组过程中某一阶段，显得特别重要。不过，其中有几种因素，学者们大多认为是重要的，现在就亚隆（Yalom）的意见，简述如下：

○ 资料的提供

在团体咨询或团体治疗中，资料性的教导往往是其中的一部分，例如传达资料、建立小组和解释病困的发展过程等。除了组长之外，组员常常会彼此分享有关的资料，例如有关社会资源和就业机会的资料等。这些活动产生互助的功能。有时候，组长会透过直接教导，向组员解释病困的成因和医护的过程。对于某些疾病的患者，心理上的反应会相当强烈，组长也可以用直接教导的方式加以阐释。这种认知可协助他们作较好的心理准备。此外，由于对小组各方面无知而产生的不肯定和疑惑，常会影响小组的发展，故此，组长对组员说明小组的功能、目标、期望、进行形式以及组员组长的责任等，是很必要的一步。

○ 灌注希望

在治疗过程中，灌注和维持希望是十分关键的。所谓希望，不单单是要当事人继续留在小组中接受咨询，更重要的是"希望"本身在疗程中实在是具治疗功能的因素。在小组中，透过各人的自我分享，组员往往会提到和自己有相似问题的人，也有机会亲耳听到其他人所作出的较佳适应和达致的进步。尤其在一些特别的小组，例如匿名戒酒协会（Alcoholics Anonymous）的小组中，大部分的时间是戒酒成功的人作亲身的见证。而这种戒酒小组最有劝服力的一点是，所有的组长从前都是酒鬼，而如今他们可以为酗酒者作活生生的见证。西纳农（Synanon）戒毒组织也是由戒毒成功的人担任组长，为进行戒毒的小组成员灌注痊愈的希望。

○ 一般性

许多人在困难和不幸遭遇中，往往将自己的问题看得很独特。一些孤立自己的人，由于人际关系上的疏离和社交能力的薄弱，往往没有能力，也没有机会可以倾诉。故此，在治疗小组中，尤其是早期阶段，透过组员彼此的分享，尤其是听到别人的问题和自己的相同或相似时，他们往往可以把对自己问题的错误看法矫正过来，发现自己也不过是跟人家一样，有着人类共通的困难和问题——原来"大家同坐一艘船"。这种经历和感觉是具治疗功能的。当然，若再加上其他的因素，如净化感情和其他组员对他的接纳等，效果会更加强大。

○ 利他主义

在小组过程中，组员一直在彼此帮助，他们会彼此提供支持、建议、保证，提出个人的见解和分担相似的困难等。通常他们会较治疗师更多指出别人的优点和资源。于精神病者而言，通常他们的自尊很低，深信自己对其他人只是一种负累，根本毫无价值。但在小组过程中，由于有很多自然的机会彼此帮助，他们会突然发觉自己对其他人的重要性。这是一个新鲜的经验，可以产生提高自信的功效。对任何人来说，被需要的感觉是很重要的。在小组中，我们提供机会让组员了解他人的情况，结果他们因此有机会付出自己，外展、延伸自己，这是一种促进成长的有效途径。

○ **基本家庭经验的重点改正**

小组病人最基本的群体经验——家庭经历，一般都是相当不如意的。而小组治疗过程往往会和组员的最基本家庭群体经验产生交互作用。组员在家庭中的经验会影响其在小组中的行为，影响他对组长（父母）和其他组员（兄弟）的态度。治疗小组的经验往往很容易引发他在家庭生活中的一些早期记忆。当组员与其他组员或与组长对一些问题作出处理时，很可能他是在借此处理过往的一些未完成的事情。换言之，由于治疗小组和家庭有许多相似之处，故此，它不但为组员提供了机会以获取新的看法，同时，它也让组员有机会可以处理他与家庭成员之间未解决的矛盾和冲突，这是一个改正的过程。

○ 发展社交技巧

对一个人来说，社会性学习是重要的过程。而社交技巧的发展，在小组中是很具治疗功能的。组员可以透过不同的形式进行学习。例如通过角色扮演，组员可以学习如何向雇主求职，或者是一个青年男子学习如何邀请女子共舞。对于那些缺乏亲密人际关系的组员来说，小组通常为他们提供了头一次的机会，学习与人相交，并获得正确的回馈。因此，组员可以认识自己在人际关系中令人反感或讨厌的地方，并在小组这不具威胁的环境中学习新的社交技巧。据研究，组员在疗程刚开始的第三至第六个月中，通常会将他们早期的目标——解除焦虑和痛苦——加以修改，重新订定为学习如何与他人沟通，如何可以对他人更加信任和诚实，以及如何爱人等。

○ 仿效行为

在小组过程中，病人的仿效行为较个别咨询时扩散。他们会仿效组长的言谈举止和思想，同时，当他发现其他组员比他有能力，比他更能成功地去适应环境和处理问题时，也会加以仿效，将其他组员作为典范。这种仿效行为已经被社会心理学的研究证实是一种有效的治疗动力。

在各种仿效行为中，就算其中一些特别的仿效行为是短暂的，不能持久的，也仍可以是有价值的。因为最低限度，它或能协助组员达到"解冻"的目的，促使其对新的行为进行实验。

○ 矫正性的情绪经验

在小组中，下面两个原则都十分重要。第一是治疗过程中的情绪经历；第二就是，病人在现实验证过程中发现，自己在人与人的相互关系中有着不适当的反应。事实上，相较个别治疗，小组能为病人提供更多的机会来矫正他的情绪经验。在小组中，当病人获得足够的支持时，他们就会愿意坦诚地表达自己，进而积极处理有关事宜。研究发现，在小组中成功的组员里面，绝大多数都可以从小组经历中提出一些牵涉其他人的、充满强烈情绪的事件。其中最普通的是向其他组员表达一些负面的强烈情绪，如愤怒、憎恨等。在其后和其他人的沟通中，要是遇上风暴，当事人就晓得怎样从内在的困境中获得一种解放的轻松愉快的感觉。同时，他也因此可以有加倍的能力去对自己与他人的关系进行较深的探索和发展。

○ 小组是一个社会缩影

在一个自由交往的小组中，在经过足够的时间进行小组发展后，每一个组员都开始恢复本来面目，他不必再去形容自己，因为他逐渐就会如日常生活般和其他组员相交，他和自己的配偶、朋友、亲戚相处时的种种适应不良的人际交往行为，例如冷漠无情、好批判论断、主观、蛮横霸道等，会表露无遗。换言之，组员生活中适应不良的行为方式迟早都会出现，因此，在小组中，组员的现实社会会以压缩的版本出现，可作清晰的概览。[1]

在小组中，具治疗功能的因素基本上不是由组长单独促成的，其他组员的态度才是关键。在小组中，一个组员往往能透过小组去获取其他成员所提供的接纳、支持、希望和各有关资料。他发现和经历到自己与他人的相同点和一般性；在互助的气氛中他有机会去帮助他人，发展社交技巧；在他人的回馈中，他可以和其他组员进行彼此间的测试、仿效和学习；同时，他更可获得感情净化，有机会彻底处理自己人生中的一些创伤；加上实际经验和享受到小组各成员之间的凝聚力，结果他就能在这种种复杂的动力和过程中，达致治疗的成效。至于组长的任务，主要是协助小组的建立，促进小组各成员之间的相交和关系的和谐协调，导引小组发展成一个具有凝聚力的团体。因为这团体的环境和气氛具有相当充分的传导力，足以令以上各种具治疗功能的因素流畅自然地运作，产生成效。

注释

1 Irvin D. Yalom, *The Theory and Practice of Group Psychotherapy* (New York: Basic Books, 1970), 3-84.

第四节

》》

小组组长

一个小组的成效，通常取决于许多不同的因素，例如组员、场地和组长等，而其中最重要的，就是组长。[1]组长是小组的创造者，其重要性可想而知。事实上，在小组正式开始之前，组长早就已经开始工作。其工作包括决定小组的性质和形式、人数、组员的组合和甄选、聚会时间和场所的安排等。在确定人选之后，他还要协助每一位组员作好准备。此外，他要视小组的性质和组员的特征，自己或和组员合作，订定一些限制，界定小组规则和常模，决定小组的取向和目标等。

① 组长基本的功能

利伯曼（Lieberman）等将组长最基本的功能界定为以下三大项：

○ 引发和激励情绪

组长在小组中是一个示范者，故此，他的言行举止十分有影响力。在小组中，组长往往会勇敢地表达自己的感受，他不但会表现出温暖和爱，同时也会在适当的时候表达自己的愤怒。他会向组员详细地解释说明各种行为进行的方法。事实上，组长的性格足以刺激组员，推动整个小组的发展。

○ 关心

在小组中，组长经常向组员们表达相当充足的温暖、接纳、真诚和关注。故此，我们可以说，关心是组长在小组中和组员相处的方式，因此，也产生了很重要的功能，其中包括保护及提供友谊和爱。同时，他通常会邀请组员彼此寻求回馈、支持、赞赏和鼓舞。

○ 意义—归因

在小组中，组长往往为组员提供各种观念，以协助他们明白小组过程进行的情况。这样，当组员自己要作各种改变时，也可以有所参照。对组员来说，组长是现实的阐释者。有些组长基本上是关注小组中的个体。但对一位强调意义—归因的组长来说，他会经常着重小组的整体，以至他会着眼于整个小组来作阐释；同时，这样的一位组长也强调在小组的气候方面要有所认识并要作认知上的肯定。此外，他会时常提出不同的课题，邀请小组成员对小组整体行为和小组过程作出反映。[2]

论及团体咨询，帕特森认为，咨询师主要的功能是开创和安排一个环境，让组员在感到安全和自由自在的情形下，可以自然、实在、真诚和人性化地彼此相交，以至最后能从小组经验中获得助益。至于如何可以达致这功能，帕氏郑重地提出他的信念，他认为治疗师应该致力去建立咨询过程中的基本条件。他首先提出治疗师要花时间让组员对小组有所认识，清楚自己要做的事项，以便减少焦虑和心理威胁。接着，他列举出聆听、接纳、尊重、同感的了解和适切的回应等各要项，强调这些就是促进小组建立和产生成效的方法。[3]

❷ 小组进行咨询前的思考

对一位组长来说，他的理论基础需要相当稳固。汉森等指出理论的重要性有以下两项：协助咨询师了解当事人；为咨询师的咨询行为提供一套技巧。不过，他们表示遗憾的是，到今天为止，我们还没有一套独特完整的团体咨询理论，而不同的咨询学派都将团体咨询理论视为个别咨询理论的延伸。[4]纵然如此，团体咨询并非毫无依据，在工作中，咨询师仍然可以在已建立的咨询理论基础上运作。在研探不同的理论时，咨询师往往有机会对下列的问题有所反省和思考：

▪ 对每一个小组而言，基本的目标是什么？同时，如何可以达致那些目标？

▪ 谁应该决定小组的目标？如何作决定？

▪ 组长主要的角色是什么？组长的思想形态对团体咨询的过程有什么影响？

▪ 在建立小组和决定小组的方向上，组长的责任如何？

▪ 我是否清楚如何可以建立一个具治疗功能的小组？

▪ 组员参加小组后，会出现一些什么改变？

▪ 我是否清楚团体咨询和个别咨询的异同？我为何要采用团体咨询的形式？

▪ 组员的功能是什么？我认识他们吗？基本上，我的人性观是怎样的？

- 组长应该将焦点放在个别组员身上，抑或视小组为一个整体？

- 什么是最有效的技巧？为什么我要采用某一特别的技巧？什么时候该应用？

科里等强调，组长应该很清楚自己所负责的团体到底有着怎样的模式，是教育性、成长性的抑或医护性的。他强调团体的目的和过程都会因模式有别而产生极大的差异。例如，采用成长性模式的组长会很注重增强组员的自觉，帮助他们学习不同的方法和技巧来改善生活；在过程中，会强调自觉的促进，即重视此时此地的经验、彼此的回馈和感受，并会鼓励试验新鲜而具冒险性的行为等。

至于在医护性的治疗小组中，组长通常会很强调改正行为和对症下药的治疗，治疗过程中，焦点往往集中于组员的自我保卫、抗拒和解释等事项。[5]

3 组长的角色和身份

在小组咨询进行的过程中，为了达致成效，组长往往会和组员打成一片。换言之，他的许多行为无异于一位组员。他会表达自己的感受，提供回馈，甚至进行个人分享。对部分经验较浅的组长来说，在这期间，很可能就会出现一些混淆：在小组中，我积极参与，是否就和组员完全一样呢？身为组长，在十分投入的情况下，是否就可以暂时放下自己组长的身份和责任呢？

对以上两个问题，我的答案都是否定的。因为在小组中，无论组长如何投入，他绝对不能忽略自己仍然是组长，承担着组长的重要责任，故此，为了小组整体的发展和个别组员的福利，他不能有丝毫的松懈。一位有专业道德的咨询师，纵然在情绪高涨时，仍然会有所警觉，仍会对事情有清晰的辨认，以免疏忽了自己的责任。在我训练咨询师的经验中，不少学员曾表示，这课题实在不易处理，而其中一位学员就曾经因此出现危机。在一次小组过程中，她相当投入地与组员分享自己情感生活上的波折，当时组员都很留心聆听，但不幸她分享的内容恰恰刺痛了其中一位组员，以致该组员在情绪上出现强烈的震荡。但由于组长过分投入，就忽略了该组员的激动反应，结果因无人留意和处理，该组员在狂哭高叫中不辞而别。虽然事后组长曾设法与该组员取得联络，知道他责怪组长不应该含沙射影，但因为事后才作处理，对方不容她作出补救，这实在令人遗憾。

对于以上的论题，亚隆语重心长地指出，无论治疗师如何成为示范者和参与者，都绝对不应该成为一位完全的组员。他认为治疗师绝对不能放弃自己要维持小组的责任。同时，治疗师通常是唯一从小组整体的发展、群体行动和障碍等角度来看小组过程的成员，因此，他要对小组进行中的一切加倍留心，不容有半点儿失职。[6]

注释

1 Rodney W. Napier and Matti K. Gershenfeld, *Groups: Theory and Experience*, 2nd ed. (Boston: Houghton Mifflin, 1981), X.

2 M. A. Lieberman, I. D. Yalom and M. B. Miles, *Encounter Groups: First Facts* (New York: Basic Books, 1973).

3 Patterson, op. cit., 168-170.

4 James C. Hansen, Richard W. Warner and Elsie J. Smith, *Group Counseling: Theory and Process*，2nd ed. (1980), 14.

5 G. Corey, M. S. Corey and P. Callanan, *Professional and Ethical Issues in Counseling and Psychotherapy* (California: Brooks/Cole, 1979), 154-155.

6 Yalom, op. cit., 94-95.

第五节

❯❯

组员的甄选和小组的组合

在筹备小组的过程中，甄选组员是其中一大要项。组长要清楚小组的性质和形式，以便决定什么人适合参加该小组。在选择组员时，通常负责的咨询师或治疗师都会参考一些原则。例如，期望参加者应该谋求得到帮助，愿意向他人倾诉个人的问题和有起码的能力与其他组员相处，同时无论身体情况和精神状况，都适合参加小组。专业团体亦建议组长在小组进行咨询前要负责作甄选面谈，排除那些不适合参加某一特定小组的人。[1]

亚隆曾经指出，从研究角度来看，在甄选组员这课题上，要建立失败的标准比较容易。相反地，要建立成功的标准，由于要达到全面性，的确十分困难。[2]多年来，学者分别根据临床经验界定了一些人是不适宜参加门诊病人密集小组治疗的。他们包括那些脑伤者（brain damaged）[3]、妄想狂（paranoid）[4]、极端自恋者（extremely narcissistic）、具自杀倾向者（suicidal）[5]、吸毒及酗酒者（addicted to drugs and alcohol）[6]、有急性精神病的人（acutely psychotic）[5] [6]、有社会病态性格的人（sociopathic）[7]。

科里等同意亚氏的看法，认为不易从甄选中预测谁会从小组经验获得助益，但在经验中，却发觉甄选过程的确可以帮助自己去作决定，排除一些无法在小组得益、只会阻碍和破坏小组进程的人。在甄选这课题上，他们也提出另一个可行的方法，很值得我们作参考。那就是让当事人分担部分甄选的责任，进行自我甄选，作出个人的抉择。他们建议组长要对当事人说明甄选会谈的设计是双向的。换言之，在甄选过程中，咨询师和当事人都可以选择对方。此外，他们还提出，小组的头几次聚会可以包含尝试探讨的性质，让当事人参与一两次聚会之后再作出去留的决定。[8]

当咨询师认为一位当事人透过小组咨询能够得到较个人咨询更大的助益的时候，他需要详细向当事人解释小组的设计、功能、目的、运作的情况和对组员的期望等，而参加与否，决定权始终是在当事人手中。不过，由于咨询师和治疗师多少有着权威的形象，他们在作建议之前，应该十分谨慎小心，否则当事人不但不能受益，反而会受伤害。事实上，过去几年在香港的小组运动中，就曾经出现一些令人遗憾的不幸事件。就我所见，总的来说，这主要是由于组长资历有问题和经验不足。再仔细分析，其中一个原因，很可能是组长轻忽了小组进行前的甄选，以致出现无法收拾的局面。在其中的意外事故中，有组员出现精神崩溃的恶劣情况，需要立即送院治疗。

针对以上的课题，我要再一次强调，小组工作对组长有极高的要求，人们不应该随便担任组长，以免误己误人。同时，甄选方面，务必小心严谨，因为在香港，小组运动参与者的背景和素养都相当复杂，其中不乏有强烈侵略行为者、极端内向和害羞者、严重行为失调者，这些使得高素养而资深的专业人员在处理时亦深感困难。至于部分精神病患者，或仍在康复阶段的精神病人，亦往往热衷于参加小组。倘若组长甄选不当，或资历不足，危险性是相当大的。因为纵然一个精神病人可以在特别为精神病人而设计的治疗小组中受益，却不等于他可以在普通小组中得到帮助。记得有一位受训中的咨询师，他轻忽了事前的甄选，在不够周详的情况下，一位刚刚离开精神病院、刚踏进康复阶段的抑郁神经官能病患者，成为他所负责的会心小组成员，以至在小组进行的某一阶段，这位特殊的组员终于无法适应，怀着恐惧不安、愤怒和受伤害的感觉悄然退出，幸好事后有机会作出补救，否则后果可能相当恶劣。

在甄选组员这个课题上，同质性和异质性经常是个富争论性的问题。基本上，主张异质性者所持的是"社会缩影理论"和"不调和理论"，他们认为既然小组是当事人生活社群的缩影，则差异越大，问题的复杂性越高时，当事人才越有充分的机会学习和改变。而且，在异质性强时，当事人在小组中往往会经历不安，因而触发他去行动、改变，以期减轻不协调的程度。而同质性的拥护者所强调的是"团体凝聚力理论"。他们认为无论组员是否继续参加小组，能否得到帮助，都与小组的吸引力有关，故此组长在组合小组时，应该着眼于小组的凝聚性和协调和谐。[9]

就团体组合的几个主要因素（如年龄、性别、社会成熟度等）而言，不同的学者有各自不同的看法。例如在年龄和社会成熟度方面，有学者指出同质性较可取。[10]不过，在我看来，各因素的同质性和异质性很难一概而论，重要的是要针对小组的设计、性质和目标，全面地作出配合。同时，在考虑时，我建议组长应避免一成不变的态度，因为事实上，在小组或任何与人有关的工作和服务中，工作者的灵活性十分重要。故此，我建议大家不妨就个别小组的独特性，作出弹性的处理，以期在适当的组合中，小组能达致最大的成效。

注释

1 American Psychological Association, "Guidelines for Psychologists Conducting Growth Groups," *American Psychologist* (October, 1973), 933.

2 Yalom, op. cit., 159-171.

3 E. Nash, J. Frank, L. S. Gliedman, S. Imber and A. Stone, "Some Factors Related to Patients Remaining in Group Psychotherapy," *International Journal of Group Psychotherapy*, 7 (1957), 264-275.

4 I. W. Graham, "Observations on Analytic Group Therapy," *International Journal of Group Psychotherapy*, 9 (1959), 150-157.

5 S. R. Slavson, "Criteria for Selection and Rejection of Patients for Various Kinds of Group Therapy," *International Journal of Group Psychotherapy*, 5 (1955), 3-30.

6 R. Corsini and W. Lundin, "Group Psychotherapy in the Mid West," *Group Psychotherapy*, 8 (1955), 316-320.

7 J. Abrahams and L. W. McCorkle, "Group Psychotherapy at an Army Rehabilitation Center," *Dis. Nerv. Sys.*, 8 (1947), 50-62.

8 G. Corey, M. S. Corey and P. Callanan, op. cit., 162-163.

9 Yalom, op. cit., 201-202.

10 B. Stertzer and S. C. Stone, op. cit., 365.

第
六
节

小组的大小

在我个人从事小组咨询的工作中，我发觉理想的人数是七至八人。因为这人数不会太多，组长可以全部照顾；而同时人数又不至于过少，在小组相交的过程中，彼此有足够的回馈和支持（小组经验，对组员来说，通常是相当丰富和深具意义的）。可惜，有时在许多限制下，咨询师往往要负责超过十个人的小组，不但自己感到吃力，同时还发觉由于人数过多，沟通不易，小组凝聚力较难形成。这样做还分薄了各人可以运用的时间，结果在问题的探讨和种种的学习上，通常流于表面化，不够深入。至于对个人的问题的处理，很可能也变得草率和片面，小组的效果大大减弱。学者还指出，当小组人数过多时，往往只有那些有力和具侵略性的组员才有机会表达自己，因此对其他人来说，实在是有欠公平。[1]

对亚隆来说，他认为七个人是一个理想的小组。他指出五至十个人都是可接纳的。[2]不过，马伦（Mullan）等则清楚地表示，一个分析性小组的人数应是七至十人。他们相信当人数低于七人时，纵然小组仍可以继续进行，但在活动的数量和交互作用都减少的情况下，大家的满足感亦会因此而较弱。[3] 至于目的是解决问题的小组，则五个人最为理想。学者将五人组和十二人组作比较后发现，人数增多时，不满的情绪会增强，而意见一致的情况亦相应减少。[4] 对于小组的人数多寡，科里认为需要考虑的因素很多，包括组员的年龄、小组的类型、组长的经验、组长人数和所要探讨的问题类型等。[5]

注释

1 L. F. Carter, et al., "The Behavior of Leaders and Other Group Members," *Journal of Abnormal and Social Psychology*, 46 (1958), 256-260.

2 Yalom, op. cit., 215.

3 Hugh Mullan and Max Rosenbaum, op. cit.

4 A. Goldstein, K. Heller, and L. Sechrest, *Psychotherapy and the Psychology of Behavior Change* (New York: John Wiley & Sons, 1966), 341; A. P. Hare, "A Study of Interaction and Consensus in Different Sized Groups," *American Social Review*, 17 (1952), 261-267.

5 G. Corey, M. S. Corey and P. Callanan, op. cit., 177.

第
七
节

专业守则和应有的关注

小组运动的兴起和广泛地受欢迎，反映了现代社会中人们的需要。城市生活中人际关系的疏离令无数人落在寂寞的空洞中，倘若无法处理和适应，往往会导致许多不良的后果。多年以前，加兹达等就曾作出分析，认为由于人类经历疏离以至要寻觅人与人之间的亲密关系，小组的出现，似乎是为他们提供了一个理想途径以达致他们所期望的。[1]而汉森等也很同意这一看法，认为这的确可以为各类小组活动的兴旺作出说明。[2]就个人在工作中的体验而言，我深深认同以上各学者的阐释。不过，想到小组过程的错综复杂，若当事人真正如学者所言，而其情绪需要又强烈时，对于咨询师的专业道德守则，我就觉得需要特别重视。固然，大家都知道，我们在个别咨询中所要持守的守则通常都适用于团体咨询，但由于两者始终有别，故此美国的团体工作专业人员协会（ASGW）一直以来都努力发展各有关守则，以供专业同仁参考。[3]

在香港，由于咨询专业很晚才起步，故此在许多资源上都有缺乏，不过，我相信以上所提及的守则十分值得我们参考。在这里，我只想针对一个问题，将科里的意见提供给各位。许多人都同意，倘若我们要解释小组的显著成效，主要就在于小组实在是一个社会的缩影，其中组员的交互作用，在发展得好的时候，往往十分真实，因此，亦通常产生颇强烈的激荡力。这激荡带来的转变和经验，对许多当事人来说，产生了正面的成效。但我们也要承认，一旦助力不出现，破坏力也应该是巨大的。故此，负责任的专业咨询师，一定要小心避免当事人在小组中受到心理上的伤害。针对这问题，科氏曾经对可能出现的心理危险有以下的论述：

- 对组员来说，他们在小组中处理个人的问题后，很可能会经历人生中最重大的转变，而这转变，可能会给他带来危险。原因是他们所作的抉择经常会导致生活方式的改变，而他们周围的人若不欣赏其转变，不予他们支持，适应会变得加倍艰困。

- 在小组中，由于组员经常会被鼓励作出自我分享，以致透露了个人的隐私，在这过程中，组长要十分警觉，除非肯定组员是自愿作分享，否则千万不要强迫他，否则事后他会因感到羞惭和后悔而退出小组。

- 在大部分的小组中，往往出现种种压力，逼令组员开放自己、坦诚分享个人的事，以及尝试新行为或作出冒险的行为。而在一般情况下，这些行为通常会继续获得正常化。许多时候，小组压力十分强大，以至常演发成一种令人顺应小组常模的微妙控制力。故此，组长要留心，不要让小组错误利用小组压力，同时，要尊重组员的决定和权利，让他们根据自己的步调来处理个人的事。

- 在小组中，有些组员有时会联手对付其中一位组员，这种情况形成了小组的另一种危险，倘若组长不及时介入的话，这种经历很可能对受攻击者产生可怕的效果。

- 在小组中，对质可以善用，亦往往会被错误地使用。事实上，破坏性对质的出现通常形成一种蹂躏性的攻击，组长和组员都需要学习去辨认这种具破坏力的行为，及时防止其出现。

- 无论组长如何多次强调保密的重要性，他始终无法保证小组中每一位组员都会尊重这守则而不将在小组中发生的一切外泄。故此，这一点也成为另一种危险。[4]

近年来香港兴起了各式各样的小组，而团体咨询也是其中的一种，其推广相当快速，而且，照目前的情况观察，还会继续发展，有可能成为咨询发展的主流。由于性质不同，有些小组，例如学校中的团体辅导，重点是预防性和成长性的，主要是作资料的提供。负责这类小组的组长根本不必从事咨询，故此并不需要咨询专业的训练，此类小组活动倘若能普遍推行，相信会有助于促进学校教育的功能。

注释

1 G. M. Gazda, J. A. Duncan, and P. J. Sisson, "Professional Issues in Group Work," *Personnel and Guidance Journal*, 49 (1971), 637-643.

2 J. C. Hansen, R. W. Warner and E. Smith, op. cit., 553.

3 Association for Specialists in Group Work,

Ethical Guidelines for Group Leaders (Falls Church, 1980); Association for Specialists in Group Work, *Guidllines for Training Group Leaders* (Falls Church, 1983).

4 G. Corey, M. S. Corey and P. Callanan, op. cit., 168-169.

第七章 学生
咨询

第
一
节

》》

学校咨询工作概论

🔳 为什么需要学校咨询？

从个人一生发展各阶段的过程来看，青年期是一个人的生理、心理状况，社会地位及人际关系都发生急骤变化的时期。面对种种的变化，青年往往感到难以适应。他们感到紧张、不安、恐慌与紊乱，以致对成年人，对家庭、学校、社会及现存的体制、传统等产生不满及反抗的心理。同时青年要满足许多的需要，才能达到个体的适应。中国文化与西方文化交流冲击下的香港，经济、政治地位特殊，社会架构复杂，青年往往缺乏客观态度来评估问题。在自我意识过强的情况下，他们更易感到现实与理想不符、需要得不到满足，在许多事情上会感到迷失了方向，难以作抉择取舍。他们内心有许多问题需要解答，而将他们的疑难整理综合后，我们会发觉他们是在不断地寻索"我是谁""我是个怎么样的人""我为何要生存""我能做什么""我该如何生活"等问题的答案。

要帮助青年，必须让他们对各种社会体制——包括家庭、学校、社会、国家、环境等——有一个健全的观念，从而促进个人身体、心理、灵性和社会性各方面的健康发展，其中尤其以促进每个人的健全人格和心理适应能力两方面最为重要。而咨询工作就是应此需要而日益重要。其实在学校中推行咨询工作，在民主社会中，是一件极自然的事，表明教育的目的不单局限于知识的传授，亦着重学生个人的成长与发展。

❷ 什么是学校咨询?

咨询是一种专业，除了协助学生有统合地发展，迈向自我实现的终极目标外，在学生咨询工作上有几个普遍认可的中间目标：

- 在学问上奠定稳固的基础。

- 为将来的工作与事业妥作准备。

- 认识自己、接纳自己和欣赏自己，建立健康的自我形象。

- 促进自信，加强自表能力。

- 学习与人发展良好的人际关系。

- 培养独立自主的能力。

- 学习与异性相处，对恋爱、婚姻、家庭有正确的观念和态度。

- 建立明确的人生观和适当的生活方式。

博尔丁（Bordin）认为咨询是一种咨询师与当事人的交互作用，其中咨询师有责任在这交互的过程中，积极地促进与助长当事人人格之成长。泰勒把咨询看作为正常人提供的基本服务，希望借着咨询来促使当事人作出明智的决定，或克服适应方面的困难，而由此产生人格的改变，达致个人的成长。琼斯（Jones）认为咨询是咨询师给予另一个人的协助，使其能作出明智的抉择与适应，并能学习自己解决问题。论及学校咨询工作，彼得斯与法内尔（Peters and Farnell）强调，咨询是帮助所有学生在各个发展阶段获得种种有效用的经验（职业的、教育的、生活的），是一个发展性的历程。而莫腾松与萨尔穆二氏（Mortenser and Salmuller）则把咨询看作整个教育计划的一部分，它提供机会与特殊性服务，好让所有学生能根据民主的原则，充分发展其特殊能力与潜能。

学者们为咨询所下的定义虽多，但根本上包含了协助的意思，大家都认为咨询是一个助人的历程。普遍上也强调了在咨询过程中咨询师与当事人之间关系的建立。而论及学校咨询时，个人的成长与发展一般都会受到重视。

3 学校咨询服务的内涵

最早的学校咨询模式是一种职业咨询的模式，以帕森斯（Parsons）为代表。模式中主要是探讨如何把个人特质与职业要求作适当的配合。随着社会的变迁，学校咨询的概念也因时间而有所嬗演。但不管其间变化如何，传统的学校咨询师仍将工作重点放在测验与资料的提供方面，而忽略了最重要的咨询服务。故此今天应该强调，有效的学校咨询计划中，咨询师应有充分的时间与学生接触，整个计划的焦点，应该不是教育性而是心理性的；咨询的重心是个人。在华人社会中，最初学校咨询是偏重行为矫正的一面，服务往往局限于"问题学生"，而忽略了其他学生；今日咨询的对象应该扩及全体学生，目的是使每个学生有机会获得最大、最充分的发展。换言之，重点不是矫治性的，而应放在预防性与发展性的层面上。

❹ 推行学校咨询时应注意的事项

在中小学内推行咨询工作，应注意：

·咨询是一种专业——咨询工作者应受过适当的专业训练，不但具有咨询的热忱与心志，还要有咨询的知识，懂得咨询技巧，具有实践操作的实习经验。科任老师经短期训练后摇身一变成为咨询师，这纵可应急，却非长远之计，而且咨询的质量和效果，是不容马虎和轻忽的。

·要学校咨询工作推行得有效，有赖行政人员乃至全体教职工的合作——咨询工作能否有效地推行，与教育哲学、教育制度有着不可分割的关系。故在一个咨询计划正式推行前，学校对咨询的看法和信念是基础，咨询师应与行政人员及其他教师有所协调，或提供机会，让他们对咨询有基本的认识，以期日后有良好的合作。

·每位教师都有某种程度的辅助责任——要学校咨询推行得全面而有效，实有赖行政人员与全体教职员的合作与支持，其中教师，尤其是班主任。因为具有客观环境上的优越条件，有较多机会和学生相交，因而可以尽早界定需要帮助的学生，及时提供咨询。在这样的情况下，我相信每位教师都应接受咨询的基本训练，在专业咨询师之策划及协助下，一同推行咨询工作。

·让咨询师能专务本职——学生咨询师的主要工作是"咨询"，

而不是行政杂务、训练活动或资料管理等。故咨询师应清楚自己的工作重点，对时间作妥善的分配。

· 咨询的目的主要是助人自助——咨询师不是以"万事通"的态度代替学生解决问题，而是从旁协助他们。

· 咨询是持续的教育历程——它应该贯穿整个教育历程，强调学生全人的发展，尊重学生的统整性，个人的自由、尊严与价值，是以个人为重心的。且不但关心每个学生当前的福祉，同时也关心他的将来。

5 教师从事学生咨询应注意的事项

○ 对自己

· 肯定咨询是教育历程中不可或缺的一部分，咨询与教育实在是互为表里，相辅相成的。

· 坚守或矫正个人的教育理想，以祈在现有限制下，不但"教书"，更是"教人"，让教育成为一个促进全人发展的历程。

· 不时省察个人所持的人性论是否与教育的本质协调配合。

· 不断研探青少年成长过程中生理、心理的特征和需要，以及当代青少年的意识形态。

· 培育和维持对青少年的爱心、信任、关注和同感。

· 着重个人的成长及专业知识的积累，要有积极的人生观和生活方式，以身作则，好让自己能更有效地帮助学生。

○ 对学生

· 除了在功课上给予指导外，愿意花时间留意学生的生理及心理状态，明白及体会导致他们烦恼不安的原因，提供咨询。

· 灌输正确的性教育，使学生对自己的生长过程，及所经历的危机有明确的认识。

· 发掘学生的潜能，给予发挥机会，并加以鼓励。

· 给予学生过群体生活的机会，让他们学习与同性、异性相处以及沟通。安排或介绍他们参加不同的服务，使他们的注意力能够由自我中心转为学习关心他人，同时亦使他们的多余精力有正确的途径运用。

· 向学生解释每个人都有长处短处，不必与人比较；应学习接纳自己。

· 阐释人生必有不如意的事，每个人都会经历生病、痛苦、失败等，不必把它们看作个人的失败。

· 做事的标准以适合个人能力为度，切勿订定过高的目标。同时，要有勇气接受失败，明白人人都要经历错误与失败，只要处理得当，此等经历往往能提供人生中成长的机会。

· 在思想上，协助学生学习辨别是非，协助他们了解现实，并实际和具体地为前途作打算。

· 加强对社会的认识，探讨社会问题，建立正确的人生观。

· 培养幽默感，使他们对自己的短处、失败能处之泰然，对自己和他人亦无过分的要求。

· 协助学生利用所面对的危机作为挑战，从中学习成长。

在学校运作架构上，咨询乃是学生人事服务的主要一环，它与行政、教学构成学校教育的三大支柱，相辅相成。学生咨询师透过个别交谈，小组或团体活动，通过他与学生所建立的关系，在学生自我了解、自我筹划抉择的学习过程中，或在他们的学业、职业选择、个人成长等问题上，帮助他们运用自身的能力和周围环境可利用的机会来解决问题，从而促进个人的成长。

第二节

学校咨询的主要范畴与重点

1 引言

探究人类历史，我们会发现，自有人类以来就已经有不同的咨询活动，以回应人的需要（Gibson and Mitchell，2007）。若从社会和心理的角度来看家庭、教育、就业、人口、老人、年轻人、休憩活动、性别主义和种族主义，咨询的需求就更加具体（Pietrofesa，1980）。

概括来说，咨询是民主和进步社会因应人的需要和问题而出现的服务，范畴广阔而多元。不过，在我国，虽然咨询已经从早期的治疗和辅救取向的概念，转化为以发展和成长为重点（林孟平，2000；韩楷柽，1987；郑日昌、赵世明，1994；祝新华，1996），但在咨询的范畴和重点方面，却仍然有不少偏差和谬误，结果是限制了学校咨询的效能。以下探讨以学生整合和美好发展为前提的学校咨询范畴，采用全校参与的模式来推行，以期充分发挥学校咨询的效能。

❷ 发展性学校咨询的主要范畴与重点

早在20世纪30年代，布鲁尔（Brewer, 1932）提出咨询就是教育的学校咨询模式（Pietrofesa, Bernstein, Minor and Stanford, 1980）。布鲁尔质疑学校只是关注学生在学业上的发展，并建议将咨询视为教育的同义词。他相信咨询和教育都是为了协助学生做一个更有意义和充实的人，亦强调老师不是只教学科知识，还要教人观念。他这种理念，在21世纪仍然是教育工作者的晨钟暮鼓。尤其是当我们从发展和成长的角度来看咨询时，他所重视的"教人和育人"观念，就是咨询的核心，强调每一个学生是一个整合的人。近年来，学者专家强调提升学生全人发展、生活技能发展和情意教育，这是可喜的现象。故我要强调，学校咨询的目的是朝向学生的全人成长，其服务的主要范畴和重点有十项（见图一）。

○ 发展健康自我形象

一个自我形象健康的人在人生中无往不利（林孟平，2007）。自我形象健康为人带来自我价值的肯定和自尊自信，增强人对生活的适应，亦使人有坚忍力面对生活中的困难和挑战（Branden, 1992）。除了可以使人在求学时间有优良的成绩外（Bryan and Bryan, 1997; Canfield, 1990），自尊自信亦令一个人在事业上有成就（Canfild and Wells, 1994; Branden, 1992）。事实上，自我形象健康的人，无论在学业或工作上，与自我形象偏差的人都有很大的差别（Super, 1963）。此外，自尊自信的人会尊重人、仁慈忠厚、公平而友善，结果，在与人的一般相处——交友恋爱、婚姻、家庭方面——都可发展亲密和谐的关系。既然健康的自我形象在学业、人际关系和事业上是关键因

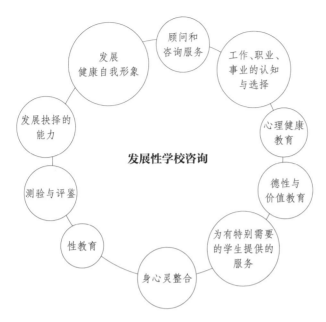

图一 发展性学校咨询的主要范畴与重点

素，而学校教育的主要功能就包括为新一代将来的成人生活作好准备，我们在学校咨询中，应设法协助学生作此基础性的发展，为他们的一生作好最重要的准备。

○ 工作、职业、事业的认知与选择

工作在人一生中占举足轻重的地位。因为工作不仅协助人经济独立，而且往往影响一个人的生活方式、社会地位、时间的分配和社会接触面。而且，工作往往影响一个人的价值、自我形象和生活满足愉快与否。工作亦会为人提供一个新的身份。在正常的情形下，个人往往透过这身份去表达自己、发展自己从而迈向自我实现（林孟平，2007）。故此，学校要透过系统的教育和活动，协助学生认识工作世界和工作的重要，同时，帮助他们在自我认识的基础上，作出配合自己兴趣、性向和能力的选择。事实上，美国学校咨询运动的鼻祖帕尔松（Parson, 1909）指出，学校咨询最早的模式就是协助学生选择职业。

时至今天，生涯辅导已发展成为学校咨询的一个重点。在香港，这范畴最早得到香港教育署支援。可惜，生涯辅导在香港的学校中往往是独立的，始终未能和其后发展的一般咨询作出协调整合。照学理来说，生涯辅导是学校咨询的一部分，二者不可分割。台湾的学校咨询起步早，资源亦较充足，故生涯辅导的发展，相当不错。至于在内地，过去在"对口"政策下，不一定需要生涯辅导。但在现今开放的气氛中，年轻人具择业的自由，生涯辅导的重要性是肯定的。令人告慰的是，虽然整体而言，生涯辅导在内地的中小学尚未起步，但在高校方面，近年已有长足发展。

○ **发展抉择的能力**

人生每一阶段，甚至每一刻都充满了抉择。稍有差错，可能令人生改道，或者，带给人无限的懊悔。而且，许多决定是具时间性的。尤其是现代城市生活节奏急速，人们要有能力和勇气在瞬息之间作出明智的抉择，实非易事。故此，在小学、中学和大学，咨询师和教师要留意学生在抉择能力方面的发展，并作适当协助，以期增强他们当下和日后生活的适应。

琼斯（Jones, 1938, 1951）界定学校咨询为抉择，尤其着重高中的开始和结束，认为那是人生的关键点。他创议的模式，很着重学生在生活中的一些特别危机点抉择能力的发展。固然，琼斯早年强调咨询即抉择的说法未免流于偏颇，唯在21世纪的今天，事物瞬息万变，生活节奏亦极快速，学生往往需要独立在短暂的时间内作出明智的决定。故此协助学生发展抉择能力，肯定是学校咨询需要重视的环节。

○ 测验与评鉴

台湾的学校咨询中，评鉴与测验占的比重相当大。相反，香港的学校咨询，由于资源的限制，发展十分有限。学校咨询服务包括用测验和评鉴等科学方法来研究学生的个别或整体情况，是临床咨询服务的重要部分。不过，有效的评鉴与测验要具备一些基本条件。除了咨询师的专业能力之外，还需要配合地域、社会和文化的测验及评鉴的专业工具。两者都不是容易解决的问题，需要政府提供足够的培训和资源，有系统和全方位的配合和支持。

在一般咨询中，评鉴和测验具有独特的功能。评鉴和测验的最大目的，在于评估学生的性格。其中累积记录（cumulative record）的内容是透过教师、咨询师、行政人员和卫生工作人员收集、组织而成。教师及咨询师通常会用这些资料帮助学生了解自己，辅助学生有效地适应学校环境，而学校亦借此了解学校满足学生需要的程度，作为跟进的参考。至于在生涯辅导和咨询中，评鉴和测验的使用和辅助比重较大。此外，预防和发展性的咨询，亦往往透过评鉴和测验去界定学生的需要，或界定谁是需要施以援手的学生，以便跟进。

○ 心理健康教育

近年来，香港学童自杀频生，引起了广大市民关注。这问题的严重性，不仅只是表现上的自我毁灭，其背后潜藏着来自家庭、低劣自我形象、挫折和失败的沉重压力（Lo, 1993）。从咨询的角度，我们不应该只关注少数有自杀倾向的学生，除了对这些学生进行特殊支援外，对学校里一般学生的心理健康的培育，亦是当务之急。香港不少中学已经关注到学生的心理健康教育，透过不同的活动促进学生个人和心理能力的发展。不过由于种种因素，学生的心理健康教育仍然未得到普遍重视，一般教师通常都忽略了自己在每一天的教学中其实都要肩负学生心理健康教育的责任。令人痛心的是，部分学生自尊受损，或缺乏自信，往往根源于一些教师的言语和行为。故此，协助每一位教师认识自己的角色，承担心理健康教育的责任，是十分必要的。

○ 德性与价值教育

很多咨询教育家相信灵性和信仰是咨询过程中的重要成分，但奇怪的是，咨询师培训往往对此全无提及（Kelly, 1992）。而在实践工作上，灵性和信仰亦通常是当事人困惑和需要帮助的关键课题。倘若我们再从整全的角度来看学生，这重点实在不容轻忽。在学生成长过程中，他需要在精神和灵性上得到适当的关注和协助，以至可以慢慢摸索和发展一套健康的价值观和人生观，作为生活的依据。故此，一个全面的咨询服务，应包括价值教育。我很欣喜香港中文大学于2006年创设了价值教育的硕士课程，这对在学校推展价值教育的教师是一个具体支持。

透过咨询，促进学生灵性发展和探索信仰，不单是宗教性质的。事实上，对于青少年在寻找自我过程中的种种课题，如"我是谁""人生意义是什么"……高效能的咨询师都会在专注聆听中察觉他们这些内心深处的渴求，并作出回应和处理。

○ 性教育

基于文化和社会的因素，纵然香港不少中学设有性教育组，但无论师资、课程及教学成效，都不尽如人意。而且，将性教育独立于学校咨询服务是错误的。既然咨询是照顾学生的全人，我们不可能将这一项对学生成长十分重要的部分与其他咨询活动分割。缺乏了整合性，不但会出现分工的混淆和困难，更重要的是削弱了咨询服务的整体效能。

性教育的内容很广，基本上包括生理、心理的成长，人际关系，婚姻，家庭和伦理观念，交友，约会，恋爱，为人父母，养儿育女，两性角色与身份，性与文化，性与社会，社会性问题如节育、同性恋、性病（包括艾滋病）、娼妓、性与色情、性变态、性差异和性暴力的预防等。单看性教育涵盖了青少年生活的各方面，与他们每天的生活和活动息息相关，就实在需要重视和付出努力。

○ 身心灵整合

学校咨询是否能达致高效能，与参与咨询的同仁的人性观和对人的基本看法、认识有很大关系。从人本的角度来看，罗杰斯否定了心理分析学派对人那种相当悲观和消极的看法。他对人有极大的信心，强调每个人的价值和个人的尊严，亦深信人天生具有一种成长的动力（growth impulse）。对当代在学校从事咨询的同仁，无论是咨询师、咨询教师、一般教师或社工，罗氏的信念实在是一个巨大的挑战。不过，事实上，罗氏和其他人本学派学者的人性观、对人的看法和工作的目的，与学校教育的目的最相似、最协调，简言之，都是在促进人的成长。

在学校中，咨询计划的设计在于我们如何看我们的学生。长久以来，不少人尽心竭力在推动学校咨询，但成效却不成比例。个中原因固然很多，但我要指出的是：一直以来，学校咨询都忽略了学生的整合性。的确，我们必须重视人是一个有身体、心理与灵性三方面的个体。一个健康的学生，其机能和功用是整合的。功能健全而协调的人，其生命才会美丽、快乐而丰盛。简言之，学校咨询的目的，不能偏向于任何一方面，应该在服务的设计上力求平衡，以期可以促进学生的身心灵整合（wellness）。在传统上，学校习惯以全人教育来作表述。

美国心理咨询协会（ACA）在经过长期而认真的研讨后，于1992年明确指出，在心理、精神健康的有关专业协会当中，该会有别于其他专业协会的是它的工作重点，其奠基石是发展和预防两大元素（Myers, 1992）。同时，协会亦宣示，该会的工作范畴涵盖了人的一生。人的出生至老死都是他们关注的重点。而服务亦不仅仅聚焦于处理人的病患苦痛，除了治疗的重点外，更多的关注和服务，是促进人在人生不同阶段能保持身心灵的健康，有佳美丰盛的发展。而文告亦清楚地指出，身心灵整合就是该会工作建基的哲学。

综合有关研究数据与文献，身心灵整合包括以下人生中最重要的范畴（林孟平，2008；Ardell, 1988; Hettler, 1984）：

心理	灵性
身体	智能
自我形象	人生意义
人际关系	工作与事业
闲暇与康乐活动	压力管理

不少学校以全人教育为办学的理想，可惜很少能具体落实。学校咨询工作可参考上述的十个重点，按校本的情况和需要，将适当的内容和活动整合于咨询项目中。若能全部兼顾，会较有可能达致充实而完整的学校咨询服务。

近年来，学生的吸毒、酗酒、吸烟、饮食失调、胆固醇过高和肥胖症等日趋严重，显示学童身体健康问题已亮起红灯。学校咨询宜早日面对这挑战，对症下药，促进学生的健康和对个人身体的爱护；再进一步，配合上文其他九项，真正在学生身心灵整合与健康的重点上作出努力。

○ 为有特别需要的学生提供的服务

近年来，香港的中小学有不少新移民学生入读，他们大多来自内地，其次是南亚不同国家，他们到香港是与家人团聚。这一批为数不少且人数日增的学生，往往有许多学业、交友、家庭生活和文化适应问题。尤其是文化适应问题，中小学的咨询应配合学校其他单位，为他们量体裁衣地提供适当的服务，强化其适应能力，促进其稳定健康地成长。

学校中有些学生是有特别需要的。例如，新移民子弟需要特别咨询服务。另一些特别服务包括为刚升中学的初一学生举办的升中准备活动，为单亲家庭的子女而设的小组，为成绩较差学生开设的咨询小组和为行为偏差者举行的活动等。学校需要调查研究，界定学生需要，然后对症下药。这些特别需要的种类很多元，需有敏锐触觉和科学探究精神，才能具体回应学生的需要。例如，在美国不少大学，近年就经常设有为被强奸的受害学生，甚至是为乱伦的受害者提供咨询的治疗小组。

○ 顾问和咨询服务

在全校参与的咨询模式中，咨询师不仅要与学校其他成员建立良好的合作关系，而且，他还要经常为他们提供咨询服务。这顾问的角色，近年在学校中越来越受重视。不过，要加强这角色的效能，对咨询师的要求就相当高。专业的知识、培训和恰当的经验往往是先决条件。很可惜，在香港的中学和小学担任咨询师的同仁，具备以上条件者并不多，有些甚至连半专业的资格亦欠缺。故此，在顾问和咨询服务需求日增的情况下，政府应该检讨学校咨询人员的培训政策，早日作出改善。

以上十个咨询范畴和重点，有些有清晰分野，但有更多在某种程度上是相互重叠的。这一特点亦显出人的复杂性和整合性。在设计不同的咨询服务和活动时，在弹性处理的同时，亦要有谨慎周详的计划和质素良好的同仁配合。在推行上，全校参与的模式是值得推荐的。下一节会详细介绍全校参与的咨询模式。

海峡两岸和香港在学校咨询工作方面都采纳了发展性的取向，但由于欠缺全面规划，所提供的服务难免有偏差和限制。故此，我提出以上十个回应全人教育的咨询范畴和重点。由于牵涉的内容十分宽广，故在选择咨询模式上和聘任咨询人员时就要更谨慎。图二是回应前文讨论而设计的一个发展取向的学校咨询模式。

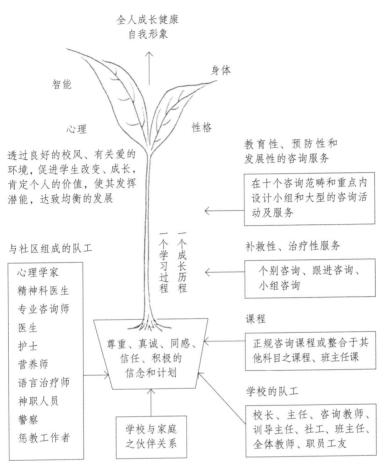

全人成长健康
自我形象

身体

智能

心理　　　　　　性格

透过良好的校风、有关爱的
环境，促进学生改变、成长，
肯定个人的价值，使其发挥
潜能，达致均衡的发展

教育性、预防性和
发展性的咨询服务

在十个咨询范畴和重点内
设计小组和大型的咨询活
动及服务

与社区组成的队工

心理学家
精神科医生
专业咨询师
医生
护士
营养师
语言治疗师
神职人员
警察
惩教工作者

一个学习过程　一个成长历程

补救性、治疗性服务

个别咨询、跟进咨询、
小组咨询

课程

正规咨询课程或整合于其
他科目之课程、班主任课

尊重、真诚、同感、
信任、积极的
信念和计划

学校的队工

校长、主任、咨询教师、
训导主任、社工、班主任、
全体教师、职员工友

学校与家庭
之伙伴关系

图二　发展取向的学校咨询模式

　　图二显示出发展取向的学校咨询模式所需人手的多元和庞大。不
过，正如以上曾提出的，由于人的复杂性和整合性，加上他与环境的
每一个相交都会产生变化的缘故，我们有必要尽量将不同职务的人纳
入队工的队伍当中。

简单来说，这模式中的队工有三种：学校的队工、与社区组成的队工、学校与家庭的队工。若这三种队工组合都能认同全人教育的理想，大家会较容易界定自己可参与和贡献的重点。例如，性教育是咨询主要范畴之一，于是无论是学校生物科教师、伦理教师，或社区里的医生、护士和家庭中的父母，都有各人独特而重要的功能要发挥。理想的是有正规的性教育课，同时，亦适当地将该主题整合于其他科目，由各不同分科的教师配合，协调合作。

❸ 结语

咨询的重点是人。以上建议的十个咨询范畴，有些是因应学生成长历程中自然出现的需要。例如发展健康的自我形象，拥有自信自爱。亦有部分是处境性的，例如新移民学生或初中一年级学生的适应。学校要面对这十个咨询范畴所带来的挑战，绝对不容易，亦非校内资源能单独应付。故此，除了要在校内发展队工合作外，还要与学生的家庭建立伙伴关系。此外，必须善用社区资源，尤其有关专业人士的支援和配搭。不过，认真来说，以上的做法依然未必足够。倘若我们肯正视社会环境、大众文化和政府政策等对学生的影响，咨询师其实还要面对第十一个范畴：要主动积极地成为社会和文化的催化剂。换言之，他要抽时间走出咨询室，甚至走出学校，除了进行公众教育之外，还要能对文化、环境和政府的政策作出适当的批判，并提出改善建议，努力成为塑造社会环境的积极动因。

第三节

》》

全校参与的学生咨询
——以健康自我形象为核心

▌ 引言

现代教育已超越了智能学习的范畴。学校的学习亦不再狭隘地只限于掌握书本上的知识和应付考试。在智能之外，还包括学生的情绪和性格发展，使个人独特潜能得以肯定和发挥。

▌ 香港教育署出版的全校参与咨询指引

1993 年夏天，香港教育署出版了《学校本位辅导方式工作指引》（香港教育署，1993。以下简称《指引》），作为改进中小学咨询的根据。多年以来，香港教育署在学校咨询的推动上倾向于补救性服务，相当关注学生犯规和行为上的偏差，亦倾向于推介行为治疗法的咨询学派。故此，1990 年香港教育署出版的第四号教育报告书中提出全校参与的咨询方式，的确令人惊喜，这也被视为香港学校咨询发展的一项重大突破，意义重大。而《指引》的出现，亦反映了香港教育署在推行此方式上的诚意。不过，香港教育署的有关公文中，将Whole School Approach to Guidance翻译为"学校本位咨询方式"，似乎不很恰当。下文采用"全校参与咨询方式"的中译，会较贴切和传神。

在全校参与的学校咨询中，《指引》强调学生整体发展。同时亦指出，这方式是要得到校长的领导和支持、全体教师的参与，并指出队工、人际关系，积极而人性化的学校气氛和教师关爱态度的重要性。而且，此方式重视教育工作者对学生的尊重、信任和爱护，这亦与一直以来所推崇的行为治疗学派对人的信念的看法大相径庭，实在难能可贵。

适用于中学和小学的《指引》很强调奖励制度。这当然是积极取向的学校气氛所不能缺少的一环，并非全校参与咨询的全部。此方式不免流于粗浅，亦将学生的问题简化。

其次，《指引》是以处理学生问题作为重点，补救性取向十分明显。《指引》开宗明义，着重预防，这和发展性咨询有所违背。相对于中学适用本，小学适用本较重视强化良好行为和增强自我的关系，似较符合全校参与咨询方式的原意。此外，全人教育的意味亦较中学适用本浓厚，队工合作的说明亦较为具体。

整体上说，《指引》的中小学适用本都欠缺踏实的理论基础和全面的阐释。而且，全校参与的咨询方式亦没有一个重点可以对焦。估计学校在推行时会出现极大困难。故此，建基于研究的实证及个人培训和咨询的临床经验，我选择以健康自我形象为全校参与咨询模式的重点，期望在有所对焦的情况下，此模式可以实际有效地推行。

❸ 什么是自我形象?

广义来说,自我形象是一个人对自己的看法。这些看法,是基于个人在不同环境中的经历发展而成。自我形象在某程度上是稳定的,却又不是固定不变的。自我形象会因生活环境的种种因素,包括重要他人的影响而发生变化。概括而言,自我形象有七个特色:

- 自我形象是多范围、多面的。

- 自我形象是层系式的。

- 自我形象是有系统和有结构的。

- 自我形象原则上是稳定的。其中最稳定的是整体性的自我形象;而层系最低者,稳定性最低。

- 自我形象可以与其他重要概念,如学业成就有所区分。

- 自我形象是可以作出评鉴和描述的。

- 自我形象是发展性的,随着年龄增长,层面会加多。(Shavelson, Huber and Stanton, 1976)

自我形象在一个人的生活中占有重要的地位。就学生来说,自我形象会影响他的一言一行。换言之,他是否努力求学?他是否愿意帮助同学?他是否诚实?他能否与他人和谐共处?他在课堂上是否遵守秩序?这种种问题都与他的自我形象有关。研究告诉我们,自我形象健康的人,通常都表现得自尊、自信、自爱和有安全感,他相信自己有能力、独立和享受较高效能的生活。而且,自我形象健康的人,具有很多良好的个人特质和态度。至于自我形象偏低的人,则恰恰相反(Coopersmith, 1967; Maccoby and Jacklin, 1974; Rosenberg, 1985)。

❹ 自我形象的发展

我们最容易让人看到的是整体自我形象。不过，整体自我形象的发展是根源于自己在不同范畴的大小经历和遭遇，十分复杂（见图三）。在自我形象的塑造过程中，最主要的两股力量，第一是来自家庭，第二就是来自学校。在孩子入学前，父母是影响孩子对自己个人价值看法的关键人物。与父母相处的经验，会形成他们看自己是好或坏、美或丑、宝贵或低贱等不同的评价。在入学之后，孩子的生活中出现了另一个评价指标。在学校中，教师所给予的正式和非正式的评核，就成为他如何看自己的另一套指标。同时，他亦逐渐懂得与他人比较，以及根据自己的学业成绩来为自己评定分数。不要轻看孩子年幼时的失败经历。许多时候，一个小小的失败和他人的恶意批评，会令他觉得自己没用和没有价值。倘若成年人没有适当地协助并提供咨询，结果可能会衍生出低劣的自我形象。而这令人痛心的事实，我在咨询生涯中经常看到——一个人在幼年、童年、少年或青年期的失败经验，其伤痛与烙印所产生的负面力量导致当事人形成残缺不全的自我形象，最终甚至摧毁人的一生。

在学校中，孩子逐渐明白自己能力的高低。倘若是高才生，他当然会自信而欢欣；一旦不幸成绩不如人，通常就会导致低劣的学术自我形象。孩子在学校不断以外在的评核标准来决定自己的价值。正如埃里克森（Erikson）的理论所指出的：一个人在求学阶段的特质是"我等于我所学到的"（Erikson, 1968）。从正面角度看，一个学生因自我形象健康而拥有自尊，这会促进他在学校学习的成功（Holley, 1992; Walz and Bleuer, 1992）。

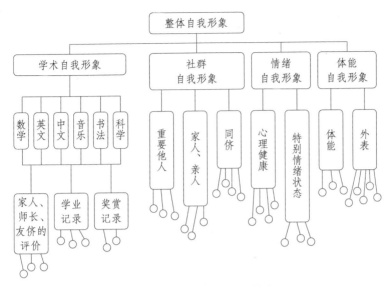

图三　多元多层的自我形象模式

资料来源：Shavelson and Marsh，1986。

　　香港的学生普遍是以个人学业成绩来评核自己的。这反映了香港的学校教育是过分偏重于学业上的成就，而忽略了学生整全的发展，实在有待改善。

　　除了学术自我形象之外，学童的社群自我形象亦在逐渐成形。固然，父母这两位人生中的重要他人对他的态度和看法，重要性居首位。至于教师，在学生的心目中他们往往是位次于父母的重要他人。故学生与教师互动的经验亦会产生很大的影响力。在学校生活中，有些并不聪明的学生，由于得到教师的接纳和体谅，他们会学习接纳自己学术成绩上的限制，同时在教师协助下在自己所具备的才能和特质上努力发挥，结果亦可以发展出良好的自我形象。

在小学的后期和整个中学阶段，无论男或女，学童处于青春期，他们对个人的样貌和外形十分关注。在不稳定的青春期，别人对他们身体的看法，通常很影响他们体能自我形象的发展。除了身旁的家人、同学和老师所给予的评语之外，大众文化中的价值观和信息，亦对他们如何看自己的身体有很强的影响力。

至于情绪的自我形象，其实与前三者息息相关。一个学童在其他三方面自我形象的高低，往往与他的情绪自我形象成正比。而且，他个人的心理状态和心理健康亦往往取决于此。除此之外，学童生活中的经历也可能带给他一些特别的情绪。例如在今天的香港，有许多来自破碎家庭和单亲家庭的学童，家庭的变化很可能带来过多伤痛或创伤性的经历，导致孩童出现抑郁、退缩、羞惭和罪疚等不良的情绪。倘若得不到及时的帮助，恶劣的情绪自我形象就会随之出现。

虽然学童在不同的范畴有不同的自我形象，但各个不同的自我形象并非独立存在。他们会相互影响，甚至出现调节，最终发展出整体的自我形象。例如，一个来自破碎家庭、无论情绪自我形象和社群自我形象都偏低的男学生，因着他在运动场上得到长跑冠军，同时在中文科的作文又得到教师称赞，他不但在体能和学业的自我形象上得到强化，而且相应而来的自尊和自信，会帮助他逐渐提升另外两类自我形象。最终的情况是：他的整体自我形象得到提高。

前文曾经提到，一个人的自我形象具有稳定性。不过，其稳定程度因人而异。不同的人会有不同的准则来选取和结合新经验，对个人的自我形象作出修改。不过，在此过程中，他所选取的经验或资料，通常是那些与自己的自我形象协调一致的（McDavid, 1990）。当新经验出现时，纵使其与原有的自我形象不是协调一致的，若出现的频率高而密，那么经过时间调节，自我形象是会出现突破性改变的。此外，鼓舞人心的是，根据埃里克森（Erikson, 1959）的理论，人类具有一种天性，倾向于发展自己和充实自己，争取达致积极的自我形象，以期可以肯定个人的价值（Combs and Snygg, 1959）。故此，教育工作者要坚信学生本质上的积极向上性。在面对被贴上"冥顽不灵"标签的学生时，我们需要加倍忍耐。要容让他们有时间去处理和克服内在的挣扎和混乱。不能期望一次的肯定和称赞就会令学童对自己改观。再者，随着年龄的增长，一个人的自我形象会越趋稳定。故此，若要协助学生建立健康的自我形象，尽早进行适当的个人和小组咨询更为重要。

5 健康自我形象和自尊的重要性

自我形象健康为人带来自我价值的肯定和自尊。一个自我形象健康的人在人生中无往不利（见图四）。自信令人生出坚忍力，增强对生活的适应，亦有能力面对生活中的困难和挑战（Branden, 1992）。有自尊的人不但相信自己有价值，相信个人的独特性，而且他还相信自己有能力和潜能，往往在生活中表现出可贵的毅力，结果在人生中是成功多而失败较少。而种种的成功感与满足感亦会再强化其自尊，不断地促进人向上与成长。

低自尊的学生往往因循苟且，选择熟悉而容易的任务，或根本上

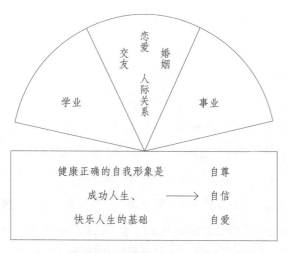

图四　健康正确的自我形象——成功人生的基础

采取逃避和畏缩的生活态度，难以肯定自我。相反，高自尊的学生会倾向选择适当或要求较高的目标，在挑战自我的过程中，其潜能得到发挥，更能看到自己的价值和能力，其坚忍和毅力更支持他达到成功之境，这结果又再一次增强其自信和自尊。在这循环运作的过程中，成长与迈向丰盛实在是自然的结果。

高自尊除了可以令一个人在求学时期有优良学业成绩之外（Bryan and Bryan, 1977; Canfield, 1990），亦可助其在事业上有成就（Branden, 1992）。事实上，自我形象健康的人在工作与事业上的表现，与自我形象偏差的人的表现，有很大的差别（Super, 1963）。前者会选择适合个人性向、能力和兴趣，并具较高要求与挑战的工作。因此，他们在事业上有机会得到发展和获得成就。最重要的是，他们在工作上享受到满足与快乐。至于后者，由于畏缩和缺乏自信，往往会逃避挑战和压力，在怯懦中选一些要求很低的工作，或因循怠惰，在熟悉容易的工作中浑浑噩噩，不思进取。结果自然是在工作中完全没有成就感和满足感，更没有机会发挥个人潜质。至于在事业发展的道路上，他们亦通常不会有机会晋升与发展。另外，因为自信心不足和自卑，他们往往会追求一些虚浮的名誉地位来装饰和证实自己。可惜的是，他们这种选择，或迟或早又会为他们带来失败与挫折，以致个人的自信再受打击，无能感和无价值感再一次增强。

在人生历程中，当一个人的自我形象偏低，缺乏自尊自信时，他会出现许多困惑和错乱。他们对自己的看法会极端负面，强烈否定自己并有严重的自责，甚至会出现自残和自杀的心态和行为。同时，他们也无法与人建立良好的人际关系，无能力计划将来（Wexler，1991）。的确，自我形象偏差的学生，会因其欠缺自信和自爱，局限了他的志向和将来的成就。其中不少甚至成为青少年罪犯（McCord，1978）。有些纵然在求学阶段未出现危机，那颗定时炸弹，总会有一天突然爆炸，最终摧毁其一生。

在人际关系方面，自我形象健康的人会尊重人，仁慈忠厚，公平而友善，无论在任何年龄、任何环境，都较容易与人建立良好的关系。而这一优点，亦令他的社群生活，包括与同性、异性的相处，以及恋爱关系趋于美好。成人之后，在婚姻中，他的这种特质亦令他可以发展出幸福的婚姻。在过往的婚姻咨询经验中，我发现，许多痛苦和失败的婚姻家庭生活表面上有不同因素，深层的根源其实是其中一个配偶，或甚至夫妻二人的自我形象不健康，甚至残缺不全。学校教育有责任帮助我们的下一代为成人生活作好准备。而恋爱、婚姻和家庭，以及前文所述的学业与事业发展，是一个人的人生中最主要的几个范畴，我们更不能忽略。

在全人教育目标下，学校教育的目的是要促进学生身体、心理和灵性的整合和健康。前文所讨论的，说明了自我形象和自尊在人生中最重要的几个范畴的影响力是很大的，故此，负责咨询的教师们要设法和校长、主任，并所有教师与职工，协调配合地在学校开创一个人性化、温暖而和谐的环境，并以建立健康的自我形象为核心，来设计和推行有关的活动和服务（Purkey and Schmidt, 1987; Purkey, 1988）。

❻ 全校参与咨询的基本重点

在现代教育中，咨询是学校教育不可或缺的部分。咨询与教育实在是互为表里，相辅相成，目的都是促进全体学生全人的成长（林孟平，1984）。全校参与咨询的方式，是着重全校的参与，在校长的带领和咨询组教师的统筹和策划下，其他教师和员工予以配合和支援，以全人教育作为前提，在学校中开创一个积极取向、温暖而具支持与关爱的环境。透过不同形式的活动和服务，回应学生的需要和困扰。这模式强调的是预防性和发展性的咨询，并因应不同学校的情况，适当地为全体学生提供补救性和治疗性的咨询服务。所有服务和活动，在设计上都围绕着促进健康自我形象这个核心，以期学生在接受学校教育的过程中，在人生这最重要的课题上奠定良好根基，以至可以稳步而快乐地成长，达致丰盛生命。全校参与咨询方式在推行方面有十个重要的原则，需要参与者的认同和留意。下文逐一介绍。

○ 一视同仁

在个人咨询的培训工作中，我发觉咨询师所持的人性观是影响咨询成效的重要因素。这一点，不但会影响他们所选择的咨询理论，而且直接或间接地影响他们对当事人的态度。要有效推行全校参与的咨询，学校中每一位教职工需要明白和认同，自己不单是以教育工作者的身份与学生相处，同时，也或多或少担负了咨询师的角色，应将咨询的态度和方法整合于不同的教学活动中。在计划推动的开始阶段，校长和负责咨询的教师，应该协助各同仁在他们对学生的信念上作出反思和整理。参与的同仁需要肯定每一个学生的价值和独特性，无论上智与下愚，教师都一视同仁。纵使某些学生的学科成绩和能力不理想，或有偏差的行为，教师仍应以信任、忍耐、尊重与公平的态度来对待，以期协助学生明白各人质素与发展虽有异，却同样受到学校和老师的重视。

○ **积极取向而人性化的校风**

研究显示，若要学生学业有成，学校需要营造一个温暖和安全自由的氛围（Coopersmith, 1967; Briggs, 1970; Samuel, 1977; Borba and Borba, 1978）。要造就这氛围，关键在于学校中全体教职工能否对学生有真诚与关爱、接纳和尊重、了解与同感。上述这几个元素，是咨询过程中产生治疗功能和促进改变与成长的基本条件（Carkhuff, 1969; Carkhuff and Berenson, 1977；Rogers, 1942, 1951）。麦氏更指出我们与学生相处时表里一致的重要性（McGuiness, 1989）。同时，他还鼓励教师在课室中要努力令自己对学生的关注超越传统的学业范畴，在学生的社群及情绪的表现上，争取机会作出增强，以协助学生强化自我形象。

在探讨学校差异的研究中，卢达（Rutter, 1990）发现，不同的学校，其效能的差异，并非是因为其正规课程，关键在于个别学校隐蔽课程的质素。卢氏强调当学校要作出改进时，重点应该放在改善教师对学生的看法、教师与学生的关系和教师之间的人际关系上，以期学校有一种融洽共处的氛围。同时他还指出，高效能学校的特质是能发展出良好的人际关系，而绝非僵硬的非人化操作。在这种学校，教师对学生的管教并非强迫性的，而是重视信任、沟通与民主精神，是促进成长功能的一种介入和咨询。事实上，这种具有治疗功能和促进成长的师生关系，会促进教学效能（林孟平，1984）。在传统上，不少教师倾向于对学生多作批评责难和针对他们的不足与缺失，却较少对学生说鼓励和肯定的话语。在此模式中，既以积极取向为取向，教师就应该在教学过程或与学生的接触中，透过关爱的观察，对他们所作的努力和成就作出肯定和鼓励，这会有助于他们改变偏差的自我形象。要协助学生肯定自己，要强化他们学习的成就，实在有赖包括校长、教师在内的全体职工合力建立一种人性化、充满关爱的校园生活（Purkey, 1970; Purkey and Novak, 1984; Purkey and Schmidt, 1990; Ng, 1993）。

研究告诉我们，父母对婴孩的要求作出积极与关爱的回应令他产生自信和价值感（Givelber, 1983）。在他成长的历程中，持续需要父母对他的肯定和鼓励。而父母恒久的关爱和积极的肯定，会令一个孩子确信自己的重要性和能力。科顿（Cotton, 1983）指出，儿童在小学阶段，人们对他所作的鼓励和肯定所产生的效果会因人而异。倘若鼓励与肯定来自一位儿童所重视的人物，影响和意义就很大。再者，倘若儿童所重视的事物和范畴能获得他人的鼓励或肯定，则影响会更巨大。相反，在他所不重视的事物上，纵然得到称许，影响亦较小。

在香港，望子成龙仍然是许多父母对子女的期望。在潜移默化中，一般儿童和青少年都相当重视学业的成就。此外，纵然有教育工作者慨叹教师地位下降，但整体上，学生依然尊敬教师。研究指出，教师依然是影响他们的重要他人。故此，在学校教育中，倘若学生在学业上得到教师适当的鼓励和肯定，必然增强他的自尊。另外，若教师能探索出个别学生所重视的事物和范畴，对他们所作的尝试和努力，或所达致的成就作出肯定，必定增强这些学生的自我形象。

○ 为学生创造成功的经历

成功的经历会带给人一种成就感和满足感，还会产生一股自然动力，推使人继续向上向前。反之，当一个人欠缺足够的成就感，或甚至从未有机会享受这种经历时，其自我形象会逐渐变得残缺不全，自尊下降而欠缺自信。一般教师，基于本身成长过程中通常较为正面的经历，往往以为所面对的学生，或多或少总会有成功的经历。可惜，在现在香港所推行的普及教育中，事实上存在为数不少的完全缺乏成功经验的学生。一般学生可能是有成功的经验，纵然如此，若我们期望他们健康快乐地成长，他们仍然需要有更多机会经历成功，才可以进一步增强个人信心。至于缺乏成功经验的那群，他们更加需要成年人的帮助。我们要透过关心和爱护，或特别的安排，为因缺乏自信而自暴自弃的学生创造成功的经历。事实上，首次成功的经历，通常会为这些学生带来生命的突破和转折点，效益往往难以估计。

不过，在为学生创造成功经验之前，教师很需要正视自己个人的期望和标准。那些对己对人的要求都高的教师，和那些处事严格、僵化的教师，通常会忽略个别差异的重要原则，而用高标准或同一标准来要求所有的学生。故此，这些教师首先就要改变自己主观和一成不变的想法，愿意在有原则的情况下，适当地就学生的能力和程度弹性处理，并设法诱发其学习动机，助其作出努力和达到成功。

香港的教育制度虽有优点，但每天亦在制造许多"不必是失败的失败者"。事实上，我们有很多学生在接受教育的过程中，频密的挫败和被否定的经验令他们发展出偏低的自我形象，进而影响他们产生失败的自认（Erikson, 1959），变得自卑而退缩，祸延一生。故此，若每一位教师都能在不同的学科教学和有关活动中，为他们创造成功的经历，令他们肯定自己的能力，其积极性的影响，既深且远。

○ 重视队工精神和师生关系

全校参与的学校咨询，如前文所言，要得到校长和全体教职员的认同与支持，大家协调合作才能产生成效。论到队工，许多人往往只讲理论架构和方法，却忽略了教职员间的和谐关系。其实，这是良好校风和校园氛围的基础。当教师与职工对教育理想有某种程度的共识，当教师和职工能彼此接纳、尊重欣赏时，队工凝聚力增强，学校的教育活动才免于机械化与非人化。教学活动能做到人性化，其运作会顺畅和有效。

另外，当大家认定全人教育为学校目标时，师生关系的建立自然成为学校生活的重点。在校园和课室中，不但有智性的交流和学习，还有人性的交流。换言之，师生之间不单在智性上有接触，还在人的层面上有接触。教师不但关心学生的学业，还留心他们的身体健康、情绪和心理健康、灵性上的需要和性格的发展。这一种真诚和充满关爱的相处，会为学生带来一份安全感和归属感。因此，他们不但不会再生活在威胁和恐惧中，反而因着在真诚关系中经历那份被尊重、信任和了解而得以愉快地学习，结果会变得主动投入学习（Rogers, 1983），不但成绩能进步，其自尊亦得以强化（Aspy, 1965; Bedna, 1970）。

在学校中，同学之间的相处是学生发展社群自我形象的重要经历。研究显示，当学生感受到教师的关心和了解、具一视同仁的公平态度、无所偏私时，同学之间的关系就会融洽，大家彼此相爱互助，而在课室中的学习投入程度亦较大。结果，学生不但对自己能力的看法增强，而且也较重视自己是独立的个体（Schmuck, 1963）。

○ 训辅合一

学校咨询的推行很需要与训导有所配合。在香港，部分学校的校规过分着重严刑峻法，以致训导的施行过分负面与消极，不能配合其他的教育活动来产生教育的效能。其实，在中小学，训导是学校教育的重要环节，其一切措施与则例必须与教育的原则和理念协调配合。否则学生会因训导推行的不当而贬抑自我，甚至因自尊受损而产生创伤性的恶果。故此，学校训导的政策和措施，校规的订立与执行，都不能掉以轻心，必须忠于教育原则和合乎人性，严宽适当。

在香港，近年在学校的学生事务工作上有令人兴奋的转变。除了以训育取代训导之外，还有不少学校积极推行训辅合一的模式。有些学校创设了"学生发展组"，将训育和咨询纳入当中，两组人员精诚合作培育学生。

至于学生犯错，有效的训导应着重管教和协助学生改过迁善。在有必要惩罚时，也只限于采用建设性、具教育功能的方法（林孟平，1994）。有越来越多的学校已建立机制配合咨询，根治问题，使学生在犯错后有所改变和学习。当成长的障碍除去后，学生会因此得益，个人成长亦迈进了一步。这工作并不容易，却又绝对是可能的事，关键在于全校教师是否能在教育的前提下正视问题和忠诚合作。

○ **咨询人员的素质**

任何的教学，都受教师素质的影响。在协助学生建立自尊的过程中，学校中的行政人员，每一位教师、咨询教师和社工的自尊程度，亦会影响工作的成效。研究显示（Wiggins and Giles, 1984），咨询师自尊低时，较难有效地协助接受咨询的学生在咨询过程中产生自尊的改进。相反，咨询师自尊高时，则会较容易对接受咨询的学生诱发出较高的自尊。研究者提醒咨询师与教师，应在咨询过程中恰当地示范个人的自尊和自信，以促进受助者的成长。

另一项研究亦显示，要在咨询过程中产生成效，咨询师的高自尊特质是最重要的变因（Wiggins, 1984）。故此，若要全校参与的咨询有好的效果，咨询人员、社工和教师本身的素质，尤其是自尊、自信和安全感的审核，其个人在工作中持续的反思、学习和更新成长，都是不可忽略的要项。

○ **学校课程的配合**

若要有效地推行全校参与的咨询，对学校课程的调整、改革或作出弹性处理是无可避免的。例如，多元的课程，甚至是度身打造的课程才能切合不同特质学生的性向、能力和程度。而咨询班的同学水平较低，若不将课程作出调整，若不尝试进行度身打造的安排，学生如何能追上平均水平？在单一课程的环境下，要为学生创造成功的经验，借以协助他们肯定自我，引发学习、向上的动机和潜能，就只会成为一个神话故事了。

此外，现在的课程往往只注重智性发展，忽略了人的其他重要范畴。故此，学校应努力在可能的范围内，增加协助学生整全发展，包括情性发展的课程。例如在中学通识课程中的"认识自己""我是谁""自我的追寻""接纳自己""自尊的重要性""如何建立自信、自爱和自尊"等单元。令人兴奋的是，随着教育管理部门对通识教育的郑重定位，上述的重点已经包括在香港中学教育通识课中，而且在2009年成为高中必修课程。虽然在初中阶段，课程仍具相当弹性，但期望学校能重视学生成长这一重要范畴。至于小学教师，盼望亦能作出配合，敏锐机灵地将有关课题贯穿在教学的过程中，环绕着健康的自我形象这一重点，努力培育。

○ 订定主题，互相呼应配合

全校参与，顾名思义，有赖全校上下的配合，既要令咨询有效，也为了方便运作。学校的咨询组应联同校长和有关同事，订定每学年的主题。由咨询组设计的活动固然要以所选主题为依归，其他的教师也要设法配合。一个以健康自我形象为重点的全校参与咨询，不同学校曾分别选择了"我做得到""勇闯明天""迈向成长路""知己知彼""尊重生命""亲情、友情、爱情"和"归属感"等主题，作为各校推行此模式的重点。其中部分学校的教师曾积极支持，包括音乐教师聚焦主题创作了全年的主题曲；体育教师肯定个别学生一些体育项目的专长；中文教师在全校作文比赛时，就以该主题为题目……这百花齐放的情形，的确令全校在一学年中能够不断环绕着主题进行学习与活动，有效达致全年所定的目标。

○ 学校与家庭的伙伴关系

无论大学和中小学的学生，都很需要家庭的关爱和照顾。一个儿童在学业上的成功，其父母的参与已一再被肯定是一个重要的原因。故此，学校应致力于与家长建立伙伴关系，以期大家忠诚合作，帮助学生有整合的成长，个人的潜质能够有机会发展（Watkins and Wagner, 1988）。事实上，在每个人的受教育历程中，父母的参与绝非新事。人类早在有历史记载之前，父母就已经在家庭中独自负责儿女的教育（Berger, 1987）。在1960年初期，亨氏（Hunt, 1961）的著作《智能与经验》再次肯定了皮亚杰的智能发展理论，影响当时的家长对儿女智能发展的关注。其后的研究一再验证，父母的参与和家庭背景都与一个人的学业成就有相关性。结果，将家长包括在子女的教育历程中分担责任就成了一个不争的理念。而1965年美国的"提前教育"（Head Start），就是将这理念付诸实行的重要里程碑。

众多对婴孩到高中学生所作的研究，都显示出父母参与子女教育所带来的积极影响。他们的参与令子女的学习更有成效。家长配合学校的要求，在家中注重子女学业上的事务，对学习进步的关心，与儿女日常的倾谈和家居常规的订立等，都有助子女学业上的成功。若家长能在家中进行上述的活动，则不论来自贫穷或富裕家庭，学童在学校的成绩都有显著的进步（U. S. Department of Education, 1986）。

在威氏（Williams, 1984）的大学生研究中，无论校长、教职员和家长都认为家长在学童学习上的参与是重要和必需的。威氏亦积极鼓励学校与家庭发展伙伴关系，以至可以在学童的教育历程中充分发挥功能。在此伙伴关系中，咨询师所担任的角色十分重要。他主动为家长提供咨询，担任顾问和开设特别课程。而家长的反应亦十分积极（Crase, Carlson and Kontos, 1981；Ritchie and Partin, 1994），其中甚至有要求咨询师拨出更多时间来为他们提供教育者（Wilgus and Shelley, 1987）。凡此种种，反映了家长对学校的信任，实在令人振奋。

为了使学校与家庭的伙伴关系能发挥功能，学校同仁需要留意下列各要点：

- 欣赏家长所具有的独特资源。

- 明白家长的参与所带来的不同元素。

- 除了采取有效的方法，更重要的是留心家庭与学校的伙伴关系乃建基于彼此的尊重、开放和平等的地位。

- 建立良好和常规性的沟通。

- 协助家长对他们所承担的角色作出准备。

- 当学生出现问题时，尽量让其父母参与协助（Reid, 1989）。

○ 善用社区资源增加队工人手

这一重点，其实可以说是上一项的延续。换言之，是将学校、家庭的伙伴关系再伸展，成为学校、家庭和社区的三方面伙伴关系。

为了让社区人士知道学校的情况，学校可以印刷一些简单的通讯，提供各类的资料和活动的日期，分发给有兴趣的人。事实上，这往往是一个较减省人力和时间的有效沟通方法。在美国某些城镇，往往有小型的电视台和电台，有些学校争取到该类电视台和电台的支持，为学生在学业上提供指导，甚至是打电话问功课的服务（Berger,1987）。至于在香港，亦有些中小学界定自己是属于社区学校，由于学童大部分来自本区，故此学校在全学年中适当地邀请社区中有关机构和人士参与学校的活动。亦有为社区特设的同乐日、开放日和音乐会等林林总总的活动，包罗万象，学校借此与家长和社区沟通交流，效果亦相当好。

再有就是邀请专业人士支援。例如，有些学校由于教师人力不足，或某方面能力有限，于是邀请专业处理家庭婚姻问题的社工为学生家长开设课程；亦有学校和区内社会服务机构合办学生日营和宿营。至于一些学生问题严重的学校，则安排外展社工进入学校内提供协助和支援。

❼ 不同层次的咨询活动和服务

全校参与的咨询方式推行至今已出现了许多流弊。其中最严重的是，人们误以为这方式只是进行预防性和发展性的咨询，没重视治疗性补救性的咨询服务。当然，当一所学校的发展性和预防性咨询做得好时，学生对补救性咨询的需求会减少，但这并非必然的。有些人则以为，第一、二学能组别的优良学生，理论上不再需要补救性咨询。这看法反映了他们并不深入了解青少年。事实上，即使是学生学业成绩优秀的学校，无论预防性和发展性咨询做得多好，仍然会有学生遇到个别困难，需要校方用个别或小组咨询来作适当协助。学生是成长中的青少年，在面对成长所带来的种种转变、挑战和任务时，总有一部分需要咨询教师、社工或班主任的协助。

具体咨询方面，在中小学，治疗性的咨询可留意下列两点：

· 将改进和发展学生个人的自尊感订定为咨询的核心。咨询师、社工和咨询教师在进行个别咨询和小组咨询时，都适当地以此作为聚焦点。

· 若有机会对全体学生作出自尊程度的评定时，学校应根据评定结果，优先为那些自尊程度较低的学生提供个人或小组咨询。

至于预防性和发展性的咨询活动，目的是协助学生积极有效地面对成长的种种问题和任务（Havinghurst, 1972），发展潜能和建立健康自我形象，提升其自尊，活动可包括：

· 透过教导、讨论和其他组群活动，协助学生明白自尊的重要性，及其对个人日常生活、学习、升学和日后就业的直接、间接影响。

· 运用小组咨询、习作游戏和活动，协助学生认识自己，并对个人自尊作出界定。

· 设计小组咨询，利用班主任课堂或其他适当的时间，与学生探索建立健康自我形象的途径，以期加强自尊，促进成长。

· 设计全校性的奖励计划，对学生所作的努力和成就提供适当的肯定、鼓励和奖励，以期强化其积极的行为并提升其学业成绩。

· 若有可能，各校宜对全体学生的自尊程度作出评鉴，以便清楚学校中个别学生的情况与需要，可于设计咨询活动时对症下药。

· 在课程中设法加入情性教育的单元，使学生除智性的发展外，情绪与性格亦得到适当培育。

· 为家长提供咨询和顾问服务，以及其他特别设计的课程，协助他们在家庭中能与学校合作，共同为改进学生的自我形象而努力。

图五显示出咨询服务和活动的三个范畴。第一类是为全体学生而设的预防性和发展性的咨询。依据年龄针对学生的不同发展阶段，就他们所需要的成长课题，通常指面对成长期困扰而设计的不同类型的活动。第二类矫治性和补救性的服务，则是为部分学生而设的，这部分人数的多少，因个别学校的学生质素和学校环境等因素而有异。第三类为转介咨询，这是特别为学校中极少数有特殊需要的学生而设的。图五亦分别就咨询对象、重点、目的、工作人员和活动形式作出说明。

🎱 全体教师的认同与支援

1990年香港教育署发表的第四号教育报告书，曾就全校参与咨询方式强调了一个重点，即全体教师的参与和支援的重要性（第四号教育报告书，1990）。的确，教师是学校教育中最重要的专业人员，任何学校所推行的课程、教学、活动和服务，教师的支持是关键性的。故此，教师在全校参与咨询所担任的角色和功能，有必要在此详细作出说明。

○ 最前线的观察员

在学校中，班主任或分科教师是与学生接触最多的人。而且，那往往是最前线的接触，也是经常性的自然接触。倘若教师能以关爱的心态来面对学生，实在有最大和最多的机会，透过观察发现与界定学

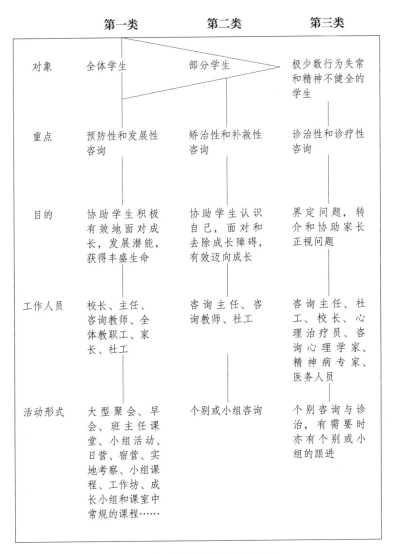

	第一类	第二类	第三类
对象	全体学生	部分学生	极少数行为失常和精神不健全的学生
重点	预防性和发展性咨询	矫治性和补救性咨询	诊治性和诊疗性咨询
目的	协助学生积极有效地面对成长，发展潜能，获得丰盛生命	协助学生认识自己，面对和去除成长障碍，有效迈向成长	界定问题，转介和协助家长正视问题
工作人员	校长、主任、咨询教师、全体教职工、家长、社工	咨询主任、咨询教师、社工	咨询主任、社工、校长、心理治疗员、咨询心理学家、精神病专家、医务人员
活动形式	大型聚会、早会、班主任课堂、小组活动、日营、宿营、实地考察、小组课程、工作坊、成长小组和课室中常规的课程……	个别或小组咨询	个别咨询与诊治，有需要时亦有个别或小组的跟进

图五　不同性质的咨询服务和活动

生的长处与成就、限制和需要。可是，问题往往是不少教师未能认识到自己在这方面的重要性，或者，部分教师欠缺对教育的委身精神和热诚时，这要求就绝对得不到回应了。

我在教师培训中，会设法让教师明白咨询是现代教育的重要部分，令他们认识咨询的基本哲学、理念、态度和方法。同时，亦强调每一位教师在全校参与咨询模式中的重要性。事实上，若教师乐意在最前线作观察，无论从预防性、发展性或补救性的角度来看，都会增强学生咨询的整体成效，意义十分重大。

在全体教师中，班主任的咨询角色和职分尤其重要。"香港中学班主任功能和职责"的调查显示，差不多所有教师都公认班主任制度有重要功能，其中包括协助学生解决问题和促进其成长。近九成教师则指出，班主任的独特地位非任何社工和咨询教师所能取代。原因是班主任经常与学生有接触，他们有较多的机会认识和了解学生，也较易获得学生的信任。的确，任何咨询的方式，若取得班主任的认同与支持，必定会事半而功倍，全校参与咨询方式亦不例外。

既然身处有利位置来接触学生，教师透过观察，若再加上初步交谈，除了自己选择为学生提供协助之外，亦可适当地作转介。事实上，教师是学校咨询组最大的转介资源（Gibson and Mitchell, 1990）。

在一些咨询发展得较佳的中学，一般教师不但会与咨询组同仁建立起适当的沟通网络，同时还经年累月地主动为咨询组找出困难较多和需要个别帮助的学生，作及时转介。有一位中学英文教师，留意到她教的一位高一女学生长期出现抑郁不安和退缩孤立的情况。基于这女学生的英文一向不错，她亦敬爱这位教师，在耐心倾谈中，女学生哭诉近年屡次被父亲强奸的可怕遭遇。在保密原则下，这位女学生经转介后得到咨询心理学家提供的深层咨询。至于其他有关事项，社工亦为她作出适当的安排和处理。

从发展性角度来看，一般教师亦担任重要角色。在一所新开办的中学，初一的班主任在开学不久就已发觉班中的许多女学生出现了情感问题。在深入观察后，他发觉原来同校高一的一群男学生，无论课间休息或放学，都到初一女同学中进行挑逗与邀约，令不少初入中学的女同学出现情绪上的困扰。最后，班主任将情况知会咨询组，而咨询组亦因此在三个星期后，配合社区的一个青少年服务中心，以交友和恋爱为题推出了一连串活动。活动包括全校性的讲座、班主任课堂的讨论、小组和工作坊等，目的是因应学生的需要与处境作预防性和教育性的咨询。而其中有两位初一的女同学，在听过讲座之后主动求助于咨询老师。

从上述两个例子中，可清楚看到教师和班主任能发挥的独特功能。倘若教师不是直接教那位高一女学生，一般而言，咨询教师与社工是无法留意到她内心隐藏的伤痛和羞耻的。至于第二个例子，班主任是充分发挥了前哨的功能，以至咨询组可以及时作出适当处理，否则，一般的咨询组，通常只会协助较高班的同学探讨有关恋爱方面的课题。

○ 学生潜能的发现者

优良的学校教育，其中一个重点，往往是透过不同途径协助学生界定和发展一己潜能。全校参与的咨询，若以建立健康自我形象为核心，全体教师的支持是成功的关键。前文论及学生的整体自我形象，是建基于学业自我形象、情绪自我形象、社群自我形象和体能自我形象（见图六）。在中小学，每一位教师都有很多机会在学生不同的自我形象范畴中作出贡献。例如，不同科目的教师若能就学生所有的成就，甚至是所作的努力，都适当地给予肯定与鼓励，相信学生的学业自我形象会有较多机会增强。

举例来说，有一位小学教师，在他任教的学科中，因他很能接纳和关爱学生，不但对成绩优良者作出肯定，对于资质较差的学生，他都能就各人所作的努力和微细的进步而给予肯定与表扬。结果在他的爱心培育下，全班同学不但可以开心学习，而且在行为、品格和学业上，都有明显进步。另有一位中学教师，她在自己担任班主任的初三班级中，努力就各人所长来作出肯定。她在全年中为自己订立了"每日一明星"的口号。结果在一学年中，数以百计的学生，透过与这位教师的接触，个人的潜能和长处得到起码的鼓励和肯定。尤其令人兴奋的是，这位满有热诚的教师一再强调，自己进行"每日一明星"的行动并不需要额外资源，就凭一颗对学生重视和关爱的心。

咨询研究一再证实，当一个人经历被信任、被重视的时候，所产生的动力，会促使他改善自己，也有力量积极向上，这是令人发展和成长的关键（Delaney and Eisenberg, 1977；Pietrofesa, Bernstein, Minor and Stanford, 1980；Rogers, 1957；林孟平，1994）。教师每天面对学生，也往往是学生人生中的重要他人，实在有许多机会为他们的佳美成长注入一些助力。

每次论及全校参与的咨询，许多教师都指出校长乃整个计划的灵魂。倘若没有校长的认同与支持，根本无法推行。固然，校长的确十

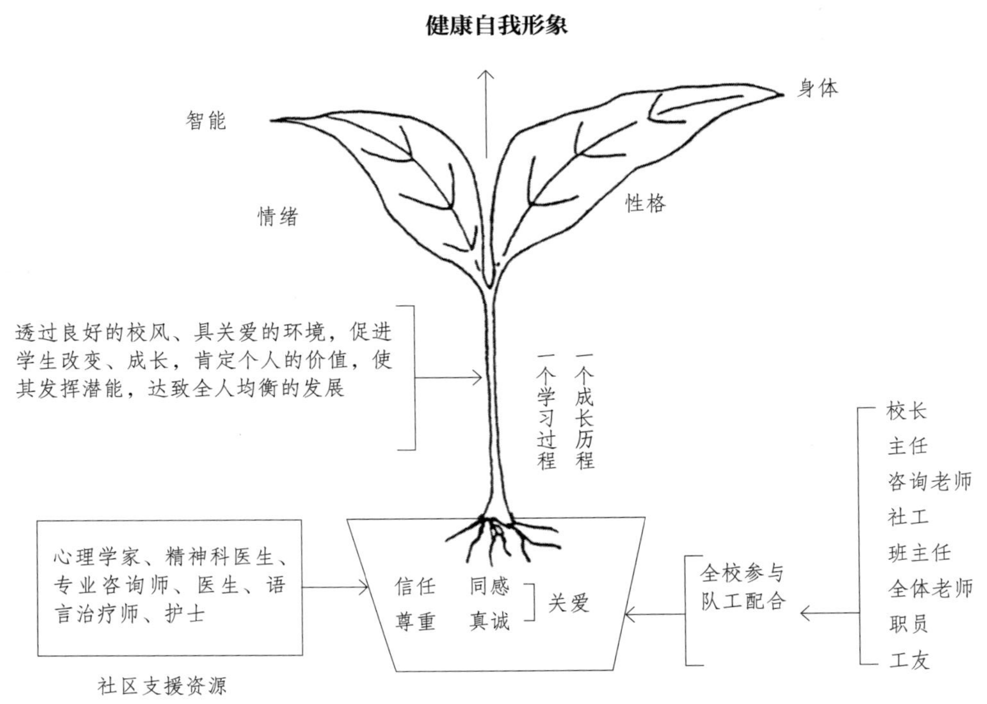

健康自我形象

身体

性格

情绪

智能

一个成长历程
一个学习过程

透过良好的校风、具关爱的环境，促进学生改变、成长，肯定个人的价值，使其发挥潜能，达致全人均衡的发展

信任
尊重
同感
真诚] 关爱

社区支援资源

心理学家、精神科医生、专业咨询师、医生、语言治疗师、护士

全校参与与队工配合

校长
主任
咨询老师
社工
班主任
全体老师
职员
工友

图六　促进学生健康自我形象的咨询计划

分重要，但一般教师的支援也是必需的。故此，在推动的初期，在得到校长赞可的同时，如何作有效的宣传和对全体教师进行适当的教育和介绍，发挥整体教师的队工合作，是十分重要的。

在推行各类活动和服务时，咨询组教师往往需要班主任和个别教师的配合。例如，在一所以"我做得到"为活动主题的中学，在早会中，咨询组邀请了一位教师和一位高年级同学对全校作出分享后，就需要班主任根据咨询组所设计的题目，在班主任课堂中带领全班同学作出跟进。由于大部分班主任都乐意支持，成效显著。至于在小学，亦由于不同学科的教师愿意各尽所长，计划在运作时顺利而有效。其中包括美术教师主动代为选拔同学来分担设计书签和制作壁报的工作。大家不但合作得很愉快，而且在参与和合作过程中，大家认识到学校咨询不是只有补救作用，不是只补救有问题学生，对一般学生，亦具促进其成长的作用。

9 总结

全校参与的咨询，顾名思义，是一个全校总动员的咨询活动和服务。我建议学校选择以"健康自我形象"为核心，致力促进学生整全的发展。整个计划的设计见图六。

全校参与的咨询模式，建基于具治疗和促进成长功能的几个咨询基本条件：尊重、同感和真诚。简言之，就是对学生的一种重视和关爱态度。

第
四
节

⋙

咨询与训导的协调配合

现在中小学的训导［香港中小学有所谓训导（又称训育）教育，有些类似内地中小学德育处的教育活动。——编者注］工作，不能像过去单凭经验或传统方法便可做得好，而是需要各方面的人一起协调、学习，共同摸索一些新的方向去尝试。香港中文大学教育学院毕业的一位教师，曾在一所新的中学任教，学校里有许多不守校规的学生，老师们都感到烦恼。于是这位老师便为这帮边缘学生开设了一个新课程。他和几位志同道合的老师，把校中最顽劣的学生集中在一起，周末时，便和这些学生一同去远足、宿营、看天象等。经过两三个月后，关系建立好了，彼此思想感情都能沟通。课程办了四五个月之后，老师们都觉得这群学生大有进步，在课堂上能专心听讲，有些学科也有显著的进步。现在，有几十个学生主动参加这个活动。这位老师用咨询的理论所设计的训导模式，很值得我们参考。

我们今天看训导问题，需要突破过去许多框框和限制。因为新的时代有新的问题，而在全民教育之下，我们更需要不断去尝试。而其中的关键，在于我们能否正视咨询，正视协调咨询与训导的功能，使从事这两方面的工作的人能够精诚合作。

处理训导工作，第一，除了认识理论之外，个人经验的觉认也是很重要的。教师责骂学生或处罚学生，不一定这学生真的顽劣到正如教师所指责的情形一样。譬如说有时教师的心情不好，就很可能指责得过了头，所以教师的心理健康实在很重要。有一次，我向某个班的老师讲话，我发觉其中一位老师在流泪。后来校长告诉我，我的讲词，触起了这位老师的伤感，因为她的丈夫正和她办理离婚手续。其实老师也是人，每天受到各方面的冲击，本身也被各种问题所困扰，如婚姻问题、婆媳问题、儿女不听教问题、工作调配及升职问题等，往往都会带给他们许多困扰。人的精力与忍耐力都是有限的，假如我们把它分为十份，各种烦恼若消耗了我们精力的十分之八，只余下十分之二来应付教学工作，那就会发生问题了。例如，有一位训导主任本来对待学生是和蔼可亲的，学生也很敬服他，但近来他却暴躁得很，动辄拿学生出气，为什么会突然这样失常呢？校长与他倾谈后，发觉背后有几件突发的家事使他不能像平时一样执行他的任务。为什么我提出这问题来讨论呢？就是为了说明今日训导工作的困难，实在有许多因素存在。一个学生不单受老师的影响，他的父母、家庭、社区环境、社会风气、电视传媒……都不断在塑造他，而教学的效果就更难控制。面对工作的日益艰困，教师需要有良好的素质，且对于工作要能更专注、更投入。这对校长来说，责任会越来越大，除常规工作外，他还要关注到老师们的情绪、心理健康。例如一位年轻的女教师，由于男友要与她分手，正在闹情绪，心情不好，自然影响教学。换言之，在此我提出的是教师或咨询师要着重个人的成长，要有均衡的生活和健康愉快的心境，这样，在执行任务时，就会事半功倍。相反地，如果自身的问题太多，便很难把工作做好。训导工作无疑是艰巨的，但若能在自身方面做好，相信会较为有效。

第二，我们成长的经历，尤其是父母教养我们的方法，对我们今天如何教导学生有很大的影响。在个人的经历中，我的父母极少体罚，他们通常很清楚地让我们众弟兄姐妹知道规则和要求，知法犯法者，就会严正地处罚，对我们无意的错失，却又会有很大的体谅和宽容。故此，虽然他们的管教颇严，但由于赏罚分明，处罚亦很合理，在甘心受罚后，我们会改正、成长。在此我很感谢我的父母，基于他们对儿女的信任和爱护，为我提供了一个正面、积极的"训导模式"。反观不少父母时常打骂儿女，儿女的行为反而每况愈下，结果父母失望、痛心，而儿女的成长亦大受限制。到儿女日后为人师、为人父母时，就会较多采取恶毒的责骂和体罚，实在令人遗憾。故此，我们做老师的，应该对自己有清楚的认识，当我们有较高的自觉时，那些负面的经历就不易影响和操纵我们了。

第三，我想提醒大家，由于全民教育的推行，学生良莠不齐的情况变得更为严重，而其中有问题的学生亦相应增加。许多教育工作者往往摇头慨叹"问题学生"令他们束手无策。固然，我很能体会今天教育工作者百上加斤的苦况，但亦同时希望大家矫正一个错误的观念，因为一般教育工作者所指的"问题学生"，往往包含无可救药的意思，有时更会将他们与犯罪青少年等同起来。但这种观念实在值得商榷。固然，学生是有很多问题，在学校中我们也天天面对许多品学俱劣的学生，但这些绝大多数只能算是"有问题的学生"，绝不能随便冠之以"问题学生"。教导"有问题的学生"，我们会设法对症下药，透过训导与咨询来协助他改变。当我们有机会了解学生后，我们会发觉虽然学生要对自己的行为负责，不过大部分的祸根还是来自问题家庭、问题父母和不健康的生活环境。对于这些受害者，我们岂能将他们归类为"问题学生"而推卸掉我们为人师的责任呢？面对香港的都市化、物质化，面对大众传媒的影响，再加上越来越多的问题父母，学生难教是必然的现象。让我们努力矫正自己的人生观，积极装备自己，以有教无类的精神来迎接未来更艰巨的挑战吧！

近年来不少人在传媒中着意丑化教师，甚至侮辱教师，令教育工作者的地位受到打击。固然，这是令人痛心难过的事。有机会时，我总会尽力保护这专业，设法肯定各同仁的努力。不过，有时面对一些具体的事例，我们就应该谦卑自省，改过与更新。例如，一位朋友告诉我，多年前与他一起工作的一位训导主任，用电击的设计来吓唬和处罚学生。相信除了这极端的例子外，教育界还有不少不良分子，他们的态度和行为，影响了教育界的声誉，也导致学生对训导主任产生了错觉。故此我们每一位负责训导的教师，很需要自我省察，检讨训导的方法——正确的，加以发扬光大；未完善的，加以改进；至于错误的，更应该有勇气彻底改正。

❶ 训导在教育历程中的重要性及其功能

部分教师由于观念的不正确，就否定或轻视学校的训导工作。其实，训导在学校教育中扮演着一个相当独特的角色，是教育历程中不可或缺的一环。它的特色是着重成人的经验和社会的常模与规范，故此往往以成人的经验与价值为出发点，希望协助学生在逐渐成长中学习成人社会接纳的模式和规范。训导通常会偏重外在行为标准的要求，而在学校中这就是纪律与校规的维持了。事实上，训导可以促进道德教化及提供人格积极发展的机会；不过由于是以团体来开展，自然就较易忽略学生个别的差异与发展，这是训导在本质上的限制，无可避免。在学校中，训导最大的功效是帮助学校里多数正常的学生达到社会和文化的成熟，以下我会分四点来阐释：

▪ 帮助学生认识团体及文化所认可之行为，帮助他们认识社会文化中的行为标准。倘若学校中的训导工作做得不理想，整个社会的正常秩序就会遭受影响。故此在学校中我们要训练学生守秩序、集会安静等。这并不如一些走极端的人所批评的是扼杀了学生的自由发展。因为我们不能否定人是群居的，而需要在某种群体关系中生活时，他们就要透过在校守秩序的学习，预备自己在一个社会中的适应。我常在巴士站看见穿着校服的学生争先恐后地上车，也曾一再于音乐会中被一些旁若无人的青少年的谈笑声所打扰，看来我们学校的训导在这一点上仍须加强教导哩。

▪ 帮助学生培育成人品质，让他们认识教育是一个成长的历程。透过教育，我们也不断地预备学生将来成人后可以在生活上作出适应。故此训导往往透过不同的方法和设计，让学生有机会学习自我控制，体谅群体利益，遵守规则，独立自主和忍受挫折、失望等成人品质。例如在学校中一个学生我行我素，那他就要学习认识校规的限制，学习在一些限制中运用一己的自由。现今青少年往往表现得相当自我中心，很情绪化，很冲动，极端者在遭受打击与挫折时就无法面对，走上自我毁灭之途。这些实在是需要我们帮助他们去面对的人生的不完美、不理想，以使他们有能力在许多限制和残缺中仍然健康地面对生活。

- 帮助学生透过实践而把道德观念内在化。学生在学校中要有机会认识健康而正确的道德标准和社会义务的要求，同时，透过活动与实践，将观念内在化，这一点是一个人良知发展的必经过程。可惜有一部分老师和社工持着"无价值标准"的价值观来与学生相处，致令学生的混淆加深。深盼我们正视自己的工作范畴是学校，面对的是一群成长中的青少年学生，我们将一些文化和社会认可的标准介绍或教给他们，在这个阶段是无可厚非且是有必要的。当然，我们也乐于见到他们长大后，不断明智地作出修正，或者有新的选择。

- 学生的判断力和自制力不足，需要外力的帮助。我们不应高估青少年的能力，也需要清楚他们的心态。如今部分父母和教育工作者采取完全放任的政策，发觉效果并不如他们理想的一般。因为事实上中学阶段的学生心中虽然渴望自由、自主，但也同时祈望成人的辅助和指引。故此在学校中适当的规范和管束是会减轻学生心头的焦虑的。当然，年级越高，自由度也该相应放宽。换言之，应逐步让他们自主，让他们学习将外控力变为内控力，在生活上有自律和负责任的表现。故此，我坚信在家需要适当的家规，在学校需要适当的校规。因为这些规矩能够帮助青少年在未有足够能力定取舍时，知所依从。当然，同时还要加上有思考启发的训练，帮助他们明辨是非，有判断和抉择的能力。

❷ 训导与咨询，相辅相成，殊途而同归

在咨询的过程中，人的价值是被重视的，它的重心是个人，强调以全体学生为服务的对象，而目的是要协助学生充分发挥潜质，达致完美的全人发展。换言之，咨询与教育有不可分割的关系，相辅相成，殊途而同归。当然，我现在所指的教育，是具教育理想的教育，也是具有民主社会特质的教育。在这种教育之下，我们深信每一个学生都是一个独特的个体，他有自己的潜质，故此可以改变及成长。同时，每一个学生都有其个人的价值，故此有权利去享受被接纳、被教导和被爱护。无论一个学生的成绩和行为怎样，我们教育工作者都有责任协助他迈向成长，有责任关注他的快乐和福利。

其实，学校开始对每一个学生予以重视，以学生为中心，并提供咨询的服务，是教育进步带来的转变。可惜我们在学校中往往只留意那些优秀或是顽劣的学生，许多在中间的学生却被忽略。一些关心教育的教育工作者就是洞察到这偏差，于是倡导以咨询促使教育的功能能够惠及每一个学生。故此，正式地说，咨询在学校中，首先的工作是发展性的教育范畴内的建立和预防性的工作，目的是协助学生健康愉快地迈向成长；其次才是补救性的治疗服务，就是帮助学生面对生活中的困难和成长中的危机，除去障碍后再重新踏上成长之途。可惜由于时间关系，今天社工在学校中能提供的只是片面的咨询服务（香港中小学的学生咨询工作，主要由香港教育署所聘用的社会工作者来负责），只能主要着手为有问题的学生和顽劣的学生提供服务。而在

这种补救性的工作上，极需要与学校的训导有良好的配合，彼此协调合作，才能产生预期的效果。不过，在现实中却事与愿违，以致严重影响了工作的效率和质量，社工士气受挫，学校对咨询效果置疑，这种情况，务必从速改善。

人是社会动物，是社会中的一分子，故此就必须注意到行为的社会性，生活中就要兼顾权利与义务，以及个人自由与社会责任之承担。香港不少学校的训导工作若能按上述四种功能作重点的推动，情况一定有别于今天。换言之，训导并不是负面的、消极的、严刑峻法的，而是在规范中产生积极效果的。在此基础上，训导与咨询就是在同一目标下，用不同的方法来促进学校教育之功能，完全不会出现彼此排斥的现象。事实上，训导与咨询各有独特之处，但也同时有限制，需要互补所短以带给学生全面的帮助。通过下表我们可以较具体地将两者作一比较：

训导	咨询
肯定社群的重要	肯定个人的价值
维持社群的秩序、纪律	在责任中善用个人的权利与自由
协助个人于社群中作出适应	促进个人全面之成长
偏重外在行为	全人的关注
重整齐划一	容纳并重视个人之独特性
从外而内	从内而外
抑制性、约束性	启发性，注重自觉
重外控力的培育	重内控力的培育
集体而公开	个人而保密
具法治精神	重情、爱、体谅、宽宥
管教加上惩罚，故较消极	管教中重自律，故较积极

一个学生犯事，训导主任正常进行管教，甚至正确地进行惩罚，是无可厚非的。可是，由于时间不足，训导主任或老师往往未能作进一步跟进来处理学生受处罚过程中产生之负面情绪，如惊惧、羞愤、自疚、自贬、反叛、敌意、自暴自弃和消极逃避等。若能有社工或咨询师从旁加以教导，透过关心、忍耐、信任、体谅和接纳，该可以进一步协助学生从记取教训中获取一个成长的体验。故此，深盼在学校中负责训导和咨询的人，都能努力促进沟通，透过对话使彼此有更多的接纳、体谅与欣赏，以至在教育工作上可以协调合作。故此现在我想和大家再探讨几个关键性的课题，包括惩罚和管教的比较，认识学生犯规的原因和如何运用惩罚等。

🛽 惩罚与管教的比较

惩罚（punishment）	管教（teaching）
本质： 犯错后之惩治，学生学习承担自己行为的后果；但这是相当消极的处理错失的方法	**本质：** 针对错失行为作规劝，协助学生学习承担行为的后果，明白犯错的因由和探索改善之方法；并协助学生学习此后谨慎处事
只注重已发生之过错，作事后的补救	注重将来的正确态度及行为
具阻吓力，往往要求学生作出补偿	预防性及教育性，往往防患于未然
运用外控力，以外在之规律控制行为	重视培育内控力，弃恶择善
只重压抑，没有积极的功能协助成长，而且，不适当的惩罚往往对负面思维产生增强作用	训练学生慎思明辨，是积极的，乃达致成长之重要助力

惩罚（punishment）	管教（teaching）
教师的心态： 沮丧、失望、泄愤、无助、敌意、挫折感、失败感、无能感、消极、冲动、对学生不信任	教师的心态： 关心、启导、辅助、信任、忍耐、期望、宽恕、积极、诚恳、了解、同感、体谅
学生产生的情绪反应和心态： 感到被否定、自疚、自贬、惊惧、消极、敌意、反叛、自暴自弃、不信任、怀疑、绝望、无助、对自己失却自信、自尊受挫损	学生产生的情绪反应和心态： 被接纳、被了解、被尊重、产生安全感、悔过、遗憾、难过、自制、自律、信任、激励、肯定方向、进步、进取、负责

4 认识学生犯规的原因

若要防止或处理学生越轨的行为，该先行明了他们犯规的原因：

▪ 学生在学校里遭受挫折或失败，情绪不安宁，故此要以不同的行为与途径来发泄。至于受挫折之原因，可能是成绩低落，追不上功课，故上课时捣乱；可能因被同学排斥，故此故意地向同学报复；可能是要对一些措施作出抗议，或因教师处罚方法太严、自己太不受尊重而表示不满。

▪ 对学科缺乏兴趣，或感到教师教课沉闷无意义，故此要自己做点儿有兴趣的事，如看课外书或捉弄人，以作调剂。

▪ 不少学生无法从正面的标准获得注意时，唯有透过犯事、犯规来获取负面的注意，以此来肯定自己之重要和存在。追究起来，犯事的目的就是在寻找自己和肯定自己。

▪ 学生在家庭或在校外有不愉快和伤痛的经历，在无从处理的情况下，唯有将所有的不快和郁闷带到学校中，这些积郁有如定时炸弹，偶一"碰撞"就会爆发，而所谓爆发，就是用各种越轨行为来发泄心中的不快，常见的是打人和犯事捣乱。

▪ 过多、过于烦琐或不调和的规则会令学生产生混淆，无所适从，甚至犯规。此外，一些不协调的情况，例如，在同一所学校中，不同的教师所施用的规则和惩罚差异过大，亦会令学生产生混淆和不满，以致作出不适当的行为。

▪ 学生因无知而犯规，或无心而误犯校规。

▪ 部分学生为达到某种个人目的而甘冒犯规之险。在此原因下犯规很多时候是渐进式的，先行试探规则执行之严与宽，看看是否有弹性。

▪ 学生对成人、对学校有所不满，却又不懂循正当的途径争取改善，也就只好以犯规来表示反对、反叛，向成人和权威挑战，试图达致改善和改进。

5 如何运用惩罚？

很不幸，香港现行之训导往往缺乏积极的指导；而整体性的教育功能，亦缺乏人格的感化。学生犯错时，似乎唯一的处理方法就是惩罚。固然，我同意学校应该设有适当的惩罚，但我们要小心，要是惩罚不当是会产生许多流弊的。因为基本上被惩罚是一种负面的经历，是一种令人相当羞愧的经验，一旦处理不当，易使学生产生怨愤，乃至产生反叛和极端的回应。此外，更重要的是，惩罚容易令学生丧失自尊和勇气。其中恶劣的例证，包括学生因此而否定自己，从此无法接纳自己和建立自信，极端者甚至会有自我毁灭的行为。

⑥ 要建设性地运用惩罚，应留意下列各点

▪ 基本上教师与学生在平时要建立良好的师生关系，一旦要运用处罚时，学生能明白教师的出发点是为学生好，是期望他改过成长。

▪ 先检查一下自己当时的情绪状态，也问一问自己为何要对该学生进行惩罚，以免是因为要发泄自己的恼怒而处罚学生。

▪ 应该让学生预先知道什么是不良或犯规行为，应先让他们有机会了解规则和犯规的后果。而在处罚前要让他知道错在何处，在他心服口服后，才施予惩罚。

▪ 应该让学生知道什么是正确的行为，什么是较好的行为。换言之，我们要教他处理事情的正确方法。例如要让他知道，当他要达到某一目的时，什么才是被容许和被接纳的方法。以免他被罚之后，仍不知道怎样做才好。

▪ 处罚的严厉程度应适中，以期产生警醒作用，帮助学生改过。因为过严的处罚可能会令学生觉得羞耻，甚至无地自容，丧失改过的勇气，结果依然故我，甚至变本加厉。

▪ 在尊重每一个学生的价值和尊严的大前提下，我们不要以杀一儆百的心态，在大庭广众之下处罚学生，而是要在秘密的地方施罚。因为学生虽然犯事，却仍是一个人，而且是我们的学生，我们不能因他犯事而不尊重他是一个人。故此，切忌将学生的过错私下转告他人或在教员室公开宣扬，以免学生因当前的错失而令所有教师对他产生成见。而事实上，我们处罚他的目的并不是让他没有翻身的机会。

▪ 处罚要有意义，要有建设性的功能和补救的作用。例如，可要

求学生赔偿他破坏和私自偷取了的物件；切忌抄书、抄校规、抄《圣经》，免致令学生对学习和学科产生厌恶。

▪ 处罚要公平，一视同仁，不能轻此重彼。

▪ 教师本身要有原则，持之以恒，令学生容易适应，容易依随指导处理自己的行为。此外，在一所学校中，全体教师应有协调，采纳一致的途径和原则，这样才较易获得学生的信服。同时，处罚要尽快执行，以期能及时制止越轨行为再次出现。

▪ 由于处罚往往只能制止不良行为，补偿错失，故适当地辅以教导和咨询才能帮助学生培养新的行为，使他们有成长的表现。这虽然是最后列出的一点，却是最重要的一点。

⑦ 咨询和训导配合的建议

在香港的中小学中，教育工作者对咨询缺乏正确观念，以致咨询工作未能适当地发挥功能。同时，从事咨询的咨询师、社工或教师，往往亦对学校的训导工作有所误会，结果导致许多流弊，而学生亦未能充分享受应得的帮助与福利，这实在是一个值得大家反省和关注的问题。我深信当咨询师和训导者清楚彼此的功能后，应该可以共同作出研探，寻求实际可能的合作方法和模式。盼望学校能视咨询师和学校社会工作者为学校大家庭的一分子，设法协助其适应，把他们纳入学校架构，并给予实质与精神上的支持，从而加强这些生力军对学校教育沉重的负荷所能带来的支援和助力。论及咨询师和社工在学校训导中的配合与分工，我对咨询师与社工的参与，有以下的建议，可供参考：

○ 参与或出席训导组会议

其目的是了解校内学生生活和训导的情况，并在有关课题上，从咨询立场提出意见作参考。例如，在校规之订定和修正过程中，若能加上从咨询的角度来看各规条，相信是更合理且更合乎人性的，同时，亦可避免日后学生对校方许多不必要的误会与怨愤。

○ 协助处理复杂的个案

现在许多学生问题和问题学生的背后，都极可能有一个有问题或病态的家庭，会见家长或家访等由社工来承担比较适宜。同时，透过深入的咨询，社工往往能协助一个问题学生改过、更新与成长。

○ 辅助与教导学生接纳并服从学校的规章

在社工推行的预防性和教育性工作中，小组或各类活动往往可以协助学生认识社群生活的特质，从而自觉地在学校生活中作出适应。

○ 协助推行家庭生活教育和德育

社工的专业知识，能帮助学生正确地面对青春期生理、心理的困扰，同时，也可以协助训导组在德育上有相当之承担。

○ 帮助校方人员，尤其是训导组，了解学生的需要和认识处理问题的方法

同时，在有关课题上，可作为训导组的咨询对象。

○ 搭建学校与各种社会服务间的桥梁

这可以填补学校服务不能满足学生需求之处。

○ 协助校方在教鞭与爱之间寻求均衡

希望能建立一个更良好和谐的学习环境以促进学生全人的发展。

第
五
节

>>

生涯辅导教师的角色与训练

透过工作，我们尝试在成人社会中建立满足愉快的生活。而事实上，工作在人的一生中的确重要，因为它往往决定了一个人的收入、生活水平、社会地位、社会接触面、时间的分配、个人的价值和生活的满足愉快与否。若我们再深入剖析，会发现当一个人踏入成年阶段后，工作会为他提供一个新的身份；在正常的情况下，个人往往透过这身份去表达自己、发展自己和达致自我实现。

不过，很可惜的是，人们很少有机会在工作中获得充足的快乐，更遑论借此促进自我实现了。就专业人士来说，情况可能不太严重，但对其他的人来说，越来越少人可以透过工作获得个人的满足，去发掘和肯定人生意义。

❶ 生涯辅导的重要

在学校中推行生涯辅导，目的是帮助学生选择适合自己的工作，使其将来在社会中扮演积极有意义的角色。同时，透过适合的工作，学生个人可以得到充分的发展，发挥潜质，迈向丰盛满足的人生。根据这事业的目的来看时，我们会发觉生涯辅导与教育是殊途同归的，两者实有不容分割的关系。

生涯辅导，当初是因社会与工作的日益繁复带来的挑战而产生。时至今日，随着都市的现代化和科技的发达，工作的种类和行业的众多，更为惊人。如美国的职业名称字典（*Dictionary of Occupational Titles*）就列举了超过两万种不同的职业。[1]固然，对工作不满的人，很需要换一份令他快乐的工作；不过，基于种种因素，即使那些享受工作的人，在人生中也会多次换工作。美国政府曾作出估计，在20世纪80年代，美国人平均会换工作十二至十五次，而事业的改变，亦高达四至五次。[2]面对五花八门的工作，年轻的学子出现困惑是可以想见的。面对社会及当代科技的急剧发展，如何协助学生在择业上有明智的决定，如何协助他日后在生活中有能力面对日新月异的工作世界，在职业、事业上有能力随时作出适应，有能力重新作抉择，是今天的生涯辅导不可轻忽的一环。

不少人误认为生涯辅导是替学生选择工作，或是协助学生选择工作，这是有待矫正的。事实上，生涯辅导有更高的目标，是协助学生在职业上作抉择，探索出一个终生的事业。在人生中，每个人都需要建立一个健康的职业自我形象，而一个人在事业上成功与否、满足与否，往往取决于他是否能在所选择的工作中发展和实现他的自我形象，享受他所选定的一种生活方式。当一个人事业触礁，例如失业或事业发展中出现力不从心的现象时，他往往会对自己的价值和身份产生疑问，甚至在人生意义和人生目的这些重要的课题上也会出现极大的危机。

教育的目的，是要培育一个人有美好的发展与成长。在中学阶段，学生都在经历不同的成长危机，其中最艰巨的一项，就是身份危机。从上述的论点来看，生涯辅导在学生自我认同的过程中毫无疑问是会扮演一个重要的角色，能够协助学生寻觅和肯定自我，让他们可以健康、自信和愉悦地踏进成人阶段，迎接成人所要面对的新挑战。而其中主要的挑战，就是经济上的独立和事业上的发展。

❷ 生涯辅导模式的改变

早期的生涯辅导模式，只注重确定人的才能，然后让每一个人因他的才干而予适当的工作配合，重点是指导学生找出他们最有可能做得成功的工作。但到了20世纪60年代末期和70年代初期，这种模式已渐渐被一个发展性和教育性的生涯教育（career education）所取代。生涯教育强调这教育应遍及每一个学生，而且越早推行越好。理想来说，从幼年入学，这项教育就可以开始。这项教育应成为整个教育中的一个重要环节，统整于学校教育中，可以混合于其他科目中，甚或可以作为一门独立科目。这股新的改变动力也影响了生涯辅导教师传统的咨询角色，主要是产生了一种新的会谈方式，焦点不再是指导，而是真正的咨询。在观念上，过去大家相信一个人年轻时在工作上所作出的选择，就会决定他一生的路向，但近期择业咨询被看作一个"生涯教育和发展"的过程，是持续一生的，观念较前拓宽了。[3] 除此之外，在择业过程中，强调工作要与一个人的自我形象协调，要有个人发展成长的机会，故此在咨询过程中，咨询师要协助当事人，在认识工作世界之外认识自己，同时要学习随时有能力对自己和自己的生涯作检讨、衡估和必要的改变。

导致这种改变的原因何在呢？

金兹伯格（Ginzberg）、休珀（Super）和蒂德曼（Tiedeman）等几个近代受到重视的学者，都在他们的生涯辅导理论中采纳了发展理论作为基础。[4]例如休珀建立了一套职业发展理论，要点包括一个人所要经历的不同的职业人生阶段、职业成熟、从自我形象到职业的自我形象和生涯模型四大项。他重视一个人的生涯发展，视之为一个人统整发展中的一个重要环节。[5]

而金兹伯格的"职业选择理论"，实际上也是一个"职业发展"理论。在他的理论中，他认为一个人随着年岁的增长，会经过不同的却又彼此相关联的阶段。其中人的价值观、现实环境、心理因素、教育机会和个人的成就等，都一一影响着这过程的发生。同时，他不同意生涯的决定是人生某一特定时间所作的唯一选择，他以为那实在是一个过程，在那过程中，个人是随时可以作出修改，作出新的抉择的。[6]

至于蒂德曼的理论，是主张透过分辨和统整的过程，发展一个新的生涯的自我。他认为生涯发展主要是决定一个工作的方向，是一个持续不断的心理社会性的发展过程，而在这过程中，个人可以渐渐建立一个生涯的自我身份。[7]

3 生涯辅导教师的角色

以下我尝试从两方面剖析生涯辅导教师的角色：

○ 他是谁?

原则上,他是学生事务组的一个专业成员,基于咨询的民主教育哲学与信念,他重视每一个学生的价值和独特性。同时,他把学校的功能看作一个民主的结构,目的是尽力帮助每一个学生在教育历程中获得最好的发展。而他的工作,如其他教师和咨询师一样,主要是透过不同的咨询服务和资源,协助学生对生涯、前途和人生目标,以及当前的需要作出明智的决定,以祈迈向美好的发展与成长。在学校中,一方面,他有既定的工作范围和特别的任务,独立地承担和推展,另一方面,他也在许多其他工作中和学校其他成员协调合作。

○ 他做些什么?

生涯辅导教师主要是进行个人或小组的生涯辅导,面谈是最普遍的形式。

其次,他的工作主要包括:

• 致力发展集体性、全校性的教育活动,推动和提高学校在生涯教育方面的功能;

• 提供升学和就业的资料,参与工作的安排;

• 评鉴与测量;

• 参与学生家长的咨询或会议;

• 参与学校行政人员及教师的会议,以及担任咨询人;

• 训练及督导非专业咨询师,协助推动有关活动;

• 研究学生的需要及服务的有效性;

• 社区关系的建立。

近年来，生涯辅导教师的角色已有了转变。就如上文列举的工作，已可看到生涯辅导教师要走出咨询室，去接触学生，去找出问题的症结所在。卢森（Rosen）更强调咨询师要主动到社区中搜集有关资料，结识各有关行业的人士和工会领袖，同时也运用自己的专业训练和知识来鼓励工商领袖改善劳工福利，发展实际而又适当的就业机会。[8]换言之，他认为生涯辅导员不应满足于帮助学生应付现有的困难和安于现状，而是应该主动外展，成为社会改变的动因（social change agent）。

❹ 生涯辅导教师的资格与训练

寻求生涯辅导的学生，固然多数有择业的急切需要，他们需要有关工作的资料，要知道教育和受训练的机会，要认识各项工作的性质和要求，但更多学生需要获得有关自己的资料。例如，他的长处、短处、潜能、性向、人际关系与价值观等。故此，生涯辅导教师的工作性质在许多方面与其他咨询师是相同的。所以他们在基本上也要有一般咨询师的训练。另外，他们要再就生涯和工作的独特范畴加强训练。严格来说，生涯辅导教师若要在学校推动生涯教育，就要在下列三方面有充分的准备：

○ 认识工作世界

在生涯辅导发展较好的国家或地区，我们较容易从不同的途径获取各行业的资料。可惜，由于生涯辅导在香港仅处于萌芽阶段，欠缺完备的资源可供参考和应用。这固然是一个限制，但从另一角度看，经同业多年来的努力，我们的职业资料整理，已有初步的成果。当然，我们仍需要在已有的基础上，再参考各先进国家或地区已有的成就和经验，继续努力，以祈整理出一套完备的香港适用的职业资料。

在现今的限制中，相信咨询教师仍需要透过不同的方法，尽量认识各行各业，充实自己。我们起码要有能力指导学生到适当的地方获取有关资料。除此之外，在咨询过程中，我们要对各行各业有以下基本的认识：

- 工作的性质；

- 个人资历的要求，包括能力、兴趣、技巧、经验和体能的要求；

- 需要何种训练，何处提供训练，训练时间和费用等；

- 有没有教育、性别、年龄、宗教、体能的限制；

- 工作环境和时间；

- 起薪点、薪酬进度和福利制度；

- 工作对个人生活的影响，例如假期、工作制度、超时工作与工作地点等；

- 晋升和个人发展的机会。

○ **认识接受咨询者**

专业的生涯辅导教师，有基本的心理和咨询基础，对青少年心理及成长等亦有一定的认识。此外，他们常常会应用不同的测验和量表，以便协助学生更准确地认识自己和对将来有较准确的计划。这些评鉴与测量的工具包括学能、成就、性向、兴趣、性格和特别才能等不同的角度，而这些测验的应用与分析，都需要特别的训练。

○ 有能力协助学生作出生涯抉择

生涯辅导是咨询中一个特定的范围，拥有自己的理论学说基础和咨询技巧。故此生涯辅导教师对各派理论有所研习，从而建立一个巩固的理论基础，是很有必要的。有了这基础，就要尝试进一步作技巧的训练，而实习和实际的工作经验，也都是不能缺少的。

要从事有效的生涯辅导，要有效地在学校全面进行生涯教育，就需要工作者有充分的准备，较完善的训练课程通常会包括下列各项：

• 青少年成长；

• 咨询导论；

• 咨询理论与技巧；

• 团体咨询理论与技巧；

• 生涯教育的历史和哲学基础；

• 生涯发展理论；

• 职业资源的运用；

• 咨询实习（择业和教育问题的咨询）；

• 统计学；

• 评鉴与测量；

• 生涯教育课程的组织与编订；

• 在生涯教育场所的实习。[9]

5 全面的培训

在工作范畴中，提供资料是香港的生涯辅导教师做得较好的一环。但由于许多教师缺乏适当的训练，再加上缺乏学校行政方面的支持，对大部分学校来说，连这最基本的工作，亦未能做到，实在难以称得上生涯辅导。[10] 要解决这问题，有赖于各校行政人员衷心的支持，具体给予生涯辅导教师较充裕的时间来执行任务。而全面的培训更是刻不容缓的要务，切切影响这工作在香港的发展，以下我会从几方面作出论述：

○ 良好的甄选，认识教师本身的重要

在咨询过程中，咨询师本身是影响咨询成效的最主要因素，他的咨询知识和技巧固然重要，但更重要的是他这个人本身的成长。[11] 生涯辅导的目的之一是希望学生将来在事业上能获得成功，除了我们经常关注的要点外，教师要注意培育学生对工作正确的观念与态度，例如对工作的承担、承诺、热忱、勤恳、忠心、敬业乐业和职业道德等。不过，在培育学生们这些信念和特质之前，教师本身对工作、对生活的态度如何实在是个中关键。故此，学校对生涯辅导教师的委任聘用应该是选贤任能，绝对不能基于任何偏差的理由和标准马虎了事。人才是否适当会严重影响工作的效果。这是因为在一个咨询关系中，咨询师往往被视为典范。我们该注意，在生涯辅导中，我们协助学生选择的不只是一份工作（job），也不只是一个职业（vocation），而是一个终生的事业（career）。前者通常只是一种谋生的方式，后两者却具有不少其他的特质，如责任与承担，而在事业的层面，就更可能加上理想、承诺和使命感。工作中具有这些特质，能为我们的生活带来目的与意义。就从词义上来看，已经可以认定，进行生涯辅导对教师本身来说实在是一个挑战。故此，良好的甄选是不容忽略的。

○ **对生涯教育有正确的观念**

不少人由于观念错误，产生了不正确的生涯教育方法，亦订定了错误的咨询目标。故此工作者本身必须对生涯教育有正确的观念，明白生涯教育是整个教育当中的一个重要部分。在这个教育的环节中，我们透过不同的方法、技巧和工具，去辅助一个学生认识到工作的意义和价值，去认识不同的工作和工作的机会，同时，也协助他们清楚地了解自己，进一步有能力为自己的生涯定方向、作抉择。这是一个帮助学生达到自助的学习历程，也是个成长的历程。

○ **加强咨询训练**

多年来，不少生涯辅导教师由于欠缺基本的咨询训练，故此在工作中只能提供资料，没有能力，也没有信心进行真正的生涯辅导。正如上文曾提及，生涯辅导是咨询中的一个特别范畴，在接受特别训练前，基本的咨询理论和实际经验是一个基础，是不容跳过的。

○ **奠定理论基础，增加实习课程**

生涯辅导已有既定的学理。在培训中，对学理的认识和研习可以巩固基础，令工作有所根据；在此基础上再加上技巧的训练和实际工作经验的吸取，也就可以有效地促进培训的效果和实用性。

○ **认识青少年成长**

有些生涯辅导教师在工作中往往将学生分割地来看，这是错误的。因为每一个人都是一个完整的个体，我们绝不能将他抽离了其他范畴来处理。对青少年成长与发展心理学的研习，可以帮助我们认识到一个人成长的复杂性。这样我们在生涯辅导中便能有更多的同感，且更会明白一个学生在择业过程中，除了有关的基本问题外，往往牵涉其他因素，例如父母的期望、社会的压力、经济状况、升学机会、理想与现实的种种冲突和矛盾等。我们会认识到学生是一个完整的个体，具有独特的人格，是咨询过程不能忽略的。

6 结语

在学校中推行生涯教育和进行生涯辅导，往往会视重点为学生的个人发展，抑或在社会整体的经济发展而有所定向。而生涯辅导教师本身的信念和理念架构如何，亦自然会支配他个人扮演的角色，影响他的功能。同时，在不同的学校中，生涯辅导教师通常会被委任以不同的工作和赋以不同的职权，结果就直接或间接地影响了他的角色和工作。[12] 换言之，要清楚界定生涯辅导教师的角色，牵涉许多内在外在的因素，十分复杂。一方面学者对此各持异议，另一方面这也受不同的社会结构与教育政策所影响，很难一概而论。不过，香港的学校发展生涯教育，仍需要相关部门和学校行政人员持续的支持，也有赖每一位参与这工作的教育工作者能拥有一份热诚，能够切实承担，且能在种种限制中不断突破、尝试，而透过经验与研究，探索出一个实际可行的工作模式。只有这样，才能在一个高度竞争的现代化的香港，透过生涯教育更有效地培育新的一代。

注释

1 L. Isaacson, *Career Information in Counseling and Teaching* (Boston: Allyn and Bacon, 1977).

2 B. Haldane, J. Haldane, and L. Martin, *Job Power Now! The Young People's Job Finding Guide* (Washington, D. C.: Acropolis Books, 1976), 2.

3 H. L. Munson, "Career Education Reconsidered: A Life-Experience Model," *Personal and Guidance Journal*, 57 (1955), 136-139.

4 E. Ginzberg, et al., *Occupational Choice: An Approach to a General Theory* (New York: Columbia University Press, 1951); D. E. Super, *Vocational Development: A Framework Research* (New York: Teachers College Press, 1957); P. Daws, *Good Start in Life* (Cambridge: CRAC, 1966); Hopson and J. Hayes, *The Theory and Practice of Vocational Guidance* (Oxford: Pergamon, 1969).

5 D. E. Super, "A Theory of Vocational Development," *American Psychologist*, 8.5 (1953), 189-190.

6 E. L. Tolbert, *Counseling for Career Development* (Boston: Houghton Mifflin, 1974), 37-40.

7 D. V. Tiedeman and R. P. O'Hara, *Career Development Choice and Adjustment* (New York: College Entrance Examination Board, 1963).

8 H. Rosen, "Guidance Counsellor-A New Activist Role," *Occupational Outlook Quarterly*, 14.3 (1970), 20-22.

9 S. C. Stone and B. Shertzer, *Careers in Counseling and Guidance* (Boston: Houghton Mifflin, 1972), 63-64.

10 M. C. Lao, "Employment Service Provided by the Labour Department," A paper presented in the Employment Service Seminar sponsored by the Hong Kong Council of Social Service on 11th and 12th March, 1970.

11 G. Corey, M. S. Corey, and P. Callanan, *Professional and Ethical Issues in Counseling and Psychotherapy* (California: Brooks/Cole, 1979), 19.

12 R. Ward, "Career Education and Guidance: The Rise and Decline of a Consensus," *British Journal of Educational Studies*, 31. 2 (1983).

参考书目

第二章・第二节 ·······························

陈立夫：《四书道贯》（第五版），台北：世界书局，一九六七年二月；《铜版精印四书集注，详注四书备旨下集》，香港：香港兴记书局。

钱穆：《国学概论》（第一版），台北：台湾商务印书馆，一九五六年六月。

王寿南等著，中华文化复兴运动推行委员会主编：《中国历代思想家》（第二版），第二、五、六册，台北：台湾商务印书馆，一九七九年三月。

徐复观：《中国人性论史：先秦篇》（第五版），台北：台湾商务印书馆，一九七九年九月。

唐君毅：《中国文化之精神价值》（修订一版），台北：正中书局，一九七九年五月。

唐君毅：《中国哲学原论：原性篇》（再版），香港：新亚研究所，一九七四年。

牟宗三：《中国哲学的特质》。

牟宗三：《心体与性体》。

劳思光：《中国哲学史》。

第三章・第一节 ·······························

Abraham, K. *Selected Papers on Psychoanalysis*. 2 Vols. New York: Basic Books, 1953.

Alexander, F. *The Scope of Psychoanalysis*. New York: Basic Books, 1961.

Allport, G. *Personality and Social Encounter*. Boston: Beacon Press, 1960.

Blum, G. *Psychoanalytic Theories of Personality*. New York: McGraw-Hill, 1953.

———. *Psychodynamics: The Science of Unconscious Mental Forces*. California: Brooks/Cole, 1966.

Brenner, C. *An Elementary Text Book of Psychoanalysis*. New York: International University Press, 1955.

Cameron, N. *Personality Development and Psychology: A Dynamic Approach*. Boston: Houghton Mifflin, 1963.

Corey, Gerald. *Theory and Practice of Counseling and Psychotherapy*. California: Brooks/Cole, 1977, 10-32.

Erikson, E. H. *Childhood and Society*. 2nd ed. New York: Norton, 1964.

Fenichel, O. *The Psychoanalytic Theory of Neurosis*. New York: Norton, 1945.

Fine, R. "Psychoanalysis, " in R. Corsini (ed.), *Current Psychotherapies*. Itasca, Illinois: Peacock, 1973, 1-33.

———. *Freud: A Critical Re-evaluation of his Theories*. New York: David McKay, 1962.

———. "The Age of Awareness, " *The Psychoanalytic Review*, 59. 1, 1972, 55-71.

Fletcher, R. *Instinct in Man*. New York: International University Press, 1974.

Freud, Anna. *The Ego and the Mechanisms of Defense*. New York: International University Press, 1946.

———. *Normality and Pathology in Childhood*. New York: International University Press, 1965.

Freud, S. *The Standard Edition of the Complete Psychological Works of Sigmund Freud*. 24 Vols. London: The Hogarth Press, 1953-1964.

———. *An Outline of Psychoanalysis*. New York: Norton, 1949.

————. *The Interpretation of Dreams*. London: Hogarth Press, 1953.

————. *The Origins of Psychoanalysis*, ed. by M. Bonaparte, A. Freud and E. Kris. New York: Basic Books, 1954.

————. "Psychoanalysis, " in William S. Sahakian, ed., *Psychotherapy and Counseling: Techniques in Intervention*. 2nd ed. Chicago: Rand McNally, 1976, 2-42.

Fromm. E. *Man for Himself*. New York: Holt, Rinehart & Winston, 1947.

————. *The Sane Society*. New York: Holt, Rinehart & Winston, 1955.

————. *The Art of Loving*. New York: Harper & Row, 1956.

————. *The Heart of Man*. New York: Harper & Row, 1964.

————. *The Revolution of Hope*. New York: Harper & Row, 1968.

Green, H. *I Never Promiseed You a Rose Garden*. New York: The New American Library(Signet), 1964.

Greenson, R. *The Technique and Practice of Psychoanalysis*. New York: International University Press, 1967.

Hall, C. *A Primer of Freudian Psychology*. New York: New American Library (Mentor), 1954.

Hall. C., G. Lindzey. *Theories of Personality*. 2nd ed. New York: Wiley, 1970.

Horney. K. *New Ways in Psychoanalysis*. New York: Norton, 1939.

————. *Our Inner Conflicts*. New York: Norton, 1945.

————. *Neurosis and Human Growth*. New York: Norton, 1950.

Lundin, R. W. *Personality: An Experimental Approach*. New York: Macmillan, 1961.

Nye, R. *Three Views of Man*. California: Brooks/ Cole, 1975.

Osipow, Samuel H., W. B. Walsh and Donald J. Tosi. *A Survey of Counseling Methods*. Illinois: The Dorsey Press, 1980, 24-52.

Patterson, C. H. *Theories and Practice of Counseling and Psychotherapy* (2nd ed). New York: Harper & Row, 1973.

Schultz, D. *Theories of Personality*. California: Brooks/Cole, 1976.

Sullivan, H. S. *The Interpersonal Theory of Psychiatry*. New York: Norton, 1953.

徐静：《心理自卫机制》，台湾：水牛出版社，一九七九年十月。

弗洛伊德著，廖运范译：《弗洛伊德传》，台湾：志文出版社，一九七五年五月。

杨格著，黄奇铭译：《寻求灵魂的现代人》，台湾：志文出版社，一九七五年九月。

第三章 · 第三节 ···

Aspy, D. "The Relationship between Teachers' Functioning on Facilitative Dimensions and Student Performance on Intellective Indices." Unpublished Ph. D. dissertation, University of Kentucky, 1966.

————. "Counseling and Education," in R. R. Carkhuff (ed.), *The Counselor's Contribution to Facilitative Processes* (Urbana, Illinois: Parkinson, 1967), Chapter 12.

Bandura, A. "Psychotherapy as a Learning Process," *Psycho. Bull.*, 58 (1961), 143-157.

Berenson, B. G., R. R. Carkhuff, and Pamela Myrus. "The Interpersonal Functioning and Training of College Students," *Journal of Counseling Psychology*, 13 (1966), 441-446.

Bordin, E. S. *Psychological Counseling*, 2nd ed. New York: Appelton-Century-Crofts, 1968.

Bruner, J. S. *On Knowing*. Cambridge, Mass.: Belknap, 1969.

Carkhuff, R. R. *Helping and Human Relations*. Vol. I & II. New York: Holt, Rinehart and Winston, 1969.

Cicourel, A. & J. Kitsuse. *The Educational Decision-Makers*. Indianapolis: Bobbs-Merrill, 1963.

Coleman, J., et al. *Equality of Educational Opportunity*. Washington, D. C.: U. S. Government Printing Office, 1966.

Corsini, R. *Current Psychotherapies*. Illinois: F. E. Peacock Publishers, 1973.

Crabbs, Susan K. and Michael A. Crabbs. "Accountability: Who Does What to Whom; When, Where and How," *School Counselor*, 25 (November 1977), 104-109.

Edward, Patsy B., Paul A. Bloland. "Leisure Counseling and Consultation," *Personnel and Guidance Journal*, 58 (February 1980), 435-444.

Engen, H. B. "Toward Updating and Renewal of School Counselors," *School Counselor*, 25 (September 1977), 24-30.

Lichtenstein, E. *Psychotherapy: Approaches and Applications*. California: Brooks/Cole, 1980.

Maslow, A. H. "Self-actualizing People: A Study of Psychological Health," in C. E. Moustakas (ed.), *The Self: Explorations in Personal Growth*. New York: Harper & Row, 1956, 160-194.

Patterson, C. H. *Humanistic Education*. New Jersey: Prentice-Hall, 1973.

————. *Relationship Counseling and Psychotherapy*. New York: Harper & Row, 1974.

Petes, Donald. "The Practice of Counseling in the Secondary School," in *The Status of Guidance and Counseling in the Nations' Schools: A Series of Issue Papers*. Washington, D. C.: American Personnel and Guidance Association, 1978, 81-100.

Prochaska, James O. *Systems of Psychotherapy: A Transtheoretical Analysis*. Illinois: The Dorsey Press, 1979.

Rogers, C. R. *Counseling and Psychotherapy*. Boston: Houghton-Mifflin, 1942.

————. *Client-centered Therapy*. Boston: Houghton-Mifflin, 1951.

————. "The Necessary and Sufficient Conditions of Therapeutic Personality Change," *Journal of Consulting Psychology*, 21 (1957), 95-103.

————. *On Becoming a Person*. Boston: Houghton-Mifflin, 1961.

————. *Freedom to Learn*. Ohio: Charles E. Merrill, 1969.

————. *On Encounter Groups*. New York: Harper & Row, 1973.

————. *Becoming Partners: Marriage and its Alternatives*. New York: Delacorte, 1972.

————. "Nondirective Counseling: Client-centered Therapy," in William Sahakian (ed.) *Psychotherapy and Counseling : Techniques in Intervention*. Chicago: Rand McNally, 1976, 391-393.

————. *Carl Rogers on Personal Power*. New York: Dell Publishing Co., 1977.

仕时选:《中国教育思想史》, 台北: 台湾商务印书馆, 一九七二年。

陈立夫:《四书道贯》, 台北: 世界书局, 一九六七年。

邓退庵:《四书补注备旨》, 上海共和书局, 一九二一年。

第三章·第四节 ···

Ellis, Albert. *Reason and Emotion in Psychothera-py*. New York: Lyle Stuart, 1962.

─────. "Rational-emotive Psychotherapy, " in D. Arbuckle (ed.), *Counseling and Psychother-apy*. NewYork: McGraw-Hill, 1967.

─────. "A Weekend of Rational Encounter, " in A. Burton (ed.) *Encounter: the Theory and Prac-tice of Encounter Groups*. San Fancisco: Jossey-Bass, 1969.

─────. *Growth Through Reason: Verbatim Cases in Rational-emotive Therapy*. Hollywood: Wilsbire Books, 1973.

─────. "Rational-emotional Therapy, " in R. Corsini (ed.), *Current Psychotherapies*. Itasca, Illinois: Peacock, 1973.

─────. *Humanistic Psychotherapy: The Ration-al-emotive Approach*. New York: Julian Press and McGraw-Hill, 1974.

─────. "Rational-emotive Theory: Albert Ellis, " in A. Burton (ed.), *Operational Theories of Personality*. New York: Brunner/Mazel, 1974.

─────. "Rational-emotive Psychotherapy," in William Sahakian (ed.), *Psychotherapy and Counseling: Techniques in Intervention*. Chicago: Rand McNally, 1976.

Ellis, Albert and R. Harper *A New Guide to Rational Living* (Rev. ed.). Hollywood: Wilshire Books, 1975.

Maultsby, M. *Help Yourself to Happiness*. Boston: Esplanade Publishers, and New York: Institute for Rational Living, 1975.

Maultsby, M., & Albert Ellis. *Technique for Using Rational Emotive Imagery*. New York: Institute for Rational Living, 1975.

Meichenbaum, D. H. *Cognitive Behavior Mod-ification*. Moristown, N. J.: General Learning Press, 1974.

Patterson, C. H. *Theories of Counseling and Psy-chotherapy* (Rev. ed.). New York: Harper & Row, 1973.

第三章·第五节 ···

Alberti, R. E. and M. L. Emmons. *Your Perfect Right: A Guide to Assertive Behavior*. San Luis Obispo: Impact, 1970.

Alberti, R. E. and M. L. Emmons. *Stand Up, Speak Out, Talk Back*! New York: Pocket Books, 1975.

Ayllon, T. and N. H. Azrin. *The Token Economy: A Motivational System for Therapy and Rehabilitation*. New York: Appleton-Century-Crofts, 1968.

Azrin, N. H. and W. C. Holz. "Punishment, " in W. K. Honig (ed.), *Operant Behavior*. New York: Appleton-Century-Crofts, 1966.

Bandura, A. *Principles of Behavior Modification*. New York: Holt, Rinehart and Winston, 1969.

Bandura, A., R. H. Walters. *Social Learning and Personality Development*. New York: Holt, Rinehart and Winston, 1963.

Binder, V., A. Binder, and B. Rimland. *Modern Therapies*. New Jersey: Prentice-Hall, 1976, 150-165.

Blackham, G. J. and A. Silberman. *Modifica-tion of Child and Adolscent Behavior*. California: Wadsworth Publishing Company, Inc., 1971.

Carkhuff, R. and B. Berenson. *Beyond Coun-seling and Therapy*. New York: Holt, Rinehart and Winston, 1967.

Corey, Gerald. *Theory and Practice of Counseling and Psychotherapy*. California: Brooks/Cole, 1977, 117-141.

Dollard, J. and N. E. Miller. *Personality and Psy-*

chotherapy. New York: McGraw-Hill, 1950.

Goodstein, A. "Behavior Therapy, " in R. Corsini (ed.), Current Psychotherapies. Itasca, Illinois: Peacock,1973, 207-249.

Goodstein, L. Behavior Views of Counseling, in B. Stefflre and W. H. Grant (eds.), Theories of Counseling (2nd ed.). New York: McGraw-Hill, 1972.

Hansen, James C., Richard R. Stevic and Richard W. Warner, Counseling: Theory and Process. Boston: Allyn and Bacon, 1977.

Heine, R. Psychotherapy. Englewood Cliffs, New Jersey: Prentice-Hall, 1971.

Hosford, Ray E. "Behavioral Counseling: A Contemporary Overview, " The Counseling Psychologist, 1 (1969), 1-33.

Huber, J. and H. Millman (eds.), Goals and Behavior in Psychotherapy and Counseling. Columbus, Ohio: Merrill, 1972.

Krasner, L. "The Reinforcement Machine, " in B. Berenson and R. Carkhuff (eds.). Sources of Gain in Counseling and Psychotherapy. New York: Holt, Rinehart and Winston, 1967.

Krumboltz, J. D. (ed.), Revolution in Counseling. Boston: Houghton Mifflin, 1966.

————. "Behavioral Goals of Counseling, " Journal of Counseling Psychotherapy, 13 (1966), 153-159.

Marquis, J. "Behavior Modification Therapy: B. F. Skinner and Others, " in A. Burton (ed.), Operational Theories of Personality. New York: Brunner/Mazel, 1974.

Nye, R. Three Views of Man. Monterey, California: Brooks/Cole, 1975.

Osipow, Samuel H., W. B. Walsh and Donald J. Tosi, A Survey of Counseling Methods. Illinois: The Dorsey Press, 1980.

Patterson, C. H. Theories of Counseling and Psychotherapy. (2nd ed.). New York: Harper & Row, 1973.

Sherman, A. R. Behavior Modification: Theory and Practice. California: Brooks/Cole, 1973.

Skinner, B. F. Walden TWO. New York: Macmillan, 1948.

————. Beyond Freedom and Dignity. New York: Knopf, 1971.

Smith. M. When I Say No I Feel Guilty. New York: Bantam, 1975.

Ullmann, L. and L. Krasner (eds.). Case Studies in Behavior Modification. New York: Holt, Rhinehart and Winston, 1965.

Wenrich, W. W. A Primer of Behavior Modification. California: Brooks/Cole, 1970.

Williams. R. and J. Long. Toward a Self-managed Life-Style. Boston: Houghton-Mifflin, 1975.

Wolpe, J. Psychotherapy by Reciprocal Inhibition. Standford: Stanford University Press, 1958.

————. The Practice of Behavior Therapy. New York: Pergamon Press, 1969.

Wolpe, J. and A. Lazarus. Behavior Therapy Techniques. New York: Pergamon Press, 1966.

Yates, A. J. Behavior Therapy. New York: Wiley, 1970.

Yau, L. L. Betty. "The Use of Behavioral Counseling in Secondary School in Hong Kong, " CUHK Education Journal, 8. 2 (1980), 107-111.

第三章・第六节 ··

Corey, Gerald. Theory and Practice of Counseling and Psychotherapy. California: Brooks/Cole, 1977.

Fagan, Joan and Irma Shepherd. *Gestalt Therapy Now*. Palo Alto, California: Science and Behavior Books, 1970.

Fagan, Joan and Irma Shepherd. *Life Styles in Gestalt Therapy*. New York: Harper & Row, 1970.

James, M. and Jongeward, D. *Born to Win: Transactional Analysis with Gestalt Experiments*. Reading, Mass: Addison-Wesley, 1971.

Kempler, W. "Gestalt Therapy, " in R. Corsini (ed.), *Current Psychotherapies*. Itasca, Illinois: Peacock, 1973.

Lederman, J. *Anger and the Rocking Chair*. New York: McGraw-Hill, 1969.

Passons, W. R. *Gestalt Approaches in Counseling*. New York: Holt, Rinehart and Winston, 1975.

Patterson. C. H. *Theories of Counseling and Psychotherapy*. (2nd ed.). New York: Harper & Row, 1973.

Perls, F. *Ego, Hunger and Aggression*. New York: Random House, 1969. (Originally published in London by Allen & Unwin in 1947.)

————. *Gestalt Therapy Verbatim*. Lafayette, California: Real People Press, 1969.

————. *In and Out of the Garbage Pail*. Lafayette, California: Real People Press, 1969.

Perls, F., R. Hefferline, and P. Goodman. *Gestalt Therapy: Excitement and Growth in the Human Personality*. New York: Julian Press, 1951.

Polster, E. and M. Polster. *Gestalt Therapy Integrated: Contours of Theory and Practice*. New York: Bruner/Mazel, 1973.

Pursglove, Paul D. *Recognitions in Gestalt Therapy*. New York: Harper and Row, 1971.

Rhyne. J. *The Gestalt Art Experience*. Monterey, California: Brooks/Cole, 1973.

Shepherd, Irma. "Limitations and Cautions in the Gestalt Approach, " in J. Fagan and I. Shepherd (eds.), *Gestalt Therapy Now*. Palo Alto, California: Science and Behavior Books, 1970.

Wallen, R. "Gestalt Therapy and Gestalt Psychology, " in J. Fagan and I. Shepherd (eds.), *Gestalt Therapy Now*. Palo Alto, California: Science and Behavior Books, 1970.

Ward, P. and D. L. Rouzer. "The Nature of Pathological Functioning from a Gestalt Perspective, " *The Counseling Psychologist*, 4 (1975), 24-27.

第三章・第七节 ⋯⋯⋯⋯⋯⋯⋯⋯⋯⋯⋯⋯⋯⋯⋯⋯

Berne, E. *Transactional Analysis in Psychotherapy*. New York: Grove press, 1961.

————. *Games People play*. New York: Grove Press, 1964.

————. *Principles of Group Treatment*. New York: Oxford University Press, 1966.

————. *Sex in Human Loving*. New York: Simon & Schuster, 1970.

————. *What Do You Say After You Say Hello?* New York: Bantam, 1972.

Dusay, John M. and Claude Steiner. *Transactional Analysis in Groups*, in H. I. Kaplan and B. J. Sadock (eds.), *Comprehensive Group Psychotherapy*. Baltimore, Maryland: The William and Wilkins Company, 1971; 198-240.

English, Fanita. "T. A.'s Disney World, " *Psychology Today*, 6. 11 (1973), 45-50, 98.

Falzett, Bill and Jean Maxwell *O. K. Childing and Parenting*. El Paso, Texas: Transactional Analysis Institute of El Paso, 1970.

Goulding, R. and M. Goulding. "Injunctions, Decisions, and Redecisions, " *Transactional Analysis Journal*, 6. 1 (1976).

Harper, R. *The New Psychotherapies*. Englewood Cliffs, N. J.: Prentice-Hall, 1975.

Harris, T. *I'm O. K., You're O. K.: A Practical Guide to Transactional Analysis*. New York: Harper & Row, 1969.

Holland, Glen A. "Transactional Analysis, " in Raymond Corsini (eds.), *Current Psychotherapies*. Itasca, Illinois: Peacock, 1973, 353-399.

James, M., Jongeward. D. *Born to Win: Transactional Analysis with Gestalt Experiments*. Reading, Mass.: Addison-Wesley, 1971.

Kambly, A. *An Introduction to Transactional Analysis*. Ann Arbor, Mich.: The University Center, 1971.

McNeel, J. "The Parent Interview, " *Transactional Analysis Journal*, 6. 1 (1976).

Schiff, J. L., with B. Day. *All My Children*. New York: Evans, 1970.

Steiner, C. *Transactional Analysis Made Simple*. Berkeley, California: T. A. Simple, 1973.

———. *Scripts People Live: Transactional Analysis of Life Scripts*. New York: Grove Press, 1974.

第三章 · 第八节 ··

English, J. "The Effects of Reality Therapy on Elementary Age Children" (Paper for the California Association of School Psychologists and Psychometrists). Los Angeles, California, March, 1970.

Glasser, William. *Mental Health or Mental Illness?* New York: Harper & Row, 1961.

———. "Reality Therapy: A Realistic Approach to the Young Offender," *Journal of Crime and Delinquency* (April, 1964), 135-144.

———. *Reality Therapy*. New York: Harper & Row, 1965.

———. *The Identity Society*. New York: Harper & Row, 1972.

———. *Schools Without Failure*. New York: Harper & Row, 1969.

Glasser, William, L. Zunin. "Realty Therapy," in R. Corsimi (ed.), *Current Psychotherapies*. Itasca, Illinois: Peacock, 1973.

Hawes, Richard M. "Reality Therapy in the Classroom, " *Dissertation Abstracts International, University of the Pacific*, Vol. XXXII (November 5, 1971).

Zunin Leonard M. "Reality Therapy: Its Concepts and Principles, " *Search Magazine*, 2 (1972), 30-35.

第七章 · 第二节 ··

Branden, N. (1992). "What is self-esteem." In Walz G. R. & Bleuer, J. C. (eds.), *Student Self-Esteem: A Vital Element of School Success*. (Vol. 1). Ann Arbor, MI: Eric Counseling and Personnel Services.

Brewer, J. M. (1932). *Education as Guidance*. New York: Macmillan.

Bryan, T. H., & Bryan, J. H. (1977). "The social emotional side of learning disabilities." *Behavior Disorder*, 2, 141-145.

Canfield, J. (1990). "Improving students' self-esteem". *Educational Leadership*, 48, 48-50.

Gibson, K. L. & Mitchell, M. H. (2007). *Introduction to Counseling and Guidance* (7th ed.). New York: Macmillan.

Hong Kong Education Commission (2000a, 2000b).

Jones, A. J., Hand, H. C. (1938). "Guidance and purposive living". In *Guidance in educational Institutions*, 37th Yearbook, National Society for the study of education, Bloomington, Ill.:

Public school publishing Co.

Jones, A. J. (1951). *Principles of guidance.* New York: McGraw-Hill.

Kelly, E. W. (1992). *Religious and Spiritual issues in university-based counselor education programs: A national survey of current status and practice.* Washington: Counseling and Human Development Foundation.

Lam M. P. (1989). "Wholistic Growth as the Ultimate goal of school guidance and counseling." Proceeding of the Hong Kong International Conference: Counseling in the 21st Century. HK.

Lewis, K. D., Hayes, R. L. & Lewis, J. A. (1986). *An introduction to the counseling profession.* Itasca, Il.: F. E. Peacock Publishers.

Lo, A. C. (1993). "The Emergence of Teens Suicide in Hong Kong: A psychodynamic approach to suicidal prevention." *Asian Journal of Counseling.* 2, 59-65.

Pietrofesa, J. J., Bernstein, B., Minor, J. & Stanford, S. (1980). *Guidance, An introduction.* Chicago: Rand McNally.

Shavelson, R. J., Marsh, H. W. (1986). "On the structure of self-concept." In R. Schwarzer (ed.). *Self-Related Cognitions in Anxiety and Motivation.* New Jersey: Lawrece Erlbaum.

Super, D. E. (1963). "Self-concepts in vocational development." In D. E. Super, R. Starishevsky, N. Matlin, & J. P. Jordann (eds.). *Career Development: Self-Concept Theory.* Princeton: N J College Entrance Examination Board.

吴武典等:《辅导原理》,台湾:心理出版社,一九九〇年。

林孟平:《以健康自我形象为核心的全校参与辅导》一九九五年;萧炳基、谭添巨(编辑)《教育质素:不同卓识之汇集》,香港:香港教育研究学会。

林孟平:《辅导与心理治疗》(增订版),香港:商务印书馆,二〇〇七年。

祝新华:《中国中小学心理辅导的现状与发展趋势》。论文发表于香港教育研究会年会,一九九五年。

袁文得等:"生活技能发展及全方位辅导计划:理论与实践"。香港:香港大学教育学院生活技能发展计划,二〇〇三年。

郑日昌、赵世明等:《中学生心理咨询》,山东:山东教育出版社,一九九四年。

韩楷柽:《国民中学辅导教师的角色冲突对其辅导工作效能之影响》,载《辅导专文集第三辑》。台湾:台湾教育学院,一九八七年。

第七章·第三节 ···

Aspy, D. N. (1965). "A study of three facilitative conditions and their relationships to the achievement of third grade students." Unpublished doctoral dissertation. University of Kentucky.

Bedna, R. L., & Weinberg, S. L. (1970). "Ingredients of successful treatment program for underachievers." , 17 (1), 1-7.

Berger, E. H. (1987). *Parents as partners in education.* Columbus: Merrill.

Borba, M. C., & Borba, C. (1978). *Self-Esteem: A classroom affair.* San Francisco: Harper and Row.

Branden, N. (1992). In Walz G. R. & Bleuer, J. C. (eds.), *Student Self-Esteem: A Vital Element of School Success.* (Vol.1). Ann Arbor, MI: ERIC Counseling and Personnel Services.

Briggs, D. C. (1970). *Your Child's Self-Esteem.* New York: Doubleday.

Bringham, G. (1980). "Self-esteem among

boys with and without specific learning disabilities." *Child Study Journal*, 10, 41-47.

Bryan, T. H., & Bryan, J. H. (1977). "The social emotional side of learning disabilities." *Behavior Disorder*, 2, 141-145.

Canfield, J. (1990). "Improving students' self-esteem." *Educational Leadership*, 48, 48-50.

Carkhuff, R. R., & Berenson, B. G. (1977). *Beyond counseling and therapy* (2nd ed.). New York: Holt, Rinehart & Winston.

Carkhuff, R. R. (1969). *Helping and human relations* (Vol. 1). New York: Holt, Rinehart & Winston.

Combs, A. W., & Snygg, D. (1959). *Individual behavior: A perceptual approach to behavior* (rev. ed.). New York: Harper & Row.

Coopersmith, S. (1967). *Antecedents of Self-Esteem*. San Francisco: Freeman.

Cotton, N. D. (1983). "The development of self-esteem and self-esteem regulation." In J. E. Mack & S. L. Ablon (eds.) *Development and sustenance of self-esteem in childhood*. New York: International University Press.

Crase, S. J., Carlson, C., & Kontos, S. (1981). "Parent education needs and sources as perceived by parents." *Home Economics Research*, 9, 221-231.

Delaney, D. J., Eisenberg, S. (1977). *The Counseling Process*. Chicago: Rand McNally.

Erikson, E. H. (1956). "The problem of ego identity." *Journal of the American Psychoanalytic Association*, 4, 56-121.

Erikson, E. H. (1959). *Childhood and society*. New York: Norton.

Erikson, E. (1959). *Ldentity and the Life Cycle*. New York: International University Press.

Erikson, E. H. (1968). *Identity: Youth and Crisis*.

New York: Norton.

Gibson, R. L., & Mitchell, M. H. (2002). *Introduction to counseling guidance* (6th ed.). New York: Macmillan.

Givelber, F. (1983). "The parent child relationship and the development of self-esteem." In J. E. Mack & S. L. Ablon (eds.), *The Development and Sustenance of Self-Esteem in Childhood*. New York: International University Press.

Havighurst, R. J. (1972). *Developmental tasks and education* (3rd ed.). New York: David Mckay.

Hoffman, E J., Sheldon, K. L., Minskoff, E. H. & Sautter, S. W. (1987). "Needs of learning disabled adults." *Journal of Learning Disabilities*, 20 (1), 43-52.

Holley, W. J. (1992). "Students' self-esteem and academic achievement." In Walz G. R. & Bleuer, J. C. (eds.), *Student Self-Esteem—A Vital Element of School Success* (Vol.1). Ann Arbor, MI: ERIC Counseling and Personnel Services.

Hong Kong Education Department. *Guidelines on whole school approach to guidance (for secondary schools) Part (1)*. Services Division, Education Department.

Hong Kong Education Department. *Guidelines on whole school approach to guidance (for primary schools) Part (1)*. Services Division, Education Department.

Horowitz, E. D. (Edt.). (1989). "Children and their development: Knowledge base, research agenda, and social policy application [special issue]." *American Psychologist*, 44 (2).

Hunt, J. M. (1961). *Intelligence and experience*. New York: Ronald Press.

Lam, M. P. (1989). "Wholistic growth as the ultimate goal of school guidance and counseling." Paper presented at the

International Conference: Connseling into the 21st Century, 36, 1-36.

Maccoby, E. E. & Jacklin, C. N. (1974). *The psychology of sex differences*. Stanford: Stanford University Press.

Marsh, H. M., & Shavelson, R. J. (1985). "Self-concept: Its multifaceted, hierarchical structure." *Educational Psychologist*, 20 (3), 107-123.

McCord, J. (1978). Comments on "Self-esteem and delinquency." *Journal of Youth and Adolescence*, 7 (3), 291-293.

McDavid, J. W. (1990). "Self-concept." In R. M. Thomas (ed.), *The encyclopedia of human development and education; theory, research, and studies*. Great Britain: Pegamon Press,

McGuiness, J. (1989). *A Whole School approach to Pastoral Care*. London: Kogan Page.

Ng, Y. (1993). *Implementing the Whole School Approach to Guidance-Practices and Suggestions*. Hong Kong: HKCWC Fung Yiu King Memorial Secondary School.

Pietrofesa, J. J., Bernstein, B., Minor, J. & Stanford, S. (1980). *Guidance: An introduction*. Chicago: Rand McNally.

Purkey, W. (1970). *Self-Concept and School Achievement*. Englewood Cliffs. NJ: Prentice-Hall.

Purkey, W. W., Novak, J. M. (1984). *Inviting School Success—A Self-Concept Approach to Teaching and Learning*. Wadsworth.

Purkey, W. W. & Schmidt, J. J. (1987). *The Inviting Relationship: An Expanded Perspective for Professional Counseling*. Englewood Cliffs, NJ: Prentice-Hall, Inc.

Purkey, W. W. (1988). *An Overview of Self-Concept Theory for Counselor* (An ERIC/CAPS Digest). Ann Arbor, MI: ERIC Counseling and Personnel Services Clearing House, The University of Michigan.

Purkey, W. W. & Schmidt, J. J. (1990). Invitational learning for counseling and development. Ann Arbor, MI: ERIC Counseling and Personnel Services Clearing House, The University of Michigan.

Reid, K. (1989). (Ed.) *Helping Troubled Pupils in Secondary School* (Vol II). Oxford: Blackwell.

Ritchie, M. H., Partin, R. L. (1994). "Parent Education and consultation activities of school counselors." *The School Counselor*. January 41, 165-170.

Rogers, C. (1957). "he necessary and sufficient condition of therapeutic personality change." *Journal of Consulting Psychology*, 21, 95-103.

Rogers, C. R. (1942). *Counseling and Psychotherapy*. Boston: Houghton Mifflin.

Rogers, C. (1951). *Client-centered Therapy*. Boston: Houghton-Miffin.

Rogers. C. R. (1969). *Freedom to Learn*. Ohio: Charles E. Merrill.

Rogers. C. R. (1983). *Freedom to Learn for the 80's*. Ohio: Charles E. Merrill.

Rosenberg, M. (1985). "Self-concept and psychosocial well-being." In R. Leahy (ed.), "*The Development of the Self*". Orlando, Fl: Academic Press.

Rutter, J. C. (1990). "Elementary school counselor preparation: Past, present, and future." *Elementary School Guidance and Counselling*, 24, 180-188.

Samuel, S. C. (1977). *Enhancing the Self Concept in Early Childhood*. New York: Human Science.

Schmuck, R. (1963). "Some relationships of liking patterns in the classroom to pupil attitudes and achievement." *The School Review*, 71, 337-359.

Shavelson, R. J., Hubuer, J. J. & Stanton, G. C. (1976). "Self-concept: Validation of construct interpretations." *Review of Educational Research*, 46 (3), 407-441.

Shavelson, R. J., & Marsh, H. W. (1986). "On the structure of self-concept." In R. Schwarzer (ed.), *Self-Related Cognitions in Anxiety and Motivation*. New Jersey: Lawrence Erlbaum.

Super, D. E. (1963). "Self-concepts in vocational development." In D. E. Super, R. Starishevsky, N. Marlin, & J. P. Jordann (eds.), *Career Development: Self-Concept Theory*. Princeton: NJ College Entrance Examination Board.

Truax, C. B., Carkhuff, R. R. (1967). *Toward effective Counseling and Psychotherapy*. Chicago: Aldine.

U. S. Department of Ed. (1986). *What Works: Research about Teaching and Learning*. Washington, D. C.: U. S. Department of Education.

Walz, G. R., Bleuer, J. C. (1992). *Student Self-Esteem—A Vital Element of School Success* (Vol. 1). Ann Arbor, MI: ERIC Counseling and Personnel Services.

Watkins, C., Wagner, P. (1988). *School Discipline: A Whole-School Practical Approach*. Oxford: Basil Blackwell.

Wexler, D. B. (1991). *The Adolescent Self*. New York: W. W. Norton & Company.

Wiggins, J., Giles, T. (1984). "The relationships between counselors' and students' self-esteem as related to counseling outcomes." *School Counselor*, 32, 19-22.

Wilgus, E., Shelley, V. (1987). "The role of the elementary school counselor: Teacher perceptions, expectations, and actual functions." *School Counselor*, 35, 259-266.

Williams, D. L. (1984). Highlights from a survey of parents and educators regarding parent involvement in ed. Paper presented at the Seventh National Symposium on Building Family Strength, Lincoln, Neb.

林孟平:《师生关系》,载《香港中文大学教育学报》第十二卷第二期,一九八四年,十八页之二十三页。

林孟平:《辅导与心理治疗》(修订版),香港:商务印书馆,一九九四年。

林孟平:香港中文大学价值教育硕士课程讲义,二〇〇八年。

《第四号教育报告书》,香港:香港教育署,一九九〇年。

《学校本位辅导方式工作指引——小学适用》,香港:香港教育署,一九九三年。

《学校本位辅导方式工作指引——中学适用》,香港:香港教育署,一九九三年。

萧炳基、谭添巨(编辑):《教育质素:不同卓识之汇集》,香港:香港教育研究学会,一九九五年。